新 周手術期 看護 ガイドブック

退院後の
生活につなげる
術前・術後ケア

加藤恵里子　監修
宗廣妙子・片岡美樹・杉浦なおみ　編集
慶應義塾大学病院看護部　執筆

中央法規

はじめに

　近年，麻酔法ならびに手術の方法や手術機器は飛躍的に発達しています。とりわけ侵襲が低い手術方法の発達は，その適応対象を拡大・発展し，従来では手術の対象にならなかった重篤な患者や高齢者の手術が行われるようになっています。患者・家族への説明責任が問われ，患者の意思決定支援が看護師の役割として明確に求められる時代となりました。

　一方，医療環境においては，入院期間は短縮し，医療の提供は高速で展開し，効率性が追求されています。この入院期間の短縮は，患者・家族への影響だけではなく，看護の現場へも大きな変化をもたらしています。手術前の患者は，手術に備えて心身の準備をしますが，入院期間の短縮によってその準備の多くは外来で行われます。そして，手術前日に入院し，手術後は，創傷の治癒過程をみながら社会復帰への準備がすすめられ，患者や家族の支援状況によっては，医療依存のまま退院となり，在宅ケアとして外来や地域で援助が行われることが多くなっています。

　このように入院期間が常に意識され，手術予定日の計画で入院日が決まるというシステムになっています。そのため手術に関する看護ケアは，患者が手術を選択するところからはじまり，外来ならびに入院による術前準備からの効果的な対応と術中・術後回復を促進する安全な管理，周手術期における各期のプロセスに応じた看護展開のための基本的な知識，習熟した技術が必要になります。

　周手術期看護の概念やその意図するものは，浸透してきており，周手術期それぞれのプロセスにそった看護ケアが展開されています。今では，周手術期看護の専門性を追及したエキスパートナースを育成する教育がなされています。

　本書は，手術に関連する一貫した看護ケアを提供し，患者のQOLの充実を目標にした内容で構成しました。つまり，手術の決定から術後の社会復帰までの経過を包括的にとらえ，共通の処置，観察事項，看護の技術をとりあげています。またこの度の改訂にあたっては，特に，患者の権利と意思決定支援，入院前から患者の退院後の生活を見据えた包括的な看護の視点をさらにあつくしました。特定機能病院の特性として，医療は細分化・専門化が進んでおり，手術を受ける患者の看護は包括的な視点でより効率的な看護ケアの提供が求められています。外来，病棟，手術室の勤務場所にかかわらず，新人看護師や看護学生にも，それぞれの現場で応用できるように詳細な解説とイメージがしやすいように写真や図，表を用いた内容にしました。

　さらに医療内容や看護行為，看護ケアの理由，根拠を網羅しており，現場の実用書としてすぐに役立つことが期待できるでしょう。そのような編集方針のため手術対象の疾患の各期にそった医学的記述とその看護ケアを羅列する方法は避けています。開胸・開腹，開頭術，鏡視下手術などそれぞれの特徴を踏まえた看護ケアを示し，疾患や術式は記述していません。外科的疾患や術式に関する解説は医学書を参考にしていただければ幸いです。

慶應義塾大学病院　看護部長
加藤恵里子

新 周手術期看護ガイドブック

目次 CONTENTS

はじめに

第1章 医療環境の変化と周手術期看護

A 少子高齢社会と病院機能の分化 … 010
1. 社会構造変化に伴う医療環境の変化 … 010
2. 医療提供の場の転換 … 011

B 周手術期看護の特徴―チームアプローチと個人アプローチ … 012
1. 包括的な医療提供システムとは … 012
2. 包括的な看護を実践する看護師のアプローチ … 015

C 周手術期看護の共通性と特異性 … 016
1. 患者の共通性と特異性 … 016
2. 周手術期看護の共通性と特異性 … 016

D 手術療法の変遷と対象の拡大 … 018
1. 手術療法の変遷 … 018
2. 手術の対象者の拡大 … 018

第2章 看護の役割

A 看護と法律―基本となる法的知識 … 020
1. 保健師助産師看護師法 … 020
2. 医療法 … 022
3. 看護師等の人材確保の促進に関する法律 … 023
4. 個人情報の保護に関する法律 … 023
5. 看護者の倫理綱領 … 023

B 看護と安全 … 025
1. 安全文化の醸成 … 025
2. 安全を確保するために … 025
3. 看護師の責任とは … 026

C 看護と倫理 … 028
1. 患者の尊厳を守るために … 028
2. 患者のプライバシー（身体・情報）を守るために … 028

第3章 自己啓発と現場教育

A 周手術期における看護の役割 ……………………………………………… 030
1. 看護師の役割 …………………………………………………………… 030
2. 必要とされる臨床看護能力 …………………………………………… 031
3. 看護における対象理解 ………………………………………………… 031
4. 周手術期の看護の特徴 ………………………………………………… 031

B 自己啓発と学習の進め方 …………………………………………………… 037
1. キャリア開発の考え方 ………………………………………………… 037
2. 基本的看護技術を確実に身につける ………………………………… 037
3. 段階的な学習を行う …………………………………………………… 038
4. 周手術期看護師としての心構え ……………………………………… 038

第4章 患者の権利と意思決定支援

A 患者理解 ……………………………………………………………………… 042

B インフォームド・コンセント ……………………………………………… 044
1. 説明方法 ………………………………………………………………… 044
2. インフォームド・コンセントにおける看護師の役割 ……………… 045
3. 高齢者への関わり方 …………………………………………………… 046

C 意思決定支援の実際 ………………………………………………………… 047
1. 患者の心理的反応や感情の揺らぎを理解する ……………………… 047
2. 全人的な視点で意思決定を阻害する要因を抽出する ……………… 048
3. 患者の大切にしたい価値観を共有する ……………………………… 048
4. 手術オリエンテーション ……………………………………………… 048
5. 「生きる」を支える …………………………………………………… 048

第5章 周手術期看護に必要な知識と技術

A 手術侵襲と生体反応 ………………………………………………………… 052
1. 手術侵襲とは …………………………………………………………… 052
2. 手術侵襲によって起こる生体の反応 ………………………………… 052
3. 手術侵襲からどのように回復するのか ……………………………… 054

B 手術創の回復過程と創傷管理 …… 056
1 創傷治癒過程 …… 056
2 創傷の管理方法 …… 056
3 創傷治癒を障害する因子 …… 057

C 炎症と感染 …… 059
1 炎症と感染 …… 059
2 感染が起こる仕組み …… 059
3 感染予防のポイント …… 060

D 手術後に起こりやすい合併症 …… 065
1 無気肺 …… 065
2 肺炎 …… 068
3 不整脈 …… 070
4 術後出血 …… 077
5 術後イレウス …… 080
6 深部静脈血栓症 …… 083
7 術後せん妄 …… 084
8 縫合不全 …… 085
9 ADLの低下 …… 087

E 手術に伴う与薬と処置 …… 090
1 手術前後で使用する薬物 …… 090

F バイタルサインの観察 …… 099
1 意識レベルの観察 …… 099
2 呼吸の観察 …… 100
3 心拍数・脈拍の観察 …… 106
4 血圧の観察 …… 108
5 体温の観察 …… 111
6 術後のバイタルサイン …… 112

G 治療・処置施行時の介助 …… 116
1 与薬 …… 116
2 輸血の管理 …… 132
3 酸素療法 …… 135
4 吸入療法 …… 139
5 手術前の準備 …… 140
6 呼吸訓練 …… 143

7	呼吸理学療法 …… 147
8	吸引 …… 149
9	ドレナージ法 …… 153
10	栄養管理 …… 154
11	運動療法 …… 157
12	リラクセーション …… 160
13	血栓予防 …… 162
14	褥瘡予防 …… 164

第6章 手術前・手術後に行う看護ケア

A 手術前の看護ケア …… 170
1. 手術オリエンテーション …… 170
2. 術前の情報収集とアセスメント …… 175
3. 心理的状況の情報収集 …… 175
4. 社会的経済的状況への介入 …… 178
5. 手術当日の看護ケア―病棟看護師から手術室看護師への引き継ぎ …… 178

B 手術直後の看護ケア―手術後24時間 …… 181
1. 手術患者を受け入れる準備 …… 181
2. 意識レベルのアセスメント …… 184
3. 呼吸管理 …… 184
4. 循環管理 …… 186
5. 感染予防対策 …… 187
6. ドレーン管理 …… 187
7. 疼痛管理 …… 189
8. 合併症の予防 …… 192

C ベッド上安静から離床に向けた看護ケア …… 195
1. 時間経過ごとの看護ケアの実際 …… 195

D セルフケアの支援 …… 198
1. セルフケアの支援 …… 198
2. ADL拡大の援助 …… 202

E 転倒・転落予防 …… 205
1. 転倒・転落とは …… 205
2. 周手術期に転倒・転落を起こす原因 …… 205

3　転倒・転落のアセスメント ………………………… 206
　　　4　看護の実際 …………………………………………… 206
　F　せん妄予防ケア …………………………………………… 208
　　　1　せん妄の要因とアセスメント ……………………… 208
　　　2　せん妄予防ケア ……………………………………… 209

第7章　セルフケア支援を行う退院指導

　A　患者自身のセルフケア能力が向上するための支援 …… 214
　　　1　セルフケアと健康管理の方法 ……………………… 214
　　　2　患者・家族が行う感染予防 ………………………… 215
　　　3　創傷ケアの方法 ……………………………………… 215
　　　4　薬の自己管理指導 …………………………………… 216
　　　5　家族支援 ……………………………………………… 216

第8章　機能・形態変化のある患者の看護ケア

　A　嚥下障害のある患者の看護ケア ………………………… 220
　　　1　嚥下 …………………………………………………… 220
　　　2　嚥下障害 ……………………………………………… 220
　　　3　嚥下障害のある患者の観察 ………………………… 221
　　　4　嚥下訓練 ……………………………………………… 222
　　　5　栄養摂取方法と援助 ………………………………… 222
　　　6　誤嚥性肺炎予防法と後治療 ………………………… 226
　　　7　心理的支援 …………………………………………… 227
　B　消化吸収障害のある患者の看護ケア …………………… 228
　　　1　手術後消化吸収障害が起こる手術方法 …………… 228
　　　2　手術前インフォームド・コンセント（患者への説明と同意のポイント）… 228
　　　3　主な消化吸収障害と食事指導のポイント ………… 228
　　　4　心理的支援 …………………………………………… 231
　C　腹腔内手術後の患者の看護ケア ………………………… 232
　　　1　リンパ浮腫予防に関する基礎知識 ………………… 232
　　　2　術後排尿障害 ………………………………………… 233

D コミュニケーション障害がある患者の看護ケア ... 237
1 気管挿管患者とのコミュニケーション ... 237
2 言語障害のある患者とのコミュニケーション ... 238
3 喉頭を摘出した患者とのコミュニケーション ... 240

第9章 包括的な看護―在宅ケア推進

A 包括的な医療提供システムの活用―医療と生活機能の維持のために
... 242
1 患者を取り巻く環境の変化と周手術期の看護 ... 242
2 退院支援・退院調整 ... 242

B 在宅酸素療法 ... 244
1 適応 ... 244
2 酸素供給機器と周辺機器 ... 244
3 在宅療養指導管理料／在宅療養指導料 ... 245
4 看護ケアのポイント ... 246

C 在宅栄養療法（在宅中心静脈栄養法／在宅経管栄養法） ... 247
1 適応 ... 247
2 投与経路 ... 248
3 必要な器材と周辺機器 ... 248
4 在宅療養指導管理料／在宅療養指導料 ... 249
5 看護ケアのポイント ... 249

D 在宅および外来での化学療法 ... 252
1 適応 ... 252
2 投与経路 ... 252
3 在宅療養指導管理料／在宅療養指導料／外来化学療法加算 ... 252
4 看護ケアのポイント ... 253

E 社会資源の活用 ... 255
1 主な社会保障制度 ... 255
2 （日常）生活を送るための支援 ... 256

第10章 1日入院患者看護―低侵襲手術・外来手術

A レーザー円錐切除術の看護ケア ... 260

	1	短期入院手術を支援するシステムの構築 ……………………………… 260
	2	外来での手術オリエンテーション ……………………………………… 261
	3	入院中の管理 …………………………………………………………… 262

B 経カテーテル大動脈弁留置術(TAVI)の看護ケア ……………………… 263

	1	低侵襲手術の選択をサポートするシステムの構築を理解する ………… 263
	2	チームで関わる ………………………………………………………… 263
	3	多方面から評価し介入を行う …………………………………………… 264

索引 ……………………………………………………………………………… 267
執筆者一覧

第1章

医療環境の変化と周手術期看護

A » 少子高齢社会と病院機能の分化

B » 周手術期看護の特徴
　　―チームアプローチと個人アプローチ

C » 周手術期看護の共通性と特異性

D » 手術療法の変遷と対象の拡大

Part I Section A 少子高齢社会と病院機能の分化

> **View** ▶▶▶
>
> 社会構造の変革や医療技術の進歩により医療環境は大きく変化しています。病院には，高齢者や慢性の疾患を抱える患者，病気の進行した患者に対しても患者が求める治療を安全に安心して選択できるように説明と支援をしていくことが求められています。「患者に選ばれる病院」を目指して，病院は今後ますます医療サービスの向上に努めなければならないでしょう。

1 社会構造変化に伴う医療環境の変化

わが国は，2025年に団塊の世代が75歳以上となり，4人に1人が後期高齢者となる超高齢社会を迎えます。同時に2008（平成20）年を境に人口は全体で減少しており，生産年齢人口（15〜64歳）も毎年減少している現状です。しかしながら，2014（平成26）年の厚生労働省「患者調査」によると，65歳以上の受療率は他の年齢層を大幅に上回っており，このままの医療提供体制では社会保障制度は破綻する危険があります。そのため，国の政策として厚生労働省は，高度急性期から在宅医療・介護までの一連のサービスを切れ目なく提供し，効率的で質の高い医療提供体制と地域包括ケアシステムの構築を目指し，生活を重視する施策の推進を図っています。具体的には，病院は病床の機能分化を進め，病床機能を「高度急性期」「急性期」「回復期」「慢性期」に区分し，地域の医療需要を考慮しながら各都道府県での医療提供体制を整備しています（地域医療構想の策定）。2016（平成28）年4月には診療報酬を改定し，入院から在宅療養への治療の場の転換を誘導するための退院支援役割の評価，7対1入院基本料の「医療・看護必要度」の見直しによる病床機能の適正活用，認知症ケアへの取り組みによる入院中の高齢者の機能低下の予防など，看護機能に対する評価が充実してきました。

また平均在院日数の短縮は，医療技術の進歩に伴う低侵襲手術の導入や患者のQOL（quality of life）を重視した手術方法の見直し，標準的・計画的な治療計画実施のためのクリニカルパスの活用，患者・家族の価値観を尊重した終末期治療の見直しなどの成果でもあります。治療内容によっては，日帰り手術や外来における手術後化学療法など，外来で治療を行うケースも増えています。

現在，急性期を担う多くの病院では，診断群分類（DPC：Diagnosis Procedure Combination/Per-Diem Payment System）を用いた包括払い制度を導入しています。この制度は，在院日数に応じた点数，医療機関別の評価係数，在院日数により入院中の医療費が算定される方式です。手術後合併症が起きた場合は，入院期間の延長にともない病院収入は減収となることが推測されます。つまり，包括払い方式は決められた入院期間内に効率的で安全な治療が求められるのです。急速に進む医療環境のなかですが，周手術期看護は正確で安全な，かつ患者が望む医療・看護ケアの提

供が求められています。

2 医療提供の場の転換

　医療提供の場から生活の場へ治療・療養環境を転換する流れがありますが、診療報酬の改定はその流れを加速させています。そのため患者は治療を行うにあたって、今後どのような人生を送りたいかを考えたうえで病院を選択することになります。

　今後、病院は「患者に選ばれる病院」を目指してますます医療の質向上に努めていくことになります。治療環境の整備のためには、病棟と外来が連携することも重要ですが、病院完結型から地域完結型の医療の提供を目指し、地域の医療・保健・福祉提供ネットワークを活用することが必須となるでしょう。

Part I
Section

周手術期看護の特徴
─チームアプローチと個人アプローチ

View

周手術期看護は，チームアプローチと個人アプローチの連続です。外来で医学診断が明確になり，手術方法が決定されると同時に周手術期看護ははじまります。患者のニーズ発生と同時に看護ケアが提供できる看護体制が求められています。そこには，看護師個人の専門的知識と技術の習熟だけではなく，周手術期看護に関わるチームとして外来と病棟の垣根を越えたシステムが必要です。

1 包括的な医療提供システムとは

医療環境の変化は，平均在院日数の短縮をもたらしています。患者・家族は治療後の身体的な変化への不安を訴えます。そのため，患者には，外来を受診し治療方針が決定した時点から，治療後の生活を見据えた療養環境の調整を行う必要性を説明し，患者のニーズに合わせた支援を開始していきます。早期退院に対する患者・家族の不安を軽減し，安心できる医療サービス提供システムが望まれています。

国の政策として構築している地域包括ケアシステムにおいて，急性期病院では質の高い医療を提供し，速やかに住み慣れた地域での暮らしに戻るための支援を行うことが求められます（図表1）。そこで，例として高度急性期病院である慶應義塾大学病院で構築した包括的な看護提供システム（図表2）を紹介します。この包括的な看護提供システムは，入院予定期間内で，医療サービスの質の維持を目標としたシステムです。患者のニーズが発生した時点から看護師・栄養士・薬剤師が計画的に情報収集し，患者のニーズに応じて医師，担当看護師，退院調整看護師，専門・認定看護師，医療ソーシャルワーカー，医療事務担当者が医療チームとして連携して医療サービスを提供するシステムです。

このシステムには1～5の段階があります。それぞれの段階の特徴を述べます。

◆第1段階

患者に入院治療が必要であると診断されたときが「ニーズ発生」，つまり，本システムのスタートになります。診察介助している看護師，または包括的な看護を実践する看護師が患者の入院歴・病歴を聴取し，入院治療を受けるために必要な問題点を明確にしていきます。

図表1　地域包括ケアシステム

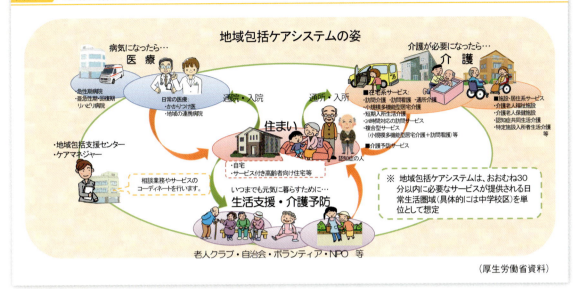

（厚生労働省資料）

> **Key word　包括的な看護を実践する看護師**
>
> 疾患・年齢・病棟・外来・手術室などの異なる条件を超えて，入院から退院計画及び退院後のコーディネーションを含んだ包括的な看護を実践する看護師のこと。

◆第2段階

　患者アセスメントの結果を受けて，医師は検査・治療計画を進め入院計画を実施します。担当看護師は，看護上の問題／看護診断を明確にし，看護のゴールアセスメントを患者と共有します。患者が社会的・経済的に問題がある場合は，退院調整看護師による入院計画から在宅療養計画，調整が行われます。

◆第3段階

　患者が入院したときには，患者の情報を共有するために，入院病棟看護師，医師，患者，家族を含めた合意形成カンファレンスが行われます。患者・家族には手術方式，入院予定日，手術後合併症などについてインフォームド・コンセントが行われます。患者・家族とともに退院目標を明確にし，退院時期や役割分担の確認が行われます。

◆第4段階

　手術後，患者のベッド上安静が解除され，歩行開始する時期になると退院時の症状アセスメントが行われます。ここで手術前に予定されていた目標が達成されたか評価します。期待される結果が得られなかった場合は，再アセスメントが行われ退院調整看護師，医師との合意形成カンファレンスが再び行われます。

◆第5段階

　退院時のフォローアップ方法が検討されます。退院後も医療が必要な場合は他施設や訪問診療医，訪問看護師を紹介し，介護が必要な患者にはケアマネジャーの紹介または訪問看護ステーションの支援を受けるように計画します。特に，高齢者世帯，言語障害や身体機能障害をともなった患者は，早期の看護介入によって綿密な退院計画を提供する必要性があります。本システムは，患者サービスの向上と平均在院日数の短縮などにも貢献しています。

　包括的な看護提供システムが成果を上げるためには，包括的な看護を実践する看護師の活動とリーダーシップによるチーム活動が重要です。

図表2 包括的な看護提供システムの概念図

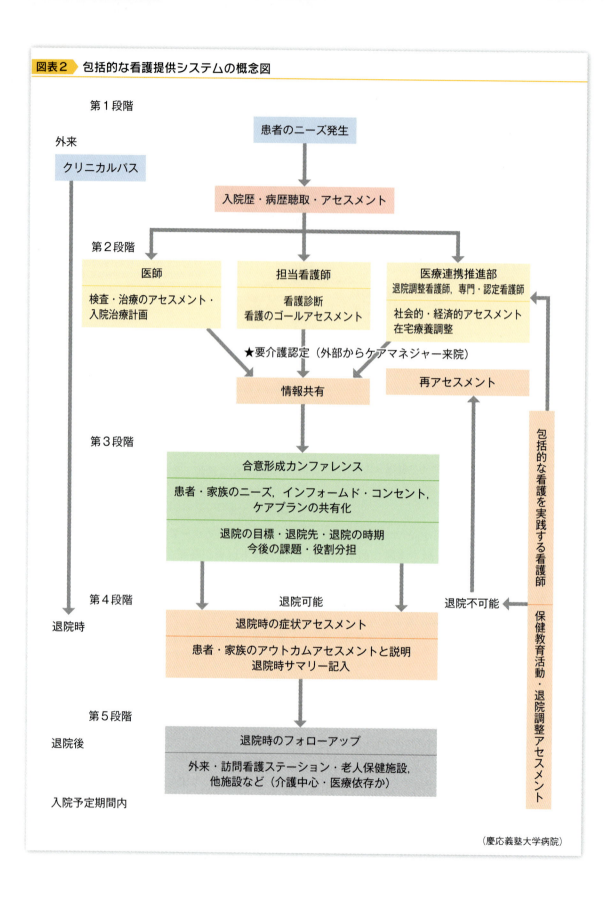

（慶応義塾大学病院）

2 包括的な看護を実践する看護師のアプローチ

　包括的な看護提供システムが成果を上げるためには，包括的な看護を実践する看護師の活動が重要になります。包括的な看護を実践する看護師とは高い臨床実践能力をもっている看護師であり，加えて特定の看護領域の卓越した技術をもった看護師（がん看護専門看護師やがん性疼痛看護認定看護師，精神看護専門看護師，急性・重症患者看護専門看護師，感染症看護専門看護師，手術看護認定看護師，皮膚・排泄ケア認定看護師，がん化学療法看護認定看護師，退院調整看護師など）であり，外来・病棟の垣根を越えて活動している看護師です。

　患者のQOLを高めるためには，迅速な対応，地域との連携（在宅療養環境の整備や調整）が看護師に求められます。包括的な看護を実践する看護師は，早い段階でアセスメントを行い，地域との連携により在宅療養環境の整備や調整を計画し提供しています。これにより患者・家族の不安は軽減し，満足度は高まり患者・家族の自立は促進されています。

　包括的な看護を実践する看護師は適切な時期にアセスメントを行い，チーム医療のなかでマネジメントを行い患者への適切な看護ケアを計画し提供したり，担当看護師の相談に応じ支援をします。これにより患者・家族の不安は軽減し満足度が高まり，患者・家族の自立が促進されています。

Part I Section C 周手術期看護の共通性と特異性

> **View ▶▶▶**
>
> 周手術期看護とは，手術を受ける患者に「手術前〜手術中〜手術後」まで包括的に看護提供することです。周手術期看護における看護師の役割は，患者の目標である「手術をして健康状態を回復する」ことを安全に，そして安楽に達成することができるように支援することです。
>
> 手術は，手術侵襲の大きさや手術方式により手術後の生理機能の変化や形態的な変化を患者にもたらします。看護師は，手術侵襲の程度や患者の受け止め方により個別的な看護ケアを提供しなければなりません。また，疾患や手術方式に焦点をあてた看護計画のみならず，周手術期看護という立場で手術を必要とする患者に対するケアの共通性と特異性を理解して，患者の個別性を十分にアセスメントし，目標や計画を立案して実践することが望まれます。

1 患者の共通性と特異性

手術を受ける患者は「病気であること」「手術をすること」「入院すること」という共通性と「手術方式」「手術侵襲」に関連した特異性の問題を抱えています。

共通性では，手術方法や手術後の経過についての不安や，全身麻酔からさめるのだろうかという不安，仕事や学業，家族役割の調整などの問題を抱えます。

特異性には，「手術後の後遺症」として起きる機能障害や形態変化の問題があります。手術後，機能面では「顔面麻痺が起きる可能性がある」「発声ができない」ことや，形態面では「乳房がなくなる」「人工肛門を造る」などが発生します。また，手術侵襲が大きい食道や心臓，肺の手術，肝臓や腎臓などの移植手術では死に関する強い不安が起きています。

2 周手術期看護の共通性と特異性（図表1）

看護師は患者の共通性，特異性を理解したうえで周手術期看護を提供します。患者の価値観や人生観に向き合いながら患者の自己決定を支え，患者のQOLを高めるように支援します。

周手術期における看護師には，患者の共通性，特異性に関連した知識，技術が求められます。共通の知識・技術に関しては後述する第5章，第6章，第7章を参照してください。高度な知識と技術に関しては，第10章を参考にしてください。呼吸・循環管理に関するより専門的な知識，技術に関しては本書では含めていませんので「移植看護」「ICU看護」に関連した専門書等で学習することをおすすめします。

図表1 周手術期看護の共通性と特異性

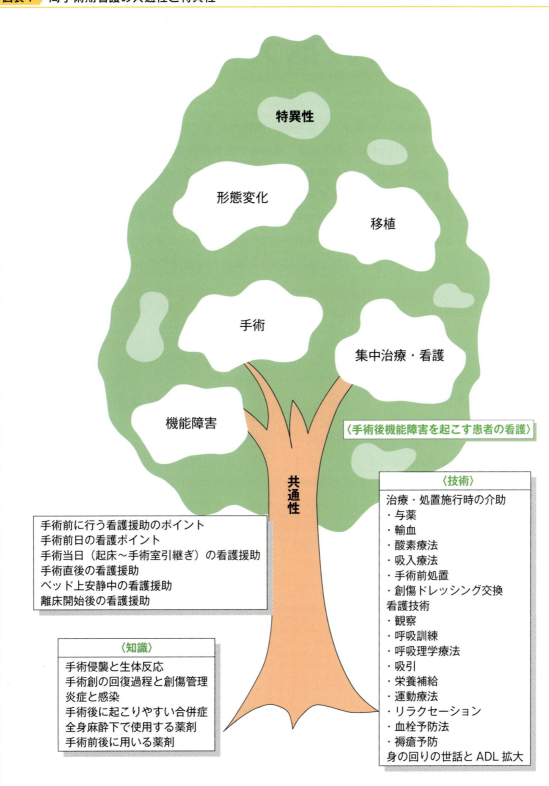

D 手術療法の変遷と対象の拡大

Part I Section

> **View** >>>
>
> 手術療法は近年，医療技術・機器の革新に伴い，侵襲度の低い手術に変化してきています。その結果，高齢者や慢性の疾患を抱える患者，病気の進行した患者に対しても手術を行う機会が増えてきました。手術療法の変遷により，入院の短期化や外来で行う手術が増えたため，自宅で患者や家族が行わなければならない術後の管理を十分に説明することも必要になります。また，手術療法を受けると意思決定をした患者の病態や病気の受け止めの状況をよく理解したうえで，個別性に合わせた看護を提供することが求められます。

1 手術療法の変遷

手術療法は近年，医療技術・機器の革新に伴い，拡大型の手術から最小限の切除ですむような侵襲度の低い手術に変化しています。この結果麻酔時間の短縮や手術中の生体機能を保つために投与する薬剤の影響も少なくなり，手術による患者への身体的影響は少なくなっています。またがん治療においては，手術前後に化学療法や放射線治療を補助療法として実施することが増えており，手術療法を含む治療の過程を十分理解し，患者や家族が自身の治療と療養生活のイメージをもてるように支援を行うことが大切になります。

2 手術の対象者の拡大

侵襲度の高い手術を実施するには身体的な危険が大きいと考えられる複雑で重篤な病態をもつ患者や高齢者は，手術療法が治療の選択肢にはならないケースがこれまで多くありました。しかし，今日の低侵襲の手術が増えていることは，手術療法を選択肢とする対象者が広がったことになります。患者や家族が，病気と向き合うなかで，自身のよりよい生活のために納得のいく治療や療養の選択が行えるよう，手術前から手術当日，手術後にも十分な説明と同意を得ることが必要です。特に高齢者の場合，家族の意向が強く本人の意思が見えなくなったり，手術後の生活が手術前よりもつらい状況を招かないように支援していくことは重要です。

第2章

看護の役割

A » 看護と法律─基本となる法的知識
B » 看護と安全
C » 看護と倫理

Part II
Section

看護と法律
―基本となる法的知識

> **View**
>
> 看護師は，国家資格であり，その身分が法律によって定められています。看護師として働くということは「義務と責任」と同時に「権限」をもつことになります。看護師は，患者に提供する医療の最終実施者となることが多く，行った行為の結果，患者に生じた反応にまで責任が伴います。ここでは周手術期における看護を行ううえで，最も基本となる法律をもとに，具体的な行動を考えていきましょう。

1 保健師助産師看護師法

(1) 看護師の定義

臨床の看護師として実践する前に「看護師の定義」を確認しておきましょう。看護師の免許は，保健師助産師看護師法でその身分が定められています。

> (看護師の定義)
> 第5条 この法律において「看護師」とは，厚生労働大臣の免許を受けて，傷病者若しくはじょく婦に対する療養上の世話又は診療の補助を行うことを業とする者をいう。
>
> (看護師業務の制限)
> 第31条 看護師でない者は，第5条に規定する業をなしてはならない。(略)

医療という行為は人々の健康や命を取り扱い，時には危険な行為をともない，法律で許可された人だけが許されている行為です。看護師以外の人には，この第5条に規定されている看護業務が禁止されています。

この第5条に示されている「療養上の世話」と「診療の補助」はどのようなことを指すのでしょうか。また，その責務を果たすとはどういうことなのでしょうか。

まず，療養上の世話について考えてみましょう。

2003 (平成15) 年厚生労働省「新たな看護のあり方に関する検討会」において，①看護職は療養生活支援の専門家として的確な看護判断に基づく看護技術を提供すること，②「療養の世話」には，医師の指示を必要としないと提案されました。これは，「看護判断」が重大であると位置づけられ，医師の意見を求めるかどうかを判断できる看護師等の能力や専門性が重要であるということです。療養上の世話については，看護の対象の暮らしを支える専門家としての判断が求められていることを，日頃の実践に結びつけて理解しておきましょう。

(2) 診療の補助行為に関して

次に，診療の補助行為について考えます。

> (医療行為の禁止)
> 第37条 保健師，助産師，看護師又は准看護師は，主治の医師又は，歯科医師の指示が

あった場合を除くほか，診療機械を使用し，医薬品を授与し，医薬品について指示をしその他医師又は歯科医師が行うのでなければ衛生上危害を生ずるおそれのある行為をしてはならない。(略)

本来，医療行為は医師が行うべきものであり，医師法第17条では，「医師でなければ医業をなしてはならない」と定められています。看護師が行う場合は，医師の指示が必要であるということと，その指示のもとで，診療の補助行為として，安全に実施することが求められています。

ここでいう，診療の補助行為とは何を指すのでしょうか。実は，具体的に法律に示されているわけではないのです。これまでも医療や社会の影響を受けて解釈が変更されてきました。

例えば，静脈注射については，以前は看護師が実施することは違法であるとされてきましたが，2002(平成14)年の医政局長通知によって，「看護師等が行う静脈注射を保健師助産師看護師法第5条の診療の補助の範疇とする」と解釈の変更が示されました。これは，「違法ではない」ということであって「行わなければならない」ということではありません。静脈注射は，看護師が行っても安全であると認められた結果でもありますが，最優先されるのは，安全に実施されることであるのは

コラム 周手術期の看護判断

専門職としての判断とは，専門職としての自律とはなにか，一人ひとりの看護師が日々の実践に結びつけて理解し，考え続けていく必要がある。

周手術期の，術後の離床の例で具体的に「看護判断」について考えてみよう。

例えば，ベッド上安静から，立位，歩行まで支援するとする。皆さんは，専門職としての看護職の判断として，どのようなことが考えられるだろうか？ 具体的に挙げてみよう。

〈判断の一例〉

・もともとの患者の暮らしぶりやADLなどから中長期的なリハビテーションの方向性を「判断」し，
・手術への患者の期待や今後の生活に関する思いとその方向性があっているかを「判断」し，
・手術の術式や手術創の状態と安静の指示が現在の患者の状態にあっているかを「判断」し，
・バイタルサインやドレーンからの排液などをモニタリングして術後の早期に起こる後出血などの合併症が起きていないかを「判断」し，
・活動の負荷が加わっても不整脈や呼吸困難などの症状が悪化しないか，循環動態への影響を「判断」し，
・術後疼痛については，現在の患者の痛みがコントロールされているか，かつ，身体を動かすとどれくらい痛みが増強するのかを予測しあらかじめ鎮痛薬が必要かどうかを「判断」し，
・臥床から，座位，立位，歩行まで患者が安全に安楽に動けるのかどうか，筋力の低下や関節の異常などがないかを「判断」し，
・術後の回復を患者がどのように受け止め，前向きに取り組めているのかを「判断」し，
・動きやすい寝巻き，動いてもドレーンが抜けたりしないか安全な環境を「判断」し，
・スタンダードプリコーションや防護具などの準備として感染予防対策が適切かどうかを「判断」し…

上記は一例である。このように，離床という1つの看護ケアをとっても，どれだけ多くの判断をしているかがわかる。患者の生活を支える専門職として，患者の全体像を捉えたうえで，看護判断していることがわかると思う。

療養上の世話は，医師の特別な指示がない限りは，看護師が判断し，実施してよい行為だが，周手術期には，術後の管理として治療上の指示があり，時には，食事や活動などに制限をともなう指示もある。看護師は，患者の近くで術後の回復過程を支えながら，正常な経過をたどっているのかを判断し，医師の指示を仰ぐ必要があるのか判断することも含まれる。患者の変化を捉え，医療チームで対応できるように発信する。

こうした専門職としての看護判断は，知識としての学習に加えて，日々対応する患者のケアを通じて養われていく。以後の章は，最新のエビデンスと先輩たちの経験を融合しわかりやすく解説されているので，一緒に学習を続けよう。

いうまでもありません。

医療・社会の変化は激しく，常に変化への対応が求められます。医療の質向上のために看護の期待がますます高まっており，近年では，特定行為に係る研修制度などがはじまりました。大切なことは，「診療の補助」は，診療する人の補助，というだけではなく，診療を受ける患者を支援するということであると理解しておきましょう。医師の指示のもとで，安全に実施すること，疑問があれば，医師に質問すること等を通して，目の前の患者にとっての「正しい」を判断したうえで実施することが専門職としての自律につながります。

時を経て，看護職の社会的な評価が高まり，看護職の専門職としての判断が認められ，役割が拡大してきたともいえます。皆さんは，看護を行うという権限をもつということは，そこに責任が発生するということを忘れてはなりません。看護職は，医療チームの中で最も患者に近い存在として，患者の全体像を捉え，患者の思いや人となりを汲み取り，そして生活する人として暮らしを支える専門家です。自らの資格の重みを理解し，そして，専門職としての使命を意識し，誇りをもって職務にあたることが大切です。

（秘密を守る義務）
第42条の2　保健師，看護師又は准看護師は，正当な理由がなく，その業務上知り得た人の秘密を漏らしてはならない。保健師，看護師又は准看護師でなくなった後においても，同様とする。

近年，保健師助産師看護師法に守秘義務が規定され，違反した者への罰則規定も盛り込まれました。専門職として業務をするために，守秘義務はなくてはならないものですが，私たちが取り扱う情報が，いかに重大で，対象の個別の事情を含むものであるかということを理解しておきましょう。

2　医療法

看護師は，医療チームの一員として患者への医療サービスを提供しています。医療のチーム員として押さえておくべき法律として「医療法」があります。日本の医療の骨格を定める医療法の第1条には，医療の担い手として看護師が明記され，専門職としての自律性が求められています。医療法は，1948年に制定されてから，国民のヘルスケアニーズに応えるべく多くの改正が行われてきました。病院の機能分化，医療情報提供のあり方，地域との連携などこれからの医療の提供の方向性を決める施策が盛り込まれています。

（医療提供の理念）
第1条の2　医療は，生命の尊重と個人の尊厳の保持を旨とし，医師，歯科医師，薬剤師，看護師その他の医療の担い手と医療を受ける者との信頼関係に基づき，及び医療を受ける者の心身の状況に応じて行われるとともに，その内容は，単に治療のみならず，疾病の予防のための措置及びリハビリテーションを含む良質かつ適切なものでなければならない。

さらに第1条の4では，医療関係者の責務として良質かつ適切な医療の提供すること，適切な説明を行い，医療を受ける者（患者・家族）の理解を得るように努めなければならないと定められています。第3次医療法改正で，医療を提供する際の医療の担い手による説明の努力義務規定が盛り込まれました。

周手術期においては，「入院診療計画書」「手術承諾書」「退院療養計画書」などの書類をもとに患者・家族に説明が行われます。患者・家族は，医師の説明を理解し，納得のうえで署名をします。看護師は，患者・家族が病状や今後の治療方針，手術方法や合併症のリスクを受け止めているか，手術を受けることで今後の生活や人生をどのように捉えているのか反応を確認します。患者・家族が十分に認識できていないときは追加説明し，

必要な場合は再度説明を受けられるように調整します。一度選択をしても，思い悩み，揺れることもあります。患者の思いに寄り添い，よりよく生きることをサポートできるようにしましょう。

3 看護師等の人材確保の促進に関する法律

（目的）
第1条　この法律は，我が国における急速な高齢化の進展及び保健医療を取り巻く環境の変化等に伴い，看護師等の確保の重要性が著しく増大していることにかんがみ，看護師等の確保を促進するための措置に関する基本指針を定めるとともに，看護師等の養成，処遇の改善，資質の向上，就業の促進等を，看護に対する国民の関心と理解を深めることに配慮しつつ図るための措置を講ずることにより，病院等，看護を受ける者の居宅等看護が提供される場所に，高度な専門知識と技能を有する看護師等を確保し，もって国民の保健医療の向上に資することを目的とする。

（看護師等の責務）
第6条　看護師等は，保健医療の重要な担い手としての自覚の下に，高度化し，かつ，多様化する国民の保健医療サービスへの需要に対応し，研修を受ける等自ら進んでその能力の開発及び向上を図るとともに，自信と誇りを持ってこれを看護業務に発揮するよう努めなければならない。

看護師等の人材確保の促進に関する法律には，医療の担い手としての看護師をいかに確保するかということに加えて，看護師自らが進んで能力を開発する義務があることや，自信と誇りをもって仕事にあたること，看護師を育成する組織の責務について等が明文化されています。

4 個人情報の保護に関する法律

個人情報のいっそうの保護を図ることや，適正に取り扱われることを目指して，個人情報の保護に関する法律は2015（平成27）年に改正，2017（平成29）年に全面施行されました。安全な医療の実施のために，私たち看護師は多くの患者に関する情報を取り扱います。専門職として知りえた情報をチームで共有したり，記録に残したりして活用しています。患者の情報は，患者からの預かりものとして，大切に，適切に取り扱うことを心がける必要があります。

5 看護者の倫理綱領

看護師の責務には，法的な側面と倫理的な側面があります。法律は違反すれば罰せられるというような性質があり，社会のルールとして捉えるのに対し，倫理は，専門職としての自らの行動を律すると捉えます。

日本看護協会は，「看護者の倫理綱領」の前文で，「看護の実践について専門職として引き受ける責任の範囲を，社会に対して明示するものである」と述べています。つまり，看護者の倫理綱領は，看護実践を行ううえでの基盤であり，看護者としてのありようを社会にむけて約束したものです。

看護者の倫理綱領　前文より
　人々は，人間としての尊厳を維持し，健康で幸福であることを願っている。看護は，このような人間の普遍的なニーズに応え，人々の健康な生活の実現に貢献することを使命としている。
　看護は，あらゆる年代の個人，家族，集団，地域社会を対象とし，健康の保持増進，疾病の予防，健康の回復，苦痛の緩和を行い，生涯を通してその最期まで，その人らしく生を全うできるように援助を行うことを目的としている。
　看護者は，看護職の免許によって看護を実践す

る権限を与えられた者であり，その社会的な責務を果たすため，看護の実践にあたっては，人々の生きる権利，尊厳を保つ権利，敬意のこもった看護を受ける権利，平等な看護を受ける権利などの人権を尊重することが求められる。

　看護実践の中で迷ったとき，困ったときには，「看護者の倫理綱領」を読み返し，看護職としてのありようについて問い返すことが必要です。医療は複雑に，高度に発展し，日々の看護実践の中で，倫理的に迷うことも少なくありません。そして倫理綱領には，具体的な答えが書かれているわけではありません。患者にとって，何が望ましいのか，患者にとってのよりよいを，患者を含むチームで話し合うことが大切です。

　臨床ではさまざまな場面に遭遇します。看護師としての行動に迷ったときには，「看護者の倫理綱領」を読み，1人で解決できないときは同僚や先輩，医師等の医療チーム員との意見交換をしながら，家族と一緒に患者を尊重するとはどういうことか，について検討してください。

■ 文献

1) 手島恵監：看護者の基本的責務　2017年版．日本看護協会出版会，2017．
2) 公益社団法人日本看護協会編：看護に活かす基準・指針・ガイドライン集2018．日本看護協会出版会，2018．
3) 井部俊子・中西睦子監：看護管理学習テキスト　第2版　第7巻　看護制度・政策論　2018年度刷．日本看護協会出版会，2018．
4) 厚生労働省：「新たな看護のあり方に関する検討会」報告書．2003．
5) 川村佐和子：「新たな看護のあり方に関する検討会」報告書概要．看護．55(14)：10-13，2003．

B 看護と安全

Part II Section

View

周手術期看護において，医療の安全性や有効性が保証されることは最優先課題です。私たちは，患者が安心して，より安楽に過ごせるよう医療を提供する必要があります。

これまでに医療事故について数多くの報告がされ，安全な医療の提供に関して，国民はますます厳しい視線を寄せています。また，十分な説明がなされず，患者の理解が十分でないままに医療が提供されることは，患者の不満や苦情につながるばかりか，重大な事故につながることもあります。

近年，医療安全についての組織体制は急速に整備されてきました。組織としての体制整備とともに，一人ひとりの医療者の責任として，ルールを守り，患者の権利が守れるよう行動することが重要です。

1 安全文化の醸成

1999年"To err is human（人は誰でも間違える）"が刊行され，医療安全の考え方は，「人間は誰でもエラーを起こす」という前提で，対策が検討されるようになりました。安全で安心な医療の提供は，国家の政策となり，各施設でリスクマネジメント部門を中心に組織的に取り組み発展してきました。

エラーが重大な事故につながらないようにすることや，事故の再発防止が重要です。安全対策は，医療チームのメンバーに浸透するように組織的な教育を行います。一人ひとりのメンバーは，安全に関する感性を高め，ルールを遵守します。こうした，組織的な取り組み，医療者の確実な行動によって，患者にとっても，医療を提供する皆さんにとっても安全で安心な組織の文化が醸成されていきます。

2 安全を確保するために

看護師は，患者に提供する医療において，最終的な実施者となることが多いです。前のプロセスで仮にエラーがあったとしても看護師がルールに基づいて正しく提供することによって，エラーは発見され，防止することができます。反対に最終実施者の看護師のエラーは，発見されにくいことが特徴といえます。最終のプロセスでエラーが起きれば，患者への影響は大きく，看護師として行った行為の責任も発生します。

看護師は，安全な看護を提供するために，以下のことを心がけましょう。

①常によいコンディションで仕事をする。

看護師は自己の健康管理が重要です。十分な睡眠，休養，栄養補給も仕事の1つとして捉えましょう。疲労は集中力に大きく影響します。勤務前の健康管理，規則的な生活によりエラーを防

ぎましょう。
②はじめての看護行為は，患者に提供しない。

　はじめて行う行為は，それが目の前の患者にとって正しい方法，用量だと判断することは難しいです。はじめて実践するときは必ず先輩に相談しましょう。事前に，シミュレーション・ラボなどを活用して十分な訓練を行い，安全な看護実践であることを確認したうえで，患者に提供します。
③曖昧なまま提供しない。

　曖昧なことは確認します。「おかしい」と思ったら，先輩や医師に確認する行動を身につけましょう。確認したつもりは，確認していないのと同じです。曖昧なまま実施することは危険が伴うことを認識しましょう。
④ルールを守る。

　皆さんの施設には，マニュアルや手順書が示されていると思います。ルールに基づいた正しい手順で看護行為を習得しましょう。ルールを守ることは，組織のメンバーの役割です。省略は安全にはつながりません。
⑤チーム医療における連携を大切にする。

　周手術期においては，医療チームが連携し，それぞれの専門性を発揮してケアを提供します。薬剤師による服薬指導，理学療法士によるリハビリテーション，看護師による退院後の生活を見据えた生活指導など，お互いの専門性を補完しあいながら提供します。医療チームの中で，看護職は患者の全体を捉え，全体の調整役としての役割発揮が求められます。情報の共有や役割分担を明確にして，安全確保ができるように心がけましょう。

3　看護師の責任とは

(1) 診療の補助行為における責任

　保健師助産師看護師法の第5条では，診療の補助行為がどの範囲であるのか具体的に示しているわけではありません。看護師が診療の補助として行うことができる医行為は，看護師の知識・技術で安全に行うことができる範囲といえます。

医師に言われたからそのまま実施するということでもありません。実施者には，行った行為の結果まで引き受ける責任があります。

　例えば，薬剤を注射するとは，薬を注入することが終わりではなく，実施した影響で副反応が生じれば，その後の対応までが必要となります。自律的な判断とは，患者にとって安全を判断できることです。例えば，医師から指示を受けても，自分でできないと判断したらその行為をしない，安全に実施できる人に相談することも大切です。

　例えば，薬剤の注射について考えてみましょう。

　薬剤を点滴の側管から注射するよう医師から指示がありました。皆さんは，どのように考えますか？
看護師が点滴の側管から注射する薬剤が，
●制吐薬であれば，看護師は行いますか？
●抗不整脈薬であれば，看護師は行いますか？
●抗悪性腫瘍薬であれば，看護師は行いますか？

　看護の知識・技術に関連して，看護師は自ら判断しなければなりません。例えば「抗不整脈薬」を点滴の側管から注射したとき，徐脈になったら，看護師はどのような行動を取らなければならないでしょうか。また，「抗悪性腫瘍薬」を点滴した後に痛みが出現したら，看護師はどのような行動をとるべきでしょうか。看護師は，実施した行為の副作用出現時の対処方法を認知し（結果を予見し），看護師は副作用が起きていないか，常に観察する責任が伴います。さらに副作用が起きた場合には，その対応（結果を回避する）が求められます。

　看護師の業務は，個々の病院組織で違いがあります。また，医療は速いスピードで進化し続けています。それぞれの施設の看護師業務マニュアルを確認し，技術を高めること，与薬業務にあたっては，薬剤の作用，副作用の正しい知識を学習し続ける必要があります。

(2) 療養上の世話における責任

　周手術期における療養上の世話について詳しく

考えてみましょう。「手術方法」や「時期」によって違いがあることを理解しましょう。看護職は、術式ごとに、一般的な回復過程を理解したうえで、「手術後してはいけないこと（禁忌）」と「行ってよいこと」を確認することからはじまります。そして、「療養上の世話」の方法は、患者の反応を観察して、安全を確認した状態で行います。知識に基づいて観察・判断し、安全な技術に基づいて看護実践を提供することが、患者の健康回復を支援する療養上の世話の責任です。

次の歯みがきの事例（図表1）をもとに、「責任」を再認識しましょう。

例1，2は歯みがきの援助で、同じ療養上の世話です。しかし、看護師は患者の置かれている状況を観察し、何をすべきかを判断しています。このように、状況に応じて看護師に要求される知識・技術もおのずと異なってきます。

例2の看護師は、歯みがきによる心負荷を予見し、体位変化と心負荷について判断しています。つまり、心機能低下がある患者の口腔清潔の方法についての知識が要求されます。歯みがき援助により血圧低下が起きないように援助します。患者の安全を確保しながら療養上の世話をすることが看護師の責務です。

図表1　歯みがきにおける観察ポイント―歯みがきの援助

例1：自力で動けない患者の療養の世話をする。

①看護師は患者の状態を観察します。
- 患者は自分で起き上がれない。
- 両上肢は動く。
- 開口障害はない。
- 口腔内に傷はない。

②歯みがきの方法を考えます。
- 臥床したまま行うか，頭部挙上して行うか判断します。

③起座位をとります。

④患者が歯みがきできるように準備し終了後に片付けます。

⑤歯みがきの結果を評価します。
- 患者は爽快感を得られたか，確認します。
- 口腔内の痛みはないかを確認します。

例2：心臓外科手術後2日目，患者の療養の世話をする。

①患者の状態を観察します。
- 患者は自分で起き上がれない。
- 両上肢は動く。
- 開口障害はない。
- 口腔内に傷はない。
- バイタルサインの変化を厳重に監視し，モニタリングしながら歯みがき方法を検討します。
- 臥床時血圧が安定していることを確認します。
- 体位変換で血圧または，脈拍，呼吸の変動がないか観察します。

②歯みがきの方法を考えます。
- 体位変換で血圧，脈拍の変動があれば，起座位でのケアは行わないでください。
- 血圧，脈拍の変動がなければ起座位をゆっくりとります。

③起座位で援助する場合。
- 起座位を保持する場合は，血圧，脈拍，呼吸をモニタリングしながら行います。
- 歯みがき中は患者の側を離れないでバイタルサインを観察します。
- 歯みがきは看護師が介助で行い，終了後片付けします。

④歯みがきの評価・記録を行います。
- 患者は爽快感を得られたか，口腔内の痛みはないかを確認します。
- バイタルサインの変動の有無を確認し，記録します。
- 歯みがきによる患者の心負荷を評価します。

Part II Section

C 看護と倫理

View

臨床倫理として患者の尊厳をチームで守ることが求められています。なかでも患者の近くで24時間ケアをする看護師は，倫理的な感受性を高め患者の尊厳を守るために，患者中心の視点で常に考えられることが必要です。患者のよりよいをともに考えるために，また周手術期においてとりわけポイントとなる場面を通して，倫理的であるとはどういうことか考えてみましょう。

1 患者の尊厳を守るために

臨床現場では，治療が主目的であるがゆえに患者の尊厳がともすると損なわれやすい状況があります。また，治療の選択肢は広がり患者の意思決定を支援する役割も看護師に求められています。治療選択の場面では，患者，家族，多職種での意見をすり合わせ，患者が治療選択できるよう支援することが重要になります。患者の尊厳がともすると損なわれやすい状況として，手術後，安全を目的とした「身体抑制・拘束」を行わざるを得ないことがあります。術後の患者の状態，せん妄発生の可能性をアセスメントし，やむなく選択せざるを得ない可能性が高い場合には，事前に医師から治療に伴う処置として患者・家族に説明し同意を得ておきましょう。実際に「身体抑制・拘束」が必要となった場合，過剰な抑制や拘束となっていないか，日々アセスメントすることは看護師の責任です。必ず行ってください。

看護師は「看護者の倫理綱領」に基づいて責任を果たします。倫理的に疑問を感じる場合は，患者・家族・多職種等含めたチームで話し合うことが大事です。「倫理的感受性」を高めるために，疑問に思ったことは言語化しましょう。

以下，臨床で検討する際のポイントをあげます。参考にしてください。

①多人数（医療チーム）で検討する
②情報を整理する
③当事者の価値を考える
④倫理原則や倫理概念に基づいて考える
⑤医療の責務とガイドライン，法的根拠をふまえて考える
⑥患者にとって最善の方法は何かを考える

2 患者のプライバシー（身体・情報）を守るために

急性期の場面では，患者のプライバシーが保たれにくい場面があります。看護師が気づきプライバシーを守る行動が求められます。例えば，術中，術後，不必要な露出は避けること，治療やケアのタイミングを医療者のタイミングで決定するのではなく，患者の意向を確認してから実施するなど，です。医療者にとって当たり前になっていることこそ注意が必要です。

情報のプライバシーに対しては，各施設で定められている，医療個人情報の取り扱いに準じて行動しましょう。包括的な看護提供のために必要な情報を地域や連携先の医療者に提供する際も，患者・家族の同意を得て実施しましょう。

第3章

自己啓発と現場教育

A ≫ 周手術期における看護の役割

B ≫ 自己啓発と学習の進め方

周手術期における看護の役割

Part III Section A

View ▶▶▶

　医療技術の進歩によって，診断・治療方法が開発され，これまで手術が難しいとされてきた高齢者や合併症をもつ患者にまで適応が広がっています。また，患者の身体的負担を小さくすることで，早期離床，早期の社会復帰が可能になりました。一方では，生活様式の変更や，身体像の変化に戸惑いが生じ，手術だけでなく治療の組み合わせによる長期の療養が必要になり，外来や家庭，地域での療養やサポートが必要な患者が増えてきました。周手術期のケアは大きく術前，術中，術後の時期からなりますが，入院する期間はますます短くなり，入院中のケアはぐっと凝縮されていることがわかるでしょう。

　こうした状況から，診断・治療の選択には，「患者の意思決定」を支援することが求められます。患者はよい治療だけではなく，自分の人生をかけて治療方法を選択し，それに臨んでいます。周手術期の患者および家族の身体的，心理社会的状況に応じた援助は，在宅看護や地域とのつながりを理解して対応することが必要です。さらに，患者の複雑なニーズに応えるチーム医療を提供するために，お互いの役割を理解し，連携することが必要となります。看護師は，患者・家族の生活を支える専門職です。よりよく生きること，生活者としてのニーズに応えられる知識・技術を習得するために，看護師としての自己啓発が常に求められています。

1 看護師の役割

　看護師は，多職種と連携しながら，生活と医療の両面から患者や家族を支えています。患者の尊厳を守り，その人らしく生活できるように，対象の力を引き出し，暮らしを支援する専門職です。医療や看護を取り巻く社会情勢が大きく変化する今，看護師の役割はますます高まっています。

　わが国は，2025年には世界に例を見ない超高齢・多死社会を迎えます。医療が変化をつづけ，看護師は，暮らしを支える視点でますます役割発揮が求められます。さらに，急性期から慢性期，そして在宅，地域へと，切れ目のないケアを多職種とともに提供していく必要があります。

　厚生労働省の「新たな医療の在り方を踏まえた医師・看護師等の働き方ビジョン検討会」(2017(平成29)年4月6日)においても，看護師は，多様かつ複雑な患者の医療・生活ニーズに対応し，多

職種と連携して患者のケアを中心的に担うことなどから，今後の医療で極めて大きな役割を担いうると位置づけられています。このため，看護師基礎教育の拡充について見直されるべきであるとされました。時代の流れ，社会のニーズに応えるべく，看護師は図表1のような能力を身につけられるように自ら努力し，また周囲も継続的に自己研鑽を行うことができる教育・支援体制を整備していく必要があります。

> **One Point　特定行為に係る看護師の研修制度**
>
> 2015（平成27）年10月より「特定行為に係る看護師の研修制度」が創設された。この研修は，「特定行為」とされる難易度の高い行為について，看護師が，医師の判断を待たずに，事前指示である手順書によって行えるようにするための研修の仕組み。2025年にむけて，在宅医療などの充実を目指して，研修を修了した看護師の育成を行っている。

2　必要とされる臨床看護能力

　医療の高度化が進み，患者は，専門的で高度な知識に基づいた安全で確かな技術・看護ケアの提供を求めています（図表2）。

　日本看護協会は，2016（平成28）年に「看護師のクリニカルラダー（日本看護協会版）」（JNAラダー）を公表しました。この看護師のクリニカルラダーは，全国標準の指標で看護師の実践能力を客観的に評価できることを目指しています。あらゆる施設や場で看護実践能力を発揮できることが保証されるようになり，看護師個人や施設の看護実践能力が適切に客観視できることは，国民への安全・安心な医療へも結びつくことを目指しています[1]。実践を通じて，経験したことを意味あるものとしてためていき，看護や看護師の役割について学びを深めていくことが大切です（図表3）。

　医療をとりまく状況は常に変化しており，看護師はそれを察知しながら感性や看護観を育てていく必要があります。また，ケアの見直しや業務改革など，看護の質向上のためにたゆまぬ努力を続けることが大切です。

3　看護における対象理解

　看護にまつわる重要概念には「人間」「環境」「健康」「看護」などがあり，対象を理解するうえで，考え方の基盤となります。皆さんは，これらの主要な概念について，どのように考えていますか。例えば，健康とはどういう状態を指すのか，人間とはどういう存在なのかなど，自分なりに言葉にしてみるとよいでしょう。看護実践の経験を積んでいくと，看護観も膨らんでいきます。「観」とはものの見方のことを指しており，人の行動は，自分のものの見方や考えに基づいています。だからこそ，自分が専門職としてどのようなことを大切にしているのか，看護師とは何をする人なのか，健康とはどういう状態を指すのか，ヒトとはどういう存在なのかなど，自己の価値や意味づけ，見方を明確にして，対象の理解を深めましょう。

4　周手術期の看護の特徴（図表4）

　周手術期の看護の特徴を知るためには，まず，次の4点について理解を深めることが必要です。
- 手術侵襲に伴う生体反応と回復過程
- 疾患および術式と起こりうる合併症
- 病名や治療，および手術・機能の喪失などに対する患者の受け止めや気持ちの変化
- 回復過程の支援と地域包括ケアシステム

　手術という大きな侵襲から患者が合併症を起こさずスムーズに回復し，社会生活に復帰できるよう援助することが看護師の役割です。

　手術と聞いて患者が思い浮かべるイメージには，どのようなものがあるでしょうか。「痛い」「怖い」「死ぬかもしれない」「失敗したらどうしよう」など，どの患者も大なり小なり不安や恐怖を抱いています。漠然とした不安は，何が心配な事

図表1　臨床看護能力の構造

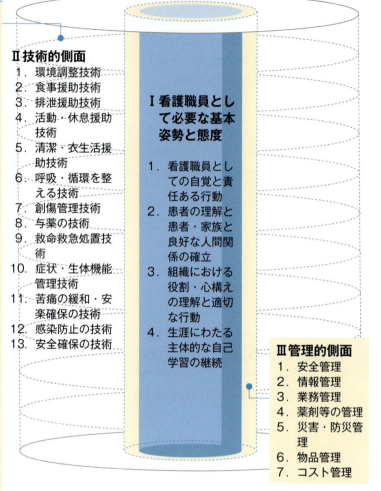

（厚生労働省：新人看護職員の臨床実践能力の向上に関する検討会報告書.
https://www.mhlw.go.jp/shingi/2004/03/s0310-6.html）

柄なのかを具体的にほぐしていくと軽減するとも言われています。不安や恐怖を和らげ，心配事を一つひとつ検討し，具体的な解決方法をともに見出し，加えて，身体的準備を滞りなく進めて手術に万全の体制で臨めるようにすることが，看護師の重要な役割です。

また，手術後は，患者の苦痛を緩和し，合併症の早期発見や予防に努め，患者が機能を落とさず，セルフケア能力を取り戻せるよう支援する役割があります。

病院の機能分化が進むなかで，ますます在院日数は短縮しています。さらに，クリニカルパスの導入などで，医療の標準化が進み，周手術期の患者への看護内容も変化しています。患者は，手術

図表2　看護職員として必要な基本姿勢と態度についての到達目標

1. 看護職員としての必要な基本姿勢と態度
    - ①看護職員としての自覚と責任ある行動をする
        - ・人間の生命・尊厳を尊重する
        - ・看護行為によっては生命を脅かす危険性があることを認識する
    - ②患者の理解と患者・家族との良好な人間関係を確立する
        - ・患者の理解
        - ・患者・家族が納得できる説明を行い，同意を得る
        - ・守秘義務
    - ③組織における役割・心構えの理解と適切な行動を身につける
        - ・病院および看護部の理念を理解し行動する
        - ・チームの構成員としての役割を理解し協働する
        - ・コミュニケーション
    - ④生涯における主体的な自己学習を継続する
        - ・自己評価および他者評価を踏まえた課題
        - ・学習の成果を看護実践に活用する

2. 看護実践における技術的側面
    1) 看護技術
        - ①環境調整技術
            - （術後療養環境整備，ベッドメーキング等）
        - ②食事援助技術
            - （食事介助，経管栄養法等）
        - ③排泄援助技術
            - （尿便器使用介助，浣腸，導尿，摘便等）
        - ④活動・休息技術
            - （歩行，移動の介助，関節可動域訓練等）
        - ⑤清潔・衣生活援助技術
            - （全身清拭，入浴介助，口腔ケア等）
        - ⑥呼吸・循環を整える技術
            - （酸素吸入法，吸引，体位ドレナージ，人工呼吸器の管理等）
        - ⑦創傷管理技術
            - （創傷処置，褥瘡予防等）
        - ⑧与薬の技術
            - （経口与薬，注射，輸血の準備，輸液ポンプの管理等）
        - ⑨救命救急処置技術
            - （意識レベルの把握，気道確保，人工呼吸，心臓マッサージ，気道挿管の準備と介助，チームメンバーへの連絡等）
        - ⑩症状・生体機能管理技術
            - （バイタルサインの観察と解釈，心電図モニター，12誘導心電図の装着，管理）
        - ⑪苦痛の緩和・安楽確保の技術
            - （安楽な体位，リラクセーション）
        - ⑫感染予防の技術
            - （スタンダードプリコーション，無菌操作，針刺し事故対策，洗浄，消毒，滅菌の適切な選択等）
        - ⑬安全確保の技術
            - （誤薬防止の手順，患者誤認防止策，転倒転落防止策，薬剤，放射線曝露防止策）

    2) 看護技術を支える要素
        - ①医療安全の確保
            - ・安全確保対策の適用の判断と実施
            - ・事故防止に向けた，チーム医療に必要なコミュニケーション
            - ・感染防止策
        - ②患者および家族への説明と助言

③的確な看護判断と適切な看護技術の提供
　　　・科学的根拠（知識）と観察に基づいた看護技術の必要性の判断
　　　・看護技術の正確な方法の熟知と実施によるリスクの予測
　　　・患者特性や状況に応じた看護技術の実施
　　　・看護計画立案と，実施した看護ケアの記録および評価

3．看護実践における管理的側面
　　①安全管理
　　②情報管理
　　③業務管理
　　④薬剤などの管理
　　⑤災害・防災管理
　　⑥物品管理
　　⑦コスト管理

図表3　看護の重要概念を知り役割を理解する

人間および環境とは
人間はあらゆる機能的側面を全体的に統合して行動し，社会／環境との相互作用で生活する存在である

生命観・人間観・人生観　生命倫理

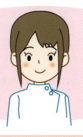

健康とは
身体的，精神的，社会的に統合された状態，つまりあらゆる機能が滞りなく働いている状態である

看護の対象とは
あらゆる健康レベルの個人／集団

健康観・看護観・職業観　キャリアコミットメント

看護とは
患者を全人的かつ個別的にとらえ，個々の患者の反応から，あらゆる機能的側面の不足／強みを判断し，機能を改善・促進または維持するという患者のニーズに応じた援助を行い，患者のQOLを高めることを目標としている

（慶應義塾大学病院）

図表4　周手術期の看護の特徴

患者の自己決定を支える

病名の告知・治療法の選択
インフォームド・コンセント，セカンド・オピニオン，社会的・経済的問題の解決などを支え，必要な情報を提供しながら，患者自身が病気を受け入れ治療法を自ら選択できるように介入する

↓

合併症の早期発見・予防　患者の健康管理能力を高める

手術オリエンテーション開始
術前入院期間の短縮のため病棟・外来間の連携や詳細なパンフレットを用意する。患者自身が「なぜその準備や訓練が必要なのか」を理解し，積極的に取り組めるよう介入する

＊以下の事柄について患者教育を行う
- 周手術期の流れ
- 必要物品
- 術後合併症と予防（呼吸訓練など）
- 早期離床と早期退院の利点
- 鎮痛薬の使用とPCAについて
- 退院指導（内服薬，創傷管理，生活指導，リハビリテーション，緊急時の対応）
- 家族や友人などのサポート体制を確保
- 社会福祉制度，医療費助成制度など説明

入院
- ◎術前アセスメントを行う
- ◎術前訓練の評価，サポート体制の確認をする
- ◎手術伝票，輸血伝票，必要機材，資材などの申し込みの確認をする

手術前
＊以下の事柄について身体的準備をする
- 輸液
- 身体機能の維持（栄養・補液）

＊以下の事柄について精神的準備をする
- 不安や疑問を解決
- 場合によっては医師により睡眠薬を処方

手術当日
＊手術室看護師に引継ぎを行う
術中看護
- ◎安全の確保
- ◎術中異常時の対処
- ◎回復室での術後管理

手術後
＊以下の事柄について術後管理を行う
- 集中治療室での看護（呼吸循環管理，クリティカルケア，手術直後・急性期の看護，疼痛コントロール）
- 離床への援助
- 創傷管理
- 栄養管理

退院前
＊以下の事柄について患者教育を行う
- 退院指導（内服薬，創傷管理，生活指導，社会復帰へ向けてのリハビリテーション等）
- 異常の出現と緊急時の対応
- 家族や友人などのサポート体制を確保

＊地域との連携
- 在宅医療，訪問看護ステーション等との連携

退院後
＊退院後の生活と社会復帰の状況などについてアセスメント・アドバイスを行う
＊地域との連携
- 在宅医療・訪問看護ステーション等との連携

↓

リスクマネジメント

マニュアルに沿った行動
- ＊患者確認
- ＊与薬行為
- ＊機器・器具の扱い
- ◎スタッフ間のコミュニケーション
- ◎インシデントレポート，アクシデントレポートの提出および分析

前日に入院し，手術後は抜糸前に療養上の困難を抱えたまま退院することが普通になっています。患者は，病気や治療，術後の回復について，自分自身で観察したり，判断したりしなければならなくなり，周手術期の看護として，患者自身の健康管理能力を支え，高めていくという支援が重要となっています。手術が終わり，退院後にどのようなセルフケアが求められるのかも含めて，手術オリエンテーションが行われるようになり，退院指導はすでに入院前から外来で施行していくことが当たり前になっています。

患者自身がどのような医療サービスを受けたいのか，あふれる情報のなかで選択していきます。医療の受け手からの評価は厳しくなり，「安全・安楽」に質の高い治療を受けたいという期待が高まっています。患者自身の健康管理能力だけでなく，医療サービスを提供する側もリスク感性を磨きリスクマネジメントに活かすこと，サービスを評価しシステムの改善やマニュアルの修正に結びつけていくことが大切です。

■ 文献

1) 日本看護協会：看護師のクリニカルラダーの開発について．
https://www.nurse.or.jp/nursing/jissen/kaihatsu/
（2019年1月閲覧）

Part III Section B 自己啓発と学習の進め方

> **View**
> 現状の教育プログラムでは，就職時に必要とされる基本的看護技術を完全に習得することが難しく，就職してからも引き続き習得に向けて身につけていく必要があります。さらに患者の権利意識は向上しており，医療者の安全・安楽な医療について，社会の関心が高まっています。周手術期に必要な看護を提供できるようになるためには，日ごろから知識を積極的に習得し，技術を磨き，実際の経験からの学びを確実に身につけることが大切です。

1 キャリア開発の考え方

日本看護協会が作成した「継続教育の基準ver.2」は，専門職である看護職が，個々に能力を開発，維持・向上し，自らキャリアを形成するための指針です。また，個々のキャリアの形成を支援する組織にとっては，看護職が一定水準以上の継続教育を受けられるよう，組織の教育提供体制および教育内容を充実するための指針となっています。ここでは，看護職のキャリアは，一人ひとりの看護師が自ら主体的に開発することをうたっています。

では周手術期の看護を提供するために，どのように自己啓発と学習を進めていけばよいか皆さんで考えて見ましょう。

2 基本的看護技術を確実に身につける

基本的な看護技術の習得には繰り返しのトレーニングが必要です。実践をしたら，指導者とともに知識，技術，態度の側面から，振り返りを行います。フィードバックをうけて，できたところ，習得への課題を明らかにします。習得したことを一つひとつ確実なものにしていくことが大切です。

> **One Point 科学的根拠に基づく実践（EBP）とは**
>
> 看護の質の向上のために，根拠に基づいた実践が重要。研究が進むことにより科学的根拠が時間とともに変わることも多くある。医療は進化し続けている。そのため，たとえベテランになっても，技術の裏づけとなる最新の科学的根拠を確認し，「EBP（Evidence-Based Practice；根拠に基づく実践）」が必要となる。そして，その方法は目の前の患者の価値とあっているのか，専門的技能をもって判断することが重要。

周手術期の看護技術のなかには，訓練を必要とするものがあります。手術直後などでは，看護は基本的看護技術をふまえて，熟練を要するものも多くあります。手術直後の患者に清潔ケアを行う場面で考えてみると，同じ清潔ケアでも，術後は疼痛やバイタルサインの変動などが生じ，素早く安全に安楽に行わなければならないという特徴があります。また，モニター類の管理や医療機器の扱いなど，熟練を要するものもあります。その

ため多くの施設では，周手術期の看護を習得するにあたり，段階的な教育プログラムや看護技術チェックリストを作成し，達成目標を明確にしています。

基本的看護技術を安全安楽に提供できるようになるためには，日頃から理論学習・事前学習に取り組み，院内で定められているマニュアルや看護手順を熟知しておきましょう。

日進月歩の医療の現場では，毎日新しいことを経験すると思います。その日に学んだり経験したりしたことは，必ずすぐに復習し身につけるようにしましょう。

3 段階的な学習を行う

周手術期看護は，患者の全体像を理解し，入院（入院前）から退院（退院後）まで患者の治癒過程に沿った継続的かつ総合的な支援が必要です。

疾患や術式により，治療や治癒過程は共通する事柄も多いので，まずは自分の部署で標準的な術式や疾患について，基礎知識を学習し，どのような経過をたどるのか標準を理解します。標準的な経過を理解し，一連の流れを実際にみて経験することで，次回からの実践に結びつけることができます（図表1）。

4 周手術期看護師としての心構え

実際に，看護師として働くうえで大切なことは何でしょうか。知識技術を習得し，経験を積んでも，それだけで看護師として成長しているとはいえません。特に，周手術期看護はチーム医療と結びついており，チームのなかで，自分がどのような役割を果たすべきかをふまえ行動することが大切です。

(1) 自律した看護師になる

自律した看護師とは，専門職として他者からのニーズに応えることのできる看護師です。チームのなかで役割を発揮するためには自分の意見をきちんと言え，他人の話を聞き，そして自分で判断できることが必要です。看護の専門的知識と技術を身につけ，的確な判断力および実践力を身につけましょう。

(2) できること，できないことを明確にして表現しよう

チームのなかで役割を果たすためには，自分が「今できること」「わかること」と「今できないこと」「わからないこと」をはっきり表現して，支援を求めましょう。

はじめは「できないこと」に目がいきがちで，落ち込むこともあると思いますが，一つひとつできることの積み重ねがあって専門職として成長していきます。ささやかでもできたことをまず自分自身が認め，次を目指しましょう。「できないこと」に向き合うことはしんどいことですが，日頃から自分の行動や傾向を知り，できない，わからない原因は，「知識不足」なのか「技術不足」なのか「経験不足」なのか明らかにすると課題への取り組みが見えてきます。

(3) 医療者としてのコミュニケーション

チームで活動するときには，チームのメンバーと良好な関係を築く必要があります。気持ちのよい応対は，仕事の成果に影響します。さまざまな専門職と協力して気持ちよく仕事を進めるためには，お互いに尊重する姿勢がまず重要です。良好なコミュニケーションを取るためには，次のことを心がけましょう。

> **One Point　人は見た目が肝心**
>
> 人は出会った瞬間の6秒で印象が決まるといわれている。私たちの仕事は信頼関係を基盤として成り立つもの。コミュニケーションの前提として，自分が信頼できる医療者としてうつっているか，身だしなみ，自分の立ち居振る舞いもチェックしてみよう。

図表1　学びの段階

第一段階　基本的看護技術の習得，夜勤のための訓練を行う

学習のためのKey word
- バイタルサイン測定　・フィジカルアセスメント　・与薬　・点滴管理
- 巡視時の観察（呼吸状態，睡眠状態，意識レベル，環境）
- 転倒・転落などの事故防止
- 状況に応じて輸液管理，ドレーン管理，経過観察表の記入，手術出しの準備など

第二段階　比較的侵襲の少ない手術患者を担当し，入院から手術，退院までの看護を理解する
病態生理や患者教育の習得により，さらに侵襲の大きい手術患者を担当する
手術直後の看護は指導者と行う

学習のためのKey word
- 解剖生理　・疾患，術式の理解　・手術侵襲
- 急性期のフィジカルアセスメント　・創癒合と創傷管理　・疼痛管理
- 離床　・入院オリエンテーション　・手術オリエンテーション
- 退院指導

第三段階　侵襲の大きい手術患者を担当する

学習のためのKey word
- 解剖生理　・疾患，術式の理解　・手術侵襲
- 急性期のフィジカルアセスメント　・創癒合と創傷管理
- 疼痛管理　・離床　・入院オリエンテーション　・手術オリエンテーション
- 退院指導

第四段階　集中治療室の看護を担当する

学習のためのKey word
- 術直後，急性期の観察　・呼吸循環アセスメント
- 呼吸管理（人工呼吸器の管理）
- 循環管理（心電図モニター，スワンガンツカテーテル）
- 集中治療室での身体的ケア（日常生活の援助），せん妄予防ケア

- 丁寧な言葉遣いをするように心がける。
- 相手に聞き取りやすいように明確に話す。
- 主語，目的語などを省略しない。
- 電話や館内放送は少し高めのトーンで話す。
- 明るい表情を心がける。
- 事実と自分の考えを分けて説明する。

（4）協働意識をもつ

病院で働くということは，組織の一員となることです。働く施設には，病院と看護部の理念や目標があります。理念は，「こういう医療を提供します」という社会に向けた組織の約束です。皆さんは，組織の理念に共感できますか。そして，それらを理解し，医療チームの一員として，目標達成を意識していますか。

特に外科的治療に携わる医療従事者は，看護師，主治医，輸血センター・麻酔科・集中治療室・検査室のスタッフなどさまざまな専門職同士で協力していく必要があります。気持ちよく仕事を進めるためにも，それぞれの役割を明確にし，協働意識をもちながら，自分に与えられた役割は責任をもって果たすことが大切です。

何でも自分で実行しようとすると，患者への対応が遅れ，不利益を招くことがあります。仕事は目的達成だけでなく，時間管理の意識をもつことも大切です。目標時間以内に役割が果たせない場合は，速やかに他のチームメンバーに依頼する，あるいはリーダーに報告することが，責任のある

行動といえます。

(5) 時間感覚を身につける

外科的治療を受けた患者のほとんどは，状態が刻一刻と変化しています。各シフトで患者の状態を経時的に把握し，「今すぐに行うことか」「1時間後でいいことか」「今日中にすることか」を判断する時間感覚を身につける必要があります。仕事を効率よく進めるためにも必要な業務の内容を把握し，優先順位を意識して1日の行動計画を立てるようにしましょう。そして，1日の行動は，長期的な患者の目標を見据えて「今ここ」を判断する必要があります。今回の入院で，患者がどこまで健康上の問題を解決したいと考えているのか，どのような状態になったら退院できるのかを患者と共有していることが前提となります。

このように目標をいつまでに達成しなければならないのかを考え，時間を管理するという意識をもちながら仕事をすることが大切です。

(6) 自己管理をする

仕事で看護師としての能力を十分に発揮するためには，自分自身の健康管理がとても大切です。特に看護師は当直や三交代勤務など，睡眠パターンが不規則になりがちです。社会人として当たり前のことですが，疲れを残さず，いきいきと仕事をするためにも，仕事に差し支える生活習慣は改めましょう。

(7) 仕事上の目標をもつ

新人の育成は，組織的な支援が必要であると，2001（平成13）年の保健師助産師看護師法および看護師等の人材確保の促進に関する法律の改正により，新人看護師研修は努力義務化されました。各病院・職場では，新採用者の受け入れにあたり，教育プログラムやチェックリストを用意しています。また教育体制としてプリセプターシップ制度を取っている病院もあります。

多くの病院では，看護師個人の成長・発達に応じた教育目標をもっているので，それに沿って自己評価を行いましょう。自分の能力がどのあたりに達しているのか，自己の課題は何かを把握することは，その後の成長・発達の道しるべとして，とても大切です。

第4章

患者の権利と意思決定支援

A》患者理解
B》インフォームド・コンセント
C》意思決定支援の実際

インフォームド・コンセント

Part IV Section B

View

近年，インフォームド・コンセントという言葉が世間一般にも浸透するようになりました。インフォームド・コンセントとは単に治療方針を説明し，同意書を取得することではありません。医師や看護師，薬剤師などの医療提供者が十分な説明と情報提供を行い，患者や家族がその医療行為を十分理解したうえで同意し，選択することをいいます。

　インフォームド・コンセントは，治療や臨床研究，それに伴う処置といった医療行為に関して，医師や看護師・薬剤師といった医療従事者から患者に対してそれらの必要性と内容について説明を受け，十分に理解したうえで，患者の自由意思に基づいて医療従事者と方針を合意することをいいます。

　医療法第1条の4第2項では，「医師，歯科医師，薬剤師，看護師その他の医療の担い手は，医療を提供するに当たり，適切な説明を行い，医療を受ける者の理解を得るよう努めなければならない」と示されています。つまり，医療者は医療を提供するにあたり患者への説明義務がありますが，ここで大切なのは，インフォームド・コンセントは単に医療者が病状を告げ，治療の同意書を取得することではないということです。患者は治療に同意するだけではなく，治療をしない選択もできます。したがって，インフォームド・コンセントは，患者・家族が病状や治療について説明を受け，十分に理解し，また，医療者も患者・家族の意向やさまざまな状況をどのように受け止めたかを情報共有し，どのような医療を選択するか，患者・家族と医療者とで合意するプロセスです。

　ここでは手術に対するインフォームド・コンセントについて述べます。

1 説明方法

（1）病状説明や治療方針

　手術などの医療行為に対する説明は，個室などのプライバシーの保たれる環境で行います。治療方針に関する説明は，原則として医師から患者・家族に行います。特に手術といった侵襲のある治療に関する説明は医療者側も患者側も複数の参加が望ましく，患者の身近な家族などに同席してもらえるよう日程を調整します。医師は，検査データや画像などを提示しながら病名，病状とともに，手術の必要性と術式，予測される入院期間等について説明します。また，手術により起こりうる合併症についても必ず説明します。さらに，近年は1つの疾患に対して手術療法のみで治療が完遂せず，化学療法や放射線療法を併用し疾患の再発や進行を抑制していくことが多いため，追加治療の可能性についても説明します。加えて，提示する治療をしなかった場合に予測される状況について説明します。

　これらの説明は，患者・家族が理解できるよう難しい医療用語を用いず，簡単な表現やわかりやすい図を用いて行うことが求められます。そして，患者・家族は説明に対して自由意思で決めてよい

こと，希望があればセカンドオピニオンを受けられることが説明されます。また，患者・家族から病状や治療などに対して疑問や質問があれば自由にしてもらいます。こうした結果，患者・家族が治療を受けることに同意した場合，同意書に署名をもらいます。患者・家族は説明の場で意向を決めなくてもかまいません。どうするか考えられる時間を設けることも必要です。

> **One Point　同意書・承諾書**
>
> 手術だけではなく検査や輸血，麻酔といった医療行為の説明に対して，患者が同意した場合に専用の書式に署名をする文書のこと。同意書はカルテに保管される。患者が未成年や意識レベルが低下している場合などは，家族等の代理者が署名を行う。同意書に署名した後も，同意を撤回することは可能。

（2）看護ケアの説明と同意

治療方針だけではなく，入院や療養生活についても説明と同意が必要です。入院生活の流れや必要な処置，看護ケアについて説明します。看護ケアのなかには患者の協力や羞恥心への配慮が必要な内容も含まれるため，入院中もその都度内容や必要性を事前に説明して同意を得てから行う必要があります。加えて，術後せん妄症状の出現時など現状認識が困難なことで身体損傷のリスクがあり代替手段がない場合，やむを得ず医師の指示で身体抑制を実施することがあります。そういった場合も，医師の説明後に可能な限り看護師からも事前に説明し同意を得ておくことが求められます。加えて，手術後の日常生活の変化やセルフケアについても触れ，それまでの身体像や日常生活に変容が予想される場合，手術後も生活が継続していけるように医療者も支援することを伝え，具体的な方法を説明します。

2 インフォームド・コンセントにおける看護師の役割

看護師は患者の擁護者としてインフォームド・コンセントの場に同席することが望ましいとされています。患者・家族は，自分自身の健康に関する重要な協議に参加することや場の雰囲気にのまれ緊張していることが多くあります。そのため，医師からの説明が頭に入ってこなかったり，十分に理解できていなくても質問ができないことがあります。そこで，看護師は医師からの説明に対して患者・家族に理解を確認し，医師に再度説明を依頼したり，わかりにくかったところは補足説明をしながら理解を促します（**図表1**）。また，医師との協議の前に事前に患者・家族と話し，不安や気がかりを感じていることがあれば，医師に質問できるかを確認し，難しければ看護師が代理で伝えることができると伝えます。患者・家族は，医師への質問や思いを伝えることを躊躇することがありますが，何でも話してよいことを伝え，患者・家族自身が思いを述べることを提案するとよいでしょう。

また，患者・家族は医師から病気や病状を伝えられることで，動揺したり涙を流したりといった心理的反応が見られることがあります。患者の不安や心理状態を観察し，その後の精神面のケアにつなげていきます。

このように看護師がインフォームド・コンセントの場に同席することで，患者が十分な説明を受けたうえで，自身の状況や価値観と照らし合わせ

図表1　病状説明の様子

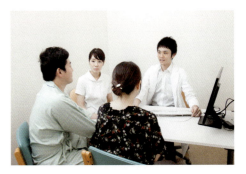

看護師が同席し患者が話しやすい雰囲気をつくり，不安や疑問が残っていないかを確認しながら意思決定できるよう支援します。

ながら意思決定できるように支援する必要があります。

3 高齢者への関わり方

近年,高齢者が手術を受けることも少なくありません。高齢者は加齢に伴う視覚・聴力などの身体機能が低下し,通常の説明方法では内容を十分に理解できないことがあります。また,理解が十分でなくても医療者への遠慮などから理解を示すこともあります。患者の状態に応じた説明方法の工夫や,よりわかりやすく説明するといった配慮が求められます。理解を確認する際は,「はい」「いいえ」で答えてもらうだけではなく,具体的に本人の言葉で説明してもらうとよいでしょう。その場合,一度に理解できていなくてよいことを伝え自尊心へ配慮することも大切です。

また,加齢や認知症などにより認知機能が低下していることもあります。しかし,軽度であれば有効な意思表示ができることもあり,説明をすぐ忘れてしまい同じ質問を繰り返しても毎回同じ意思表示をすれば意思表示ができている可能性が高いです。認知機能が低下しているからといって安易に判断能力がないと決めつけず,本人の能力を適切に評価したり能力をサポートしたりすることで,なるべく本人が意思表示できるように支援しましょう。本人に意思表示能力がない場合も,元々の本人の意向や価値観から本人がどうしたいかを家族とともに話し合いながら治療・療養方針を決めていくようにしましょう。

■ 文献

1) 福田八寿絵:高齢者の同意能力評価 患者の保護と自己決定の尊重. 生命倫理. 24(1):145-153, 2014.
2) 厚生労働省:人生の最終段階における医療・ケアの決定プロセスに関するガイドライン.
https://www.mhlw.go.jp/file/06-Seisakujouhou-10800000-Iseikyoku/0000197721.pdf (2019年1月閲覧)
3) 武田雅俊監, 小川朝生・篠﨑和弘編:認知症における身体症状評価の原則. 認知症の緩和ケア 診断時から始まる患者と家族の支援. pp117-138, 新興医学出版社, 2015.

意思決定支援の実際

Part IV
Section C

View

患者は，医師から疾患や治療の必要性の説明を受けてもすぐに手術をするか決断できるとは限りません。徐々に現状に向き合い，自分がどうなりたいかを考えながら時間をかけて「手術を受けるかどうか」決断します。いったん決めても迷うこともあります。看護師は意思決定のプロセスを理解し支援する必要があります。

患者は病状を説明されてから短期間で現実を受け止め，手術を受けるかどうか意思決定しなければならないことも少なくありません。看護師は，限られた時間のなかで患者と十分なコミュニケーションを図りながら情報収集を進め，患者の理解を深めながら信頼関係を構築することが求められます。また，患者が気持ちを整理し現実を受け止められるように支援する必要があります。そして，患者が周手術期のケアや生活に対する理解を深めイメージができるように支援することも大切です。さらに，不安や気がかりは人それぞれ違います。患者が抱えている不安を抽出し，必要な情報提供や精神的なケアを行います。現在，手術を受ける患者のほとんどは外来で精密検査を行い，病状の説明を受けます。そして，術式や手術日が決定したうえで入院となります。入院してから手術まで数日しかないことがほとんどです。そのため，外来と病棟で連携し継続的に支援していけるよう，情報を共有する必要があります。

1 患者の心理的反応や感情の揺らぎを理解する

患者は，病気の告知を受けて「なぜ私が」と衝撃を受けたり，「これからどうなってしまうのだろう」と落胆したりします。時には，怒りをぶつけたり「嘘に違いない」と現実を否認したりすることもあるでしょう。これらは，告知を受けた後の正常な心理的反応であり，通常では2週間ほどで問題解決に向かうことができると言われています。まずは，自身の感情を家族や医療者に表出することが重要です。表出することで自身の感情を整理し，病気への対処方法を思考することができるようになります。看護師は，患者の表情や言動を観察しながら声をかけたり，できる限りプライバシーの保たれる場所で面談をしたりするなど，患者が感情を表出しやすい環境づくりを行うことが大切です。そして，患者の思いを傾聴します。

また，患者は治療方針をいったん決断しても，治療や療養への不安や困難感により，思いが揺らいだり再び悩んだりすることもあります。看護師は，患者の揺らぐ気持ちに共感しながら，不安や困難を感じる要因を抽出し，情報提供や解決方法をともに考えましょう。患者が望んだり必要と考えられるときには，再度医師からの説明の場を設けられるように調整することも必要です。つまり，看護師は，患者が手術を受けるかどうかを決めた後でも思いが揺らぐことを理解し長期的に

支援する視点が必要です。

2 全人的な視点で意思決定を阻害する要因を抽出する

　意思決定を阻害する要因の1つとして，病状や手術，療養に対する理解不足があげられます。また，治療方法が複数ある場合，それぞれのメリット・デメリットを理解する必要があります。看護師は患者の理解を確認し，補足説明し，患者の理解の状況によっては医師に再度説明を依頼します。患者にとって病気や手術は想定外の出来事であり，未知の体験であることが多く，患者はさまざまな不安を抱えます。患者が抱える不安は，術後創の状態，創痛などの苦痛の程度，身体機能への影響といった身体面のことだけではなく，術後の生活への影響，仕事や家庭など社会的役割遂行への影響，経済面，死の恐怖といったスピリチュアルなことまで多岐に渡り，患者は「これからどうなってしまうんだろう」と考えます。看護師は，生活を支えるという視点で患者の全人的な不安や問題点を把握し，状況に応じた情報提供を行ったり人的支援や制度の活用といった調整ができるよう促します。必要であれば，他職種や専門家からの説明や指導の機会が得られるように調整します。

3 患者の大切にしたい価値観を共有する

　前項でも述べたように，患者が抱える大切にしたいことや気がかりはさまざまです。それは患者によって生活背景やライフステージにおける発達課題，人生観が異なるからです。患者が大切にしている価値観・気がかりや目標とすることが手術を行うこと・行わないことでどのように影響するのかを患者・家族が自身で整理しきれない場合は，看護師が情報提供しながらともに考えることもときには必要です。そして，自分にとって手術を受けることが望ましいか自身で判断できるように支援します。

4 手術オリエンテーション

　術式に合わせたわかりやすいパンフレットなどを使用して周手術期の医療処置や生活について説明を行います。患者や家族の気がかりや理解が不足している部分に焦点を当てたり，退院後の生活をふまえた説明をしながら計画的に行います。
　オリエンテーションを通じて，患者・家族が術前から入院中，そして退院後の流れを知りイメージをつくることで，意思決定ができるように支援し，手術に対する不安の軽減も目指します。手術オリエンテーションの詳細は，第6章A「手術前の看護ケア」を参照してください。

5 「生きる」を支える

　これまで周手術期の意思決定支援について説明してきました。手術をすることで必ずしも完治するとは限らず，患者はさまざまな治療やケアを受けながら病気とともに生きていきます。看護師は，単に患者が手術をするか否かだけではなく，患者の人生や暮らしを支える視点をもち，患者が「どう生きたいか」をともに考え支えていくことが大切です。これまでは，「病気は治すもの」であり，人生の最終段階をどのように迎えるかを話し合うことは積極的に行われてきませんでした。しかし近年では，病気や老いと向き合っていく過程で，患者・家族と医療者が早期から，治療・療養方針だけではなく，人生で大切にしたいことやどのように生きたいかを話し合い，目標設定やケアを計画する「アドバンス・ケア・プランニング」という考え方が広まってきています。早期から患者・家族と話し合うことで，患者自身がどう生きたいかを考える機会となります。そして，患者の意向を把握しておくことで，意思決定が困難となっても最大限患者の意向に沿ったケアを提供す

ることができます。現在，在院日数の短縮化や外来中心の医療が進み，患者と接する機会は限られているため，短時間で意図的に患者の思いを引き出し，医療者の見解を伝えられるコミュニケーションスキルを養うことも看護師に求められます。

> **One Point** 感情の表出を促進させる技法「NURSE」
>
> バッドニュースを伝えられた患者・家族の気持ちに寄り添い，情緒的にサポートすることは看護師に求められる重要なケアの1つ。現在，感情表出を探索し表出を促す「NURSE」などが，コミュニケーション技法の1つとして開発されている。

> **Key word** アドバンス・ケア・プランニング
>
> アドバンス・ケア・プランニング(Advance Care Planning：ACP)とは，「将来の意思決定能力の低下に備え，患者や家族とケア全体の目標や具体的な治療や療養について話し合うプロセス」[1]である。病気の進行による身体・認知機能低下に伴い，徐々に自分の意向を伝えたり意思決定が困難となったり，家族・医療者との意向のずれが生じることがある。意思決定において，常に患者の意向を最大限に尊重するために，医療者は，治療・療養方針，大切にしたいことやどのように生きたいか，意識低下時の代理意思決定者について患者がどのように考えるかを早期から家族とともに話し合い，ケアを計画していくことが必要。早期から患者の意向を把握しておくことで，意思決定が困難となっても最大限患者の意向に沿った医療を提供することができる。また，病状の変化や時間の経過により意向が変化することもあるので，何度も繰り返し話し合うことが大切。

文献

1) The National Council for Palliative Care.：Advance Care Planning：A Guide for Health and Social Care Staff. http://www.ncpc.org.uk/sites/default/files/AdvanceCarePlanning.pdf(2019年1月閲覧)
2) 岡村仁：サイコオンコロジー総論. 心身医学. 53(5)：386-391, 2013.
3) 福井次矢・浅井篤・大西基喜編：臨床倫理学入門. 医学書院, 2003.
4) 川崎優子：がん患者の意思決定支援とは. がん看護. 21(1)：10-15, 2016.
5) 一般社団法人日本がん看護学会監, 国立研究開発法人国立がん研究センター東病院看護部編：患者の感情表出を促すNURSEを用いたコミュニケーションスキル. 医学書院, 2015.
6) 谷本真理子：アドバンス・ケア・プランニングとは？ 患者にとっての最善を考える. ナーシング・トゥデイ. 28(3)：32-27, 2013.
7) 厚生労働省：人生の最終段階における医療・ケアの決定プロセスに関するガイドライン. https：//www.mhlw.go.jp/file/06-Seisakujouhou-10800000-Iseikyoku/0000197721.pdf(2019年1月閲覧)

第5章

周手術期看護に必要な知識と技術

A ≫ 手術侵襲と生体反応

B ≫ 手術創の回復過程と創傷管理

C ≫ 炎症と感染

D ≫ 手術後に起こりやすい合併症

E ≫ 手術に伴う与薬と処置

F ≫ バイタルサインの観察

G ≫ 治療・処置施行時の介助

Part V Section

A 手術侵襲と生体反応

View

手術を受ける患者は，日常生活では考えられないほどの大きな刺激が身体・精神に加わります。看護師は術前・術後の患者の状態を観察し，正しくアセスメントする能力が求められます。また，手術によって身体にどのような変化や反応が起こり，どのように回復していくのか，それらに関連する因子は何かなど正しく理解して看護ケアを提供する必要があります。

1 手術侵襲とは

生体は，生命を維持するために恒常性（ホメオスタシス）を保っています。その恒常性を乱す可能性がある刺激全般を侵襲といいます。手術は外科的療法として，組織の損傷を伴う大きな侵襲となります。また，手術に伴う麻酔，疼痛，出血，感染，低体温，阻血，再灌流，輸血，縫合などによる侵襲に加え，原疾患による侵襲や，不安，恐怖，緊張，さらに，術後の処置やケアによる侵襲も加わり，手術患者は多くの侵襲にさらされています。これらをまとめて，手術侵襲といいます（図表1）。

2 手術侵襲によって起こる生体の反応

手術患者は，ある一定の侵襲は避けられません。しかし，生体には，侵襲から恒常性の維持を

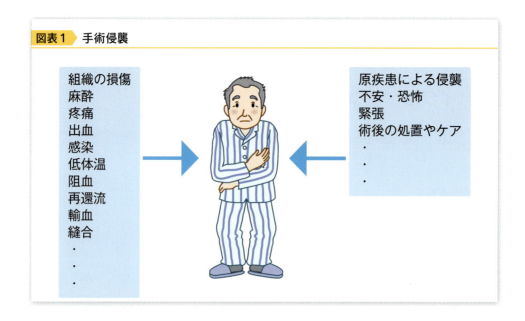

図表1 手術侵襲

組織の損傷
麻酔
疼痛
出血
感染
低体温
阻血
再灌流
輸血
縫合
・
・
・

原疾患による侵襲
不安・恐怖
緊張
術後の処置やケア
・
・
・

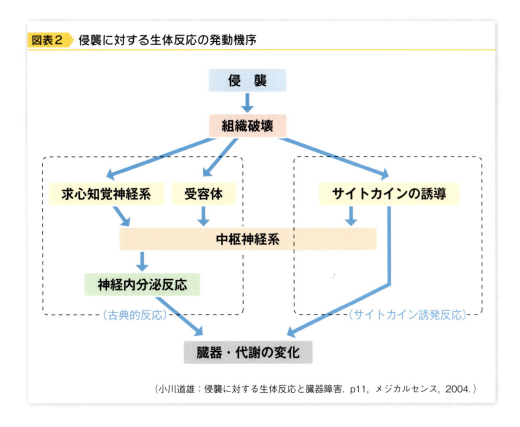

図表2 侵襲に対する生体反応の発動機序

（小川道雄：侵襲に対する生体反応と臓器障害．p11, メジカルセンス, 2004.）

保とうとする機能，つまり，生体を守ろうとする生理的な防御反応があります。これを生体反応（生体防御反応）といいます。手術侵襲に対する生体反応は2つあり，「サイトカイン誘発反応」と「神経内分泌反応（古典的反応）」です（図表2）。近年では，前者がきっかけで生体反応が起こり，相互に影響しあっていることがわかってきました。サイトカインとは，単球，マクロファージ，リンパ球，好中球，血管内皮細胞，線維芽細胞など，さまざまな細胞で生産される情報伝達物質の1つです。組織の損傷に対して早期に反応し，免疫や炎症を調整しています。組織の修復や病原体の排除にサイトカインの存在は必要不可欠です。また，サイトカインには，炎症性と抗炎症性があり，両者が適度なバランスを保って生産・分泌されるなかで，炎症反応は収束していきます。

局所で炎症性サイトカインが過剰に出てしまうと，体中に炎症が起き，臓器障害が発生します。特に，感染症によって起こった全身の臓器障害が生体の反応ではコントロールできず，生命の危険も生じている状態を敗血症といいます。ICUの患者には，臓器障害の重症度評価法として，SOFA (Sequential Organ Failure Assessment) スコアを，それ以外の患者にはqSOFA (quick SOFA) を用いてスコアリングします。このスコアは，意識，呼吸，循環，肝，腎，凝固の6つの指標を0～4にスコアリングし，その合計スコアで重症度を評価します（図表3，図表4）。

神経内分泌反応は，手術侵襲のなかでも特に「疼痛」や「循環血液量の減少」の刺激が加わると，それぞれの神経系を介して，さまざまなホルモン分泌を亢進，あるいは不変・低下させます（図表5）。

このように，術後患者の身体的変化を予測するためにはまず基本的な生体反応を理解しておく必要があります。そして，手術侵襲の大きさと生体に及ぼす影響に加え，患者の年齢，既往症，心肺機能，栄養状態，血液データなどの内部環境などを把握することが術後管理をするうえで重要になります。

図表3　SOFAスコア

スコア	0	1	2	3	4
意識 Glasgow coma scale	15	13〜14	10〜12	6〜9	<6
呼吸 PaO_2/F_IO_2 (mmHg)	≧400	<400	<300	<200および呼吸補助	<100および呼吸補助
循環	平均血圧≧70mmHg	平均血圧<70mmHg	ドパミン>5μg/kg/minあるいはドブタミンの併用	ドパミン>5〜15μg/kg/minあるいはノルアドレナリン≦0.1μg/kg/minあるいはアドレナリン≦0.1μg/kg/min	ドパミン>15μg/kg/minあるいはノルアドレナリン>0.1μg/kg/minあるいはアドレナリン>0.1μg/kg/min
肝 血漿ビリルビン値(mg/dL)	<1.2	1.2〜1.9	2.0〜5.9	6.0〜11.9	≧12.0
腎 血漿クレアチニン値 尿量(mL/day)	<1.2	1.2〜1.9	2.0〜3.4	3.5〜4.9 <500	≧5.0 <200
凝固 血小板数(×10^3/μL)	≧150	<150	<100	<50	<20

（日本版敗血症診療ガイドライン2016. http://www.jaam.jp/html/info/2017/pdf/J-SSCG2016_honpen.pdf, https://www.jsicm.org/pdf/jjsicm24Suppl2-2.pdf（2019年1月閲覧））

図表4　qSOFA（quick SOFA）基準

意識変容
呼吸数≧22/min
収縮期血圧≦100mmHg

【解説】感染症が疑われ，上記3つのクライテリアのうち2項目以上を満たす場合に敗血症を疑い，集中治療管理を考慮する。敗血症の確定診断は，合計SOFAスコアの2点以上の急上昇による。

（日本版敗血症診療ガイドライン2016. http://www.jaam.jp/html/info/2017/pdf/J-SSCG2016_honpen.pdf, https://www.jsicm.org/pdf/jjsicm24Suppl2-2.pdf（2019年1月閲覧））

3　手術侵襲からどのように回復するのか

術後の回復過程にはムーア（Moore, F.D.）による学説が活用されます（図表6）。彼は，術後の病期を4相に分け，それぞれの病期における生体反応や特徴を説明しました。周手術期看護を考えるうえでも指標となるのでここに示します。病期の特徴を理解しながら患者を観察し，必要な看護ケアを行いましょう。

■ 文献

1) 小川道雄：侵襲に対する生体反応と臓器障害. p11, メジカルセンス, 2004.
2) 日本版敗血症診療ガイドライン2016.
http://www.jaam.jp/html/info/2017/pdf/J-SSCG2016_honpen.pdf
https://www.jsicm.org/pdf/jjsicm24Suppl2-2.pdf
（2019年1月閲覧）
3) 竹内登美子編著：講義から実習へ　高齢者と成人の周手術期看護2　術中／術後の生体反応と急性期看護　第2版. pp70-79, 医歯薬出版, 2012.
4) 中島恵美子・山﨑智子・竹内佐智恵編：ナーシング・グラフィカ成人看護学④　周手術期看護　第3版. メディカ出版, 2017.
5) 竹末芳生・藤野智子：術後ケアとドレーン管理のすべて. p25, 照林社, 2016.
6) 東口高志：JJNスペシャル「治る力」を引き出す　実践！臨床栄養. pp153-157, 医学書院, 2010.
7) 富田幾枝編：新看護観察のキーポイントシリーズ急性期・周手術期Ⅰ. pp130-181, 中央法規出版, 2011.

図表5 侵襲時のホルモン分泌の変化

侵襲時に分泌が亢進するホルモン	分泌不変・低下させるホルモン
・カテコールアミン（エピネフリン，ノルエピネフリン） ・副腎刺激ホルモン（ACTH） ・成長ホルモン（GH） ・抗利尿ホルモン（ADH） ・レニン ・アンギオテンシン ・アルドステロン ・コルチゾール ・グルカゴン	・インスリン ・甲状腺刺激ホルモン（TSH） ・甲状腺ホルモン ・副甲状腺ホルモン ・性ホルモン

図表6 術後回復過程

分類	期間	生体反応/主な症状	内分泌	代謝と生化学
第Ⅰ相： 障害相 （異化期）	麻酔・手術開始から術後2〜4日	・頻脈 ・体温上昇（約1℃） ・腸蠕動は減弱〜消失する ・周囲への関心が欠如し，楽な姿勢から動こうとしない	・副腎刺激状態 副腎髄質：アドレナリン↑ノルアドレナリン↑ 副腎皮質：ACTH↑コルチコイド↑などによる高血糖 ・尿中17-OHCS↑，好酸球↓，アルドステロン分泌↑によりNaと水分の再吸収が促進して細胞外液貯留 ・ADH分泌↑により尿細管での水分再吸収が促進され，尿の濃縮が促進	・蛋白異化の亢進（骨格筋蛋白が動員される） ・尿中窒素排泄が増加し，窒素平衡は負となる ・骨格筋蛋白の崩壊に伴って尿中K排泄が増加する。 ・尿中Na排泄は減少する
第Ⅱ相： 転換相 （異化期）	術後3〜7日目から1〜2週間持続	・頻脈，体温の正常化 ・周囲への関心が戻る ・創痛が消失し，体動が容易となる ・食欲，腸蠕動，分泌も回復する ・動く意欲はあるが体力回復は不十分	・副腎機能と大部分のホルモン分泌は正常化 ・水分とNaは排泄され，貯留が消失する	・尿中窒素排泄量が減少し，窒素平衡は負から正に戻るが，蛋白合成は十分なカロリー補給がないと起こらない。適切なエネルギー投与で蛋白合成が始まる ・水分，塩分の利尿，尿中K↓Na,Cl↑，Kの平衡の正常化
第Ⅲ相： 筋力回復相 （同化期）	第Ⅱ相の1,2日後から2〜5週間持続	・体動に苦痛がなくなり，体力も伴い運動が可能となる ・食欲も良好，排便も正常化する	・副腎機能は正常化し，ホルモンの影響はなくなる	・蛋白合成，窒素平衡は正（脂肪合成はない） ・筋組織の合成により，体重は90〜120g/日ずつ増加する
第Ⅳ期： 脂肪蓄積相 （同化期）	術後数週間〜数か月	・体力の十分な回復により日常生活が戻る ・体重が増加する	・体水分量は一定 ・性機能回復（月経再開）	・窒素平衡は±0，脂肪合成による体重は75〜150g/日ずつ増加する

Part V Section

手術創の回復過程と創傷管理

View

創傷とは，外的刺激によって起こる身体組織の損傷や欠損のことです。本来，生体には再生・修復機構として，創傷を受けた組織を元に戻そうとする自然治癒力が備わっています。近年，低侵襲の手術が増え，表面的な皮膚の損傷も小さくなってきています。しかし，手術創の大小にかかわらず，創傷の治癒は一定の過程を辿ります。看護師は，このような創傷治癒過程を理解するとともに，生体がその働きを十分に発揮できるよう患者の状態を観察し，必要な援助をすることが大切です。また，日常生活援助においては，必要以上に患者を安静にすることなく，創傷治癒過程をアセスメントしながら，特に清潔ケアやADL拡大の援助を行う必要があります。

1 創傷治癒過程

手術創は，表皮，真皮，皮下組織までの切開が加わり，基本的に層ごとの縫合で閉創されます。縫合により密着させた手術創部は，一般に術後48時間程度で皮膚の上皮化が起こり，その後72時間以内に皮膚接合面が接着するといわれています。手術創のほとんどは14日目には日常生活に戻っても支障がないほどの状態に回復します。

創傷治癒過程は血液凝固期，炎症期，増殖期，成熟期の順に分けられ，術野の切開直後から血液凝固期がはじまり，その後，少しずつ重なり合って，進行します（図表1）。

2 創傷の管理方法

以前は，「創傷は乾かして治す」というのが基本的な考え方でしたが，近年，moist wound healing（湿潤環境を保った創傷治癒）の概念の浸透とともに，従来の消毒をしてガーゼで固定する方法ではなく，創傷被覆材（ドレッシング材）によって滲出液を創面に保持し，湿潤環境を保つ方法に見直されています。基本的に縫合創の消毒はせず，創傷被覆材を貼付し，術後48時間程度湿潤環境を保ちます。被覆材としてポリウレタンフィルムやハイドロコロイドを使用します。近年は透明な創傷被覆材が販売され，観察のたびに毎回被覆材をはがす必要がなくなりました。被覆材の上から，創部の発赤，硬結，滲出，疼痛，腫脹などの感染徴候がないか，創の観察を定期的に行います。通常の場合，術後3日以降は被覆材は不要であり，創部をシャワー洗浄し，清潔を保ちます。感染創は術後4～5日ごろにわかることが多いので，被覆材の貼付を終了した後も，感染徴候の有無について観察を続けましょう。

図表1　創傷治癒過程

分類	期間	創部の変化	創傷治癒を遷延させる因子
血液凝固期	術直後〜数時間	・血管収縮による止血 ・血小板による血液凝固	
炎症期	〜術後3, 4日間	・白血球，リンパ球，単球，マクロファージなどの炎症細胞によって創内の異物処理がすすむ ・肉眼的には疼痛，腫脹，発赤，熱感が出現 ・上皮細胞による上皮化がすすみ，（約24〜48時間）一般的には48時間以内に上皮化が完了する	術後出血 縫合や止血不十分，麻酔覚醒時の急激な血圧上昇などが原因で起こる
増殖期	〜術後14日間	・線維芽細胞がコラーゲンを産生し，肉芽細胞を形成する（ピークは5〜7日目） ・血管内皮細胞が組織に酸素を供給する毛細血管をつくる ・通常7日目頃には創部は治癒し，抜糸・抜鉤となる	創感染（術後4〜7日） 創部に貯留した血液や浸出液に，ドレーンなどを介して細菌が進入すると細菌増殖の培地となり感染を起こす 創部離開 高齢，ステロイド薬の服用，糖尿病，低酸素血症，低栄養状態などの場合，肉芽形成が遷延し，創部離開を起こす
成熟期	〜術後6か月から1年	・線維芽細胞が減少し，成熟した線維細胞に変化する ・コラーゲンの再構築が起こり，創部の張力が増す	

One Point　創傷被覆材

被覆材を使用することで，外部からの汚染や刺激から創部を保護し，湿潤環境を維持できる。

・ポリウレタン・フィルムドレッシング
ポリウレタン素材の透明で薄いフィルム状の被覆材。柔軟性，固着性に優れ，防水性もある。製品によって通気性があるものもあるが，吸収能はない。
例）「優肌」パーミロール®　（株）ニトムズ

・ハイドロコロイド・ドレッシング
少量の滲出液は吸収して親水性コロイドがゲル化し，創面の浸潤環境を維持する。
例）カラヤヘッシブ　アルケア（株）

3　創傷治癒を障害する因子

創傷治癒を妨げる因子には，全身的因子と局所的因子があります。

（1）全身的因子

- 低栄養，過剰栄養による肥満
- 貧血
- ビタミン不足（特にビタミンC）
- 白血球減少，免疫力低下
- 糖尿病
- 喫煙
- 高年齢
- 血液凝固異常
- 副腎皮質ホルモン，免疫抑制薬などの薬剤使用
- 低酸素血症
- 抗がん薬，放射線
- 微量元素欠乏

（2）局所的因子

- 乾燥
- 消毒液の使用
- 感染

- 異物
- 挫滅・壊死組織
- 死腔の存在
- 血流・リンパ流の障害
- 運動，局所への刺激

　全身状態を手術前からできるだけ良好な状態に改善し，手術後は適切な創処置と全身管理を行うことが大切です。手術創の感染については本章C「炎症と感染」で詳しく述べます。

■ 文献

1）竹末芳生・藤野智子：術後ケアとドレーン管理のすべて．pp93-98, 照林社, 2016.
2）中島恵美子・山﨑智子・竹内佐智恵編：ナーシング・グラフィカ成人看護学④　周手術期看護　第3版. p33, メディカ出版, 2017.
3）日本創傷治癒学会：創傷治癒コンセンサスドキュメント―手術手技から周手術期管理まで．pp9-11, 全日本病院出版会, 2016.

炎症と感染

Part V Section C

View
周手術期看護において，感染予防は大変重要で，かつ基本といえます。看護師は感染の起こる仕組みや予防の根拠を理解したうえで，感染予防行動を徹底するとともに，患者に情報提供をする必要があります。

1 炎症と感染

生体は，種々の機械的刺激，化学物質，感染などの侵襲によって防御反応を示します（本章A「手術侵襲と生体反応」参照）。この反応により起こる現象を炎症といいます。そして，感染とは感染性病原体によって炎症が起こる，もしくは増悪している場合をいいます。

手術患者にとって，手術は大きな侵襲であり，生体防御力が低下している状態です。さらに，治療のために挿入されたチューブ・ライン類などが体内への感染性病原体侵入の機会を増やし，易感染状態にあるといえます。そして，感染をきっかけに，SIRS（全身性炎症反応症候群），敗血症，多臓器障害（MODS）という重篤な状態に移行する可能性もあります。

1999年，米国疾病管理予防センター（CDC：Centers for Disease Control and Prevention）から手術部位感染（SSI：surgical site infection）予防のためのガイドラインが発表されました。それによって，術前に感染リスクを低減させることが感染予防の第一歩という考えが浸透してきました。

2 感染が起こる仕組み

感染が起こるかどうかは，感染性病原体の感染

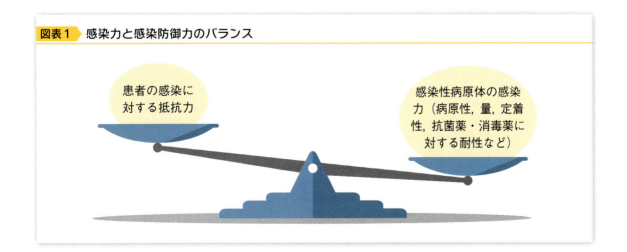

図表1 感染力と感染防御力のバランス

患者の感染に対する抵抗力

感染性病原体の感染力（病原性，量，定着性，抗菌薬・消毒薬に対する耐性など）

力（病原性，量，定着性，抗菌薬・消毒薬に対する耐性など）と患者の感染防御力の相互関係によって左右されます（図表1）。

また，前述したSSIの診断基準についても以下にまとめます（図表2，図表3）。

3 感染予防のポイント

（1）スタンダードプリコーション（標準予防策）

スタンダードプリコーションとは，感染症の有無にかかわらず，すべての患者の援助に対して適

図表2　SSIの診断基準

SSIの分類	診断基準
表層切開創SSI（切開部の皮膚または皮下組織）	以下の3つすべてを満たす必要がある ①術後30日以内に感染が起こる ②感染が切開創の皮膚と皮下組織のみに及んでいる ③以下の少なくとも1つにあてはまる 　1）表層切開創から膿性排液がある 　2）切開創の表層から無菌的に採取された，液体または組織の培養から病原菌が検出された 　3）以下の感染徴候のうち1つでもあてはまる場合 　　疼痛または圧痛，限局性腫脹，発赤，熱感，表層切開創が手術医に意図的に開放され，培養陽性あるいは培養されなかった場合（培養陰性の場合はこの基準を満たさない） 　4）医師が表層切開創SSIと診断した場合 以下の場合はSSIとしない ❶縫合糸膿瘍（縫合糸の穿通した穴に限局した最小単位の炎症または浸出） ❷会陰切開部や新生児の包皮切開層の感染 ❸熱傷の感染 ❹筋膜や筋層に波及した切開部SSIや表層と深部の両方に及ぶ切開創の感染は深部切開創SSIに分類される
深部切開創SSI	以下の3つすべてを満たす必要がある ①埋入物のない場合は術後30日以内に感染が起こる。埋入物のある場合には術後1年以内に感染が起こり，感染が手術手技に関連していると思われる ②感染が切開創の深部軟部組織（筋膜と筋層）に及んでいる ③以下の少なくとも1つにあてはまる 　1）手術部位の臓器・体腔からでなく，深部切開創からの膿性排液がある 　2）深部切開創が自然に離開したか，切開創の培養は陰性でも，38℃以上の発熱，限局した疼痛，圧痛のうち1つ以上認め，医師が創を意図的に開放した場合 　3）深部切開創の排膿や他の感染の証拠が，直接的あるいは再手術野組織病理学，放射線医学検査で発見される 　4）医師が深部切開創SSIと診断した場合
臓器・体腔SSI	以下の3つすべてを満たす必要がある ①埋入物のない場合は術後30日以内に感染が起こる。埋入物のある場合には術後1年以内に感染が起こり，感染が手術手技に関連していると思われる ②手術に関連した感染や切開部以外に術中に開放されたり操作されたり（臓器や体腔など）身体のいずれかの部分に感染が生じる ③以下の少なくとも1つにあてはまる 　1）臓器・体腔に入っているドレーンからの膿性排液がある 　2）臓器・体腔から無菌的に採取された液または組織から病原菌が検出された場合 　3）臓器・体腔から排膿または他の感染徴候が直接的な検査や再手術，組織病理学的または放射線医学検査で認められる場合 　4）医師が臓器・体腔SSIと診断した場合

（インフェクションコントロール編，森兼啓太訳，小林寛伊監訳，サーベイランスのためのCDCガイドライン　改訂5版（Global standard series）．メディカ出版，pp104-106, 2012．を参考に作成）

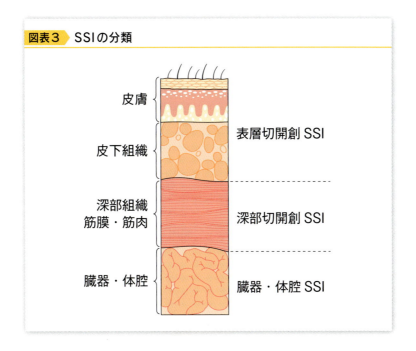

図表3　SSIの分類

- 皮膚
- 皮下組織 ── 表層切開創SSI
- 深部組織 筋膜・筋肉 ── 深部切開創SSI
- 臓器・体腔 ── 臓器・体腔SSI

応し，患者と医療者双方における病院感染の危険性を減少させる予防策です。すべての血液，体液，分泌物，損傷のある皮膚，粘膜は感染性病原体を含む可能性があるとみなし対応することで，患者と医療従事者双方における医療関連感染を防止します。患者の状態や感染症の有無にかかわらず，常に実施しましょう。

> **Key word　スタンダードプリコーション**
>
> （CDCガイドラインより）
> ①手指衛生
> ②個人防護具の適切な使用（手袋，ガウン，マスク，ゴーグル，フェイスシールド）
> ③呼吸器衛生／咳エチケット
> ④患者配置
> ⑤安全な注射手技
> ⑥患者に使用した医療器具の取り扱い
> ⑦環境の維持管理
> ⑧リネン，食器類の適切な取り扱い
> ⑨腰椎穿刺時の感染防止手技

　スタンダードプリコーションのなかでも，基本的であり，特に重要な手指衛生と個人防護具について詳しく述べます。

a. いつ手指衛生が必要か

①患者に触れる前（診察や移動介助の前など）
②清潔／無菌操作の前（点滴接続前，内服介助前，包帯交換前など）
③体液に触れた可能性のある場合（排泄物の処理後，包帯交換後など）
④患者に触れた後（診察や移動介助の後など）
⑤患者の周囲にある備品・器具に触れた後（医療機器，ベッド柵，カーテンに触れた後など）
※勤務開始前，終了時，休憩の前後，トイレの後にも実施する

b. 手洗いの方法

①石けんと流水による手洗いを10〜20秒間，指の間を含め，もみ洗いする。侵襲的処置とケア時は手指用消毒剤を使用し，30秒以上もみ洗いをする。
②手に石けんが残らないように豊富な流水を使用する。
③ペーパータオルで手を拭き乾燥させる。手動式の手洗い場では，手を拭いたペーパータオルを使用して蛇口を閉める。
※目に見える汚染がない場合は速乾性手指消毒剤の手指衛生でもよい。

c. 個人防護具(Personal Protective Equipment：PPE)

PPEは粘膜・気道・皮膚および衣服を病原体との接触から保護するもので，患者の感染の有無にかかわらず，汚染が考えられる場合は着用する必要があります。手指や周辺環境への汚染を防ぐために処置後はすぐに破棄しましょう。PPEを外す時は，最も汚染されている物から外し，医療者自身や周辺環境の汚染を防止しましょう。マスクを外す際には頭髪や耳に触れる可能性があるため手指衛生を行ってから外しましょう。

(2) 術前の感染予防

術前に可能な限り感染予防を行っておくことが，術後の感染予防に大きく影響します。

a. 腹部の手術での臍処置

腹部の手術では，臍部が術野に含まれることが多いです。臍凹部には垢がたまりやすく，処置により感染性病原体数を減少させる必要があります。日本では，特に高齢者は日常的に臍部の清潔行為を習慣としている人が少なく，清潔が保たれていない状況が多く見受けられます。長年にわたる臍凹部の垢はまずオリーブオイルを浸した綿をあてて垢を浮かせてから，入浴時に石けん洗浄し，その後綿棒で愛護的に十分除去することが大切です。無理にはがして皮膚を傷つけることはSSIの発生を惹起する可能性があるため注意をしましょう。自分では見えにくい場所なので，確実に除去できたか観察し，必要であれば介助します。

b. 全身の清潔ケア

SSIは皮膚常在菌が原因になることが多く，術前にシャワー浴あるいは入浴をし，皮膚に付着した汚れや分泌物を洗浄することがSSI予防につながります。CDC手術部位感染予防のためのガイドライン2017[1)]では「少なくとも手術前日には石けん(抗菌性もしくは非抗菌性)または消毒薬を用いたシャワー浴や入浴(全身)をする」ことを推奨しています。通常の手術であれば，生体消毒液を使用せず，一般的な石けん洗浄でかまいませんので，前日にシャワー浴を推奨します。やむを得ずシャワー浴または入浴が行えない場合には，全身清拭，陰部洗浄，洗髪の援助をし，清潔を保ちます。

c. 体毛除去

手術部位の剃毛はその際に生じる微細な傷から感染する可能性が高くSSIの発症率を上昇させます。WHO手術部位感染予防のためのグローバルガイドライン[2)]では，「いかなる手術の患者においても，体毛を除去しないことを推奨する。必要な場合であっても，クリッパーを用いて除去すべきである。いかなるときであっても(手術前や手術室内)，剃毛には強く反対する」と，推奨しています。剃毛時に微細な傷が生じ，それがSSIの原因になる可能性もあるため，体毛除去は最低限のみ実施し，その場合は医療用電動クリッパーを使用しましょう。

d. 禁煙

喫煙は，気道粘膜の線毛運動の低下や呼吸機能低下，気管内分泌物増加を生じ，肺合併症を起こす原因となるだけでなく，免疫低下を招き，出血やSSI，創傷治癒遷延の原因となることが報告されています。CDCガイドラインでは手術30日前からの禁煙が推奨されており，術前の禁煙は術後の創傷治癒遷延のリスクを減少すると考えられ，創感染予防にも効果が期待されます。短期間の禁煙であっても，喫煙によって損なわれていた循環器，呼吸器，免疫機能を回復する効果があります。術後も継続して禁煙できるような動機づけを行っていくことが，術前の看護師の大切な役割です。

e. 血糖コントロール

糖尿病患者や侵襲の高い手術患者は術前から血糖コントロールを行い，術中術後の高血糖を避ける必要があります。術前には可能な限り血糖をコントロールし，HbA1cを低下させておく必要があります。また，術後48時間以内の高血糖がSSI発生リスクを高めるので，CDCガイドライン2017[1)]では，周手術期の血糖値は200mg/dL未満にコントロールすることが強く勧告されています。

f. 抗菌薬投与

CDCガイドライン2017[1)]では「手術前の抗菌薬

は，公開されている臨床実践ガイドラインに基づいた適用の時のみ投与する。そして，切開がなされたときに血清および組織での抗菌薬の殺菌濃度が確保されるようなタイミングで投与する」と勧告されています。詳しい抗菌薬については，本章E「手術に伴う与薬と処置」で詳しく述べます。

（3）チューブ・カテーテルの管理

周手術期の患者の特徴の1つとして，チューブ・カテーテルの留置があります。治療に伴って挿入されたチューブ・カテーテル類などは，体内への感染性病原体侵入の機会を増やすので，スタンダードプリコーションを徹底して行うとともに，チューブ・カテーテルの管理も重要です。

a. 膀胱留置カテーテル

周手術期に挿入した膀胱留置カテーテルは，循環動態が安定し，創部に影響がなければ早期に抜去します。

1）カテーテル挿入時

- 尿道の損傷を最小限にするために，なるべく細いカテーテルを用いる。
- 逆行性感染防止のために閉鎖式採尿システムを使用する。

2）カテーテル挿入後の管理

①尿の扱い

- 採尿バッグは，膀胱より低く，床に触れない高さを保つ。
- バッグの尿は8時間ごとに空ける。
- カテーテルとバッグは外さない。
- 集尿容器は患者ごとに交換する。
- 尿検体は，サンプルポート周囲に尿を集め，アルコール綿で消毒し乾燥後に採取する。

②挿入部のケア

- 3日以上留置する場合は最低1日1回，その他汚染時はそのつど，石けんと温水で陰部洗浄を行う。
- 排便後や分泌物のある場合などは，そのつど石けんと温水で洗浄する。

③カテーテルの交換

循環動態が安定しない時や，創部に影響がある場合など，やむを得ずカテーテルの挿入が長期化した場合，カテーテルの交換は，原則4週間を越えない間隔で行う。混濁尿など感染が疑われる場合や耐性菌が検出された場合は1～2週間ごとの交換も考慮する。また，カテーテル交換の際には必ず採尿バッグも交換する。以下の場合は速やかに交換する。

- 尿路に閉塞が認められたとき。
- 閉鎖式採尿システムの接続をはずすなどでシステムが汚染したとき。
- 閉鎖式採尿システムがうまく機能しないとき（尿漏れの発生など）。
- カテーテル内に異物が認められたとき（結石や痂皮）。

3）その他

- 不要なカテーテルはできるだけ早期に抜去する。
- カテーテルの抜去に際して尿意の有無の確認目的などでカテーテルのクランプは行わない。

b. ドレーン

1）効果的に排液を促す

排液は感染性病原体の培地としての好条件を備えており，排液の停滞は感染の誘因となるため，次のことに気をつけます。

- ミルキングや体位変換などにより，効果的に排液を促す。
- 感染創に挿入されたチューブからは，感染性病原体を含んだ排液が流出していることを考慮して感染管理をする。

2）逆行性感染の防止

- 排液の逆流予防のために，排液バッグは刺入部より高く上げない。
- 移動時には，必ずドレーン鉗子などでクランプする（ただし，緊張性気胸を起こしうる患者の胸腔ドレーンや，膵管チューブなどのクランプは禁忌）。
- 排液バッグ交換時も原則クランプして行う（医師の指示を確認する）。スタンダードプリコーションを遵守し，個人防護具の使用，胃管やイレウスチューブ以外は接続部の消毒を行い，清潔に排液バッグを交換する。

- ウォーターシール用の水は，滅菌蒸留水を用いる。
- チューブの接続がゆるいと，外部と交通し感染性病原体が侵入する可能性があるため，接続箇所を確認する。
- 開放式ドレーンでは，排液はガーゼに直接吸収させるので感染の可能性が高いため，より注意を要する。

3）挿入部の管理

- ドレーンの挿入部の観察は，発赤，腫脹，疼痛，滲出などの感染徴候の確認や，チューブと皮膚の縫合固定がしっかりとされているかを経時的に行う。また，挿入部の清潔管理は1回/日と汚染時に行う。中心静脈カテーテルと同様に2回行う。1回目は水道水に浸した大綿棒で挿入部から同心円を描くように周辺に向かって汚染除去をし，2回目は水道水に浸した新しい大綿棒で1回目より狭い範囲で，挿入部を中心に同心円を描くように拭ったあと，ガーゼで余分な水分を除去し，フィルムドレッシング材の貼付を行う。

c. 中心静脈カテーテル

1）輸液・輸液ラインの管理

- 輸液調剤前，側管注射施行前の手指衛生を徹底する。
- 輸液調剤時には，清潔な処置台の上で，清潔なトレイ内で行う。
- 側管注射時の操作は清潔なトレイ内で行う。
- 輸液ラインは，できるだけ一体型ラインを使用し，原則としてエクステンションチューブや三方活栓を増やさない。
- 血液製剤や脂肪製剤などを使用した輸液ラインは使用ごとに交換する。その他の輸液ラインは週2回交換する。

2）挿入部の管理

- カテーテル挿入部からの感染を予防するために，滅菌ドレッシング材を用いて週2回交換する。ドレッシング材がはがれたときや少しでも異常がみられたときは，そのつど交換する。
- 消毒は，ドレッシング材より広い範囲を消毒薬つきの滅菌綿棒で2回以上行う。1回目は広い範囲をしっかりと拭い汚染除去する。2回目は1回目より狭い範囲で，消毒の目的で行う。

d. 創傷ドレッシング材交換

- 創傷管理は，moist wound healingの考え方に則り，コスト面や処置回数の少なさなどから，ハイドロコロイドやポリウレタン（パッド付き）などの被覆材を使用するケースが多くなっている（本章B「手術創の回復過程と創傷管理」参照）。通常，術後から48時間以降に，創傷被覆材をはがし，創部の観察，および，水道水で十分に湿らせた大きめの綿棒で創を拭い汚染除去を行い，清潔ガーゼで水分を拭き取る。感染徴候がなく，通常の経過をたどっていれば，再度被覆材を貼付し，湿潤環境を保つ。
- 絆創膏かぶれや創周囲皮膚の観察と創周辺の清潔保持を行う（二次感染防止）。

■ 文献

1) CDC：Guideline for Prevention of Surgical Site Infection, 2017.
https://www.cdc.gov/infectioncontrol/guidelines/ssi/index.html（2019年1月閲覧）
2) WHO：Global guideline for the prevention of surgical site infection. p82, 2016.
3) インフェクションコントロール編，森兼啓太訳，小林寛伊監訳：サーベイランスのためのCDCガイドライン 改訂5版（Global standard series）．メディカ出版，pp104-106, 2012.
4) 松村一・帯刀朋代：術後創傷．看護展望．63（9）：13-19, 2017.
5) 日本創傷治癒学会：創傷治癒コンセンサスドキュメント―手術手技から周手術期管理まで．pp50-53, 全日本病院出版会，2016.
6) 文献5) pp86-87
7) 竹末芳生・藤野智子：術後ケアとドレーン管理のすべて．p241, 照林社，2016.

手術後に起こりやすい合併症

Part V Section D

> **View**
>
> 合併症とは，麻酔や手術侵襲，また術後の安静等に起因して術後比較的早期に発生するものとゆるやかな時間・経過で発生するものがあります（図表1）。合併症は，術後回復の妨げとなるばかりか，生命をも脅かす重篤な経過をとることにもなります。よって術前から合併症予防を行い，術前・術中の情報もふまえ予測性をもって観察・アセスメントし，合併症の早期発見に努めることが必要です。

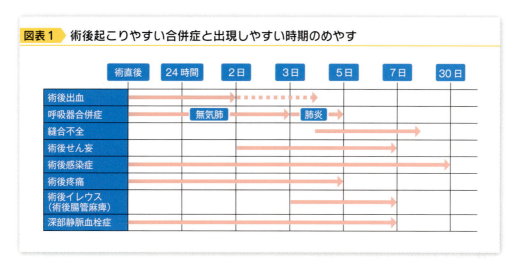

図表1　術後起こりやすい合併症と出現しやすい時期のめやす

1　無気肺

　無気肺とは，末梢気管支が気管分泌物の貯留により閉塞し，その末梢領域において肺胞に空気が入らず肺胞が虚脱した状態をいいます。無気肺は，術後3日以内に起こりやすい状態です（図表2）。

（1）患者がもっているリスク

a.　喫煙歴

　喫煙は，長期的には肺実質に肺気腫のような不可逆的な変化をもたらします。この変化は禁煙によっては改善しません。喫煙により，気道粘膜の線毛運動の低下や末梢気道の機能低下，分泌物の増加が起こるとされており，術後呼吸器合併症の危険因子となります。少なくとも術前4週以上の禁煙が必要です。

b.　換気機能障害

　閉塞性障害，拘束性障害が認められると，喀痰

図表2　無気肺のX線所見

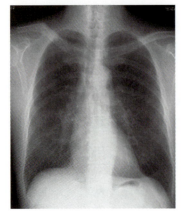
異常なし

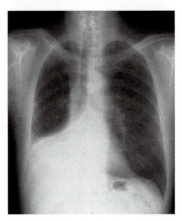
無気肺

が十分に行えず、また肺の拡張が不十分なため、術後の呼吸器合併症のリスクが高まります。術前から呼吸訓練を実施し、喘息発作等は薬剤による症状コントロールが必要です。

c. 肥満

胸郭が厚い脂肪でおおわれているため肺の拡張が障害されます。仰臥位では重い腹壁により腹腔内圧が上昇し、横隔膜が押し上げられるため換気障害が悪化します。BMI25を超えていると、リスクが増えるとされています。

> **Key word　BMI**
> 肥満度の指標で、身長と体重から計算される。
> BMI＝体重（kg）／身長（m）^{2}
> BMIの標準値は22.0

d. 加齢

加齢（特に70歳以上）に伴い呼吸機能は低下します。また、COPD（慢性閉塞性肺疾患）など、呼吸器系のさまざまな疾患に罹患している患者が増えます。

（2）手術によって加わるリスク

a. 麻酔

術後24時間以内は全身麻酔の残存により呼吸中枢抑制が起こり、呼吸筋の筋力低下による呼吸抑制が出現する可能性があります。また、覚醒状態が不十分であるため、著明に肺活量（VC）が低下し十分に痰の喀出ができなくなり、気管内に痰が貯留します。

b. 術式

術後の呼吸機能低下の原因には横隔膜の機能障害があるとされており、手術部位が横隔膜に近い胸腹部の手術ほど影響が出ます。また、気管挿管や手術部位（食道がん・大血管手術など）によっては、術操作による反回神経の損傷により咳嗽反射が減弱し、分泌物を喀出しづらくなります。また、誤嚥の原因にもなります。

c. 分泌物の増加

全身麻酔時の揮発性吸入麻酔、気管挿管による気道・喉頭刺激、喫煙などにより分泌物が増加します。

d. 疼痛

疼痛により呼吸は浅表性となり肺活量（VC）が低下し、有効な咳嗽ができなくなり痰が貯留します。また、疼痛緩和目的で使用する鎮痛薬のなか

には，呼吸抑制が出現する薬剤があります。

e. 術中・術後の同一体位

同一体位では分泌物も動きにくいため，排出されず，貯留したままになります。また，仰臥位では腹圧をかけづらく，痰を喀出しづらくなるうえ，肺の重量により背側の肺が虚脱してしまいます。

(3) 症状

① 呼吸困難，頻呼吸
② 胸痛
③ 頻脈

(4) 理学的所見・検査所見

① 無気肺領域での呼吸音の減弱・消失，低調性連続性副雑音の聴取
② 低酸素血症(肺胞酸素分圧(PaO_2)の低下・SpO_2の低下)
  → 換気面積の減少により換気量が低下し，PaO_2・SpO_2が低下する。
③ 胸部X線所見上濃い陰影・肺容量の低下

(5) 治療

1) 呼吸理学療法

深呼吸や体位ドレナージ，スクイージング等により喀痰と肺の拡張を促します。また早期からリハビリテーションを開始します。

2) 酸素療法

呼吸理学療法による改善がない場合には，非侵襲的陽圧換気(NPPV)や侵襲的陽圧換気(IPPV)が施行されます。これらは，気道内に陽圧を加えることで肺の虚脱を予防し，さらに肺の拡張を促すことを目的としています。ただし，合併症として，あくび，げっぷによる胃膨満感があるので，上腹部の術後は行いにくいです。

3) 去痰薬の投与
4) 吸引，気管支鏡の施行

(6) 看護ケアのポイント

a. 観察

上記の症状・所見の有無と程度を把握するため，次のことを観察します。

1) 呼吸状態
・呼吸音，左右差
・呼吸回数
・呼吸パターン(異常呼吸・胸郭の動き)
2) 分泌物の量，性状，自己喀出の状況
3) 検査データの確認
・動脈血ガス分析(BGA)値，SpO_2
・胸部X線所見

b. 痰の喀出の援助および呼吸理学療法

呼吸音を聴取して痰の貯留部位を確認したうえで体位ドレナージを行います。体位ドレナージを行うときは，呼吸循環動態に変化がないことを観察しながら行います。

・長期臥床は無気肺を起こす可能性が高いため，術後早期から患者の体位変換を行い，ADL(日常生活動作)の拡大に努める。
・呼吸理学療法を行い，分泌物の移動を助け喀出を促す。また，起座位をとることで，横隔膜が下がり，肺が拡張しやすくなる。自力での喀出が困難な場合は，吸引を施行する(呼吸理学療法については147ページを，吸引については149ページを参照)
・吸入を行い，分泌物の粘稠度を低下させる。吸入は痰の喀出を促す目的で使用されるが，術後肺活量(VC)が低下し十分に吸入ができないと効果を得られないため，使用に関しては医師の指示に従う必要がある。

c. 疼痛の除去

疼痛は呼吸抑制や咳嗽力の低下，早期離床の遅延を引き起こすため，鎮痛薬の使用などにより，疼痛の軽減を図ります。また，喀痰時には，両手で創部を圧迫することで咳嗽による創痛の増強を予防し，咳嗽の介助をします。

d. 苦痛の緩和

安楽な体位を整え，離床をすすめます。排痰ケアは苦痛を伴うため，愛護的に行えるよう注意します。また，患者を十分にねぎらい，ケアの効果を共有します。

e. 患者教育

術前から呼吸器合併症，合併症の予防方法について患者教育を行い，主体的に患者が行動できる

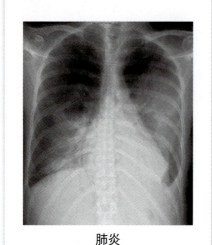

図表3　肺炎のX線所見

肺炎

ように支援します（患者教育については，第6章A「手術前の看護ケア」を参照）。

2 肺炎

肺炎とは，何らかの病原体の侵入によって引き起こされた肺実質の炎症です（図表3）。気管内で痰が貯留したままでいると，細菌が増殖し肺炎を発症することがあります。

（1）患者がもっているリスク

a. 喫煙歴

喫煙は，長期的には肺実質へ肺気腫のような不可逆的な変化をもたらします。この変化は禁煙によっては改善しません。喫煙により，気道粘膜の線毛運動の低下や末梢気道の機能低下，分泌物の増加が起こるとされており，術後呼吸器合併症の危険因子となります。少なくとも術前4週以上[1]の禁煙が必要です。

b. 低栄養状態

低栄養状態では呼吸筋力の低下，免疫力の低下がみられます。また，高齢者は栄養障害があることがあり，術前から栄養状態の改善が必要です。

c. 加齢

加齢（特に70歳以上）に伴い呼吸機能は低下します。また，呼吸器系のさまざまな疾患に罹患している患者が増えます。高齢者は嚥下機能が低下しており，術後の誤嚥性肺炎を予防するためにも，嚥下機能の評価が必要です。

d. 肥満

胸郭が厚い脂肪でおおわれているため肺の拡張が障害されます。仰臥位では重い腹壁により腹腔内圧が上昇し，横隔膜が押し上げられるため換気障害が悪化します。BMI25を超えていると，リスクが増えるとされています。

（2）手術によって加わるリスク

a. 経気道感染

1）口腔鼻腔内分泌物の垂れ込み，誤嚥

口腔鼻腔内分泌物には嫌気性菌を含めた常在菌や一過性に定着した細菌などが多量に含まれています。特に気管挿管中は気管チューブを介して細菌が侵入したり，口腔内・咽頭部の分泌物が気道に垂れ込んだりすることで発症する人工呼吸器関連肺炎（VAP）があります。

2）胃内容物の誤嚥

嘔吐や反回神経麻痺などがある場合は，酸性度の高い胃内容物を誤嚥すると，重症な誤嚥性肺炎を引き起こします。

3）気管挿管

気管チューブは気道粘膜を損傷し，細菌の付着を促進します。

4）喀痰排出困難

元々の呼吸機能が悪いことや疼痛，鎮痛薬，長期臥床，手術操作の影響により咳嗽力が低下すること，痰の粘稠度が高いと喀痰しにくくなります。

5）無気肺

無気肺では，細菌が増殖し肺炎を引き起こします。

> **One Point　人工呼吸器関連肺炎（VAP）とは**
>
> 　VAP（ventilator associated pneumonia）は人口呼吸管理開始前には肺炎がないことが条件となり，気管挿管による人口呼吸開始48時間以降に発症する肺炎と定義される。
> 　気道は本来，外部から侵入してくる埃や細菌，ウイルスなどの異物を下気道へ侵入させないための役割があるが，気管チューブや気管切開チューブを挿入することにより，上気道の細菌やウイルスが気管チューブのカフの隙間から垂れ込んだり，人工呼吸器回路が細菌やウイルスで汚染されることでVAPが引き起こされると言われている。
> 　そのため，術前からの口腔内保清はVAP予防に重要である。

（3）症状
①発熱
②呼吸困難，頻呼吸
③頻脈
④湿性咳嗽
⑤気管分泌物の増加・膿性の気管分泌物

（4）理学的所見・検査所見
①病巣部での異常呼吸音聴取
②呼吸音の減弱
　病巣部では換気量が減少するため呼吸音が減弱・消失する。
③頻呼吸
　呼吸困難の出現により，頻呼吸となる。
④気道内分泌物の増加
　炎症反応が起きると気管分泌物が増加し，性状が黄褐色へと変化する。
⑤低酸素血症・高炭酸血症（PaO_2の低下・SpO_2の低下・動脈血炭酸ガス分圧（$PaCO_2$）の上昇）
⑥胸部X線所見，浸潤影
⑦炎症データ（反応性蛋白（CRP）・白血球（WBC））の上昇
⑧気管内分泌物の培養検査にて菌の検出

（5）治療
①抗生物質の投与
　培養検査結果をもとに，感染起因菌に有効な薬剤の与薬を行う。
②ステロイドの投与
③呼吸管理
　酸素化不良，呼吸不全状態では人工呼吸管理を施行する。
④吸引，気管支鏡の施行
　分泌物・を吸引し除去する。
⑤呼吸理学療法
　分泌物を排出し，また同一体位による肺の虚脱を予防して無気肺を再膨張させる。
⑥栄養管理
　術後の感染症防止，免疫力増強，呼吸筋力の回復のため栄養管理は重要である。経口摂取が可能であれば，栄養価の高い栄養補助食品などを用いた食事療法や必要に応じて高カロリー輸液などを行う。

（6）看護ケアのポイント
a. 観察
　前述の症状・所見の有無と程度を把握するために，次のことを観察します。

1）呼吸状態
・呼吸音，左右差
・呼吸回数
・呼吸パターン（異常呼吸・胸郭の動き）

2）分泌物の量，性状，自己喀出の状況

3）肺炎に伴うバイタルサインの変化
・発熱の有無
・重症の肺炎では血圧の低下や頻脈の出現の有無

4）検査データの確認
・動脈血ガス分析（BGA）値，SpO_2
・胸部X線所見
・内分泌物の培養検査結果
・血液データ（炎症反応，栄養状態）

b. 誤嚥性肺炎の予防と対策
①麻酔からの覚醒，意識レベルを確認すること，また，高齢者や反回神経麻痺のある患者では，

抜管後，経口摂取開始時は，看護師が嚥下状態を確認する。

②口腔内の清潔を保持する。人工呼吸器装着中は特に口腔内に分泌物が貯留し細菌の繁殖源となりやすいため，OAG（Eilers Oral Assessment Gide）などの口腔アセスメントガイドを参照し，患者の口腔内の状態に合わせてブラッシングと口腔粘膜ケア（保湿）を施行する。

③誤嚥性肺炎の早期発見のため嘔吐や誤嚥が見られた場合は，呼吸状態の変化に注意する。

c. 痰の喀出の援助および呼吸理学療法

呼吸音を聴取して痰の貯留部位を確認したうえで体位ドレナージを行います。体位ドレナージを行うときは，呼吸循環動態に変化がないことを観察しながら行います。

①長期臥床は無気肺を起こす可能性が高いため，術後早期から体位変換や離床をすすめ，ADLの拡大に努める。

②呼吸理学療法を行い，分泌物の移動を助け喀出を促す。また，起座位をとることで，横隔膜が下がり，肺が拡張しやすくなる。自力での喀出が困難な場合は，吸引を施行する（呼吸理学療法については147ページを，吸引については149ページを参照）

③吸入を行い，分泌物の粘稠度を低下させる。吸入は痰の喀出を促す目的で使用されるが，術後肺活量（VC）が低下し十分に吸入ができないと効果を得られないため，使用に関しては医師の指示に従う必要がある。

■文献
1）日本麻酔科学会：周術期禁煙ガイドライン（2015年3月制定）．
http://www.anesth.or.jp/guide/pdf/20150409-1guidelin.pdf（2019年1月閲覧）

3 不整脈

不整脈の種類はさまざまでありますが，脈拍数から頻脈性不整脈と徐脈性不整脈に分けることができます。ここでは主な不整脈についてその定義と特徴，治療について述べます。

(1) 心房不整脈

a. 心房性期外収縮（PAC）

1）定義

期外収縮の原因となる興奮が洞結節以外の心房内から発生したものをPACといいます。PACは基本の洞調律よりも早く異所性P波（図中P′波）が出現しますが，その後正常に房室結節に伝わり心室を興奮させるため，異所性P波に続くQRS波は洞調律と比較し変わりません（図表4）。

> **Key word　期外収縮**
>
> 基本調律の心周期より早く興奮を生じるもの。
> 期外収縮がある場合の脈は触れないこともあるので，心電図モニターと合わせて観察する。頭蓋内圧亢進症状では，圧脈（力強くゆっくり触れる脈）がみられる場合がある。

2）特徴

PACは，心筋虚血や心不全などの心疾患，脱水などの体液バランス異常，電解質バランス異常，低酸素血症などで多くみられます。また，加齢とともに増加し，精神的・肉体的疲労や睡眠不足なども誘因になります。

PACの頻発から心房細動（Af）へと移行する可能性があるので注意する必要があります。

3）治療
・原疾患の治療
・電解質バランスの補正

b. 心房細動（Af）

1）定義

心房内のさまざまな場所で異常興奮が発生するものをAfといいます。心電図上，P波はなく，代わりにf波とよばれる細かい揺れがあります。このf波のどれかが房室接合部に伝わり心室を収縮させるため，QRS波の出現は不規則になります（図表5）。

図表4 PACのECG

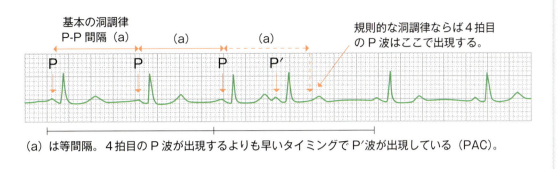

（a）は等間隔。4拍目のP波が出現するよりも早いタイミングでP'波が出現している（PAC）。

図表5 AfのECG

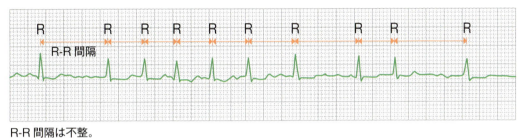

R-R間隔は不整。
基線は細かく波うっている（f波）。

2）特徴
- 術後の一過性に出現するものの多くは，電解質バランス異常，体液バランス異常などが原因。
- 術前からAfがあり，徐脈・頻脈でない時は経過観察となる。
- 無症状の場合もあるが，徐脈ではめまいや息切れ，頻脈では動悸や胸部不快感，労作時の息切れが出現することがある。
- Afでは心房内の血流が乱れ，血栓を生じ，血栓症の原因となることがある。

3）治療
- 電解質バランスの補正
- 体液バランスの補正
- 薬物療法
  　以下の2つの方針で行う。抗不整脈薬アミオダロン塩酸塩等または心拍数調整薬オノアクト®等，抗血栓薬ワーファリン®等
- 体外式ペースメーカー（徐脈に対して施行）
- 同期カルディオバージョン（頻脈に対して施行）

c. 心房粗動（AF）

1）定義
　心房内で興奮が発生し，興奮が旋回している状態です。心電図上，P派はなく1分間に250～300回ののこぎり状の規則的な心房の興奮があり，これをF波といいます。心房の興奮が通常2：1もしくは3：1で心室に伝わり，R-R間隔は整であることが多いです（図表6）。

2）特徴
　頻脈では動悸や胸部不快感，労作時の息切れが出現します。心房の興奮が心室に伝わる比率に

図表6 AFのACG

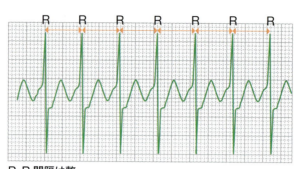

R-R間隔は整。

よっては頻脈にならず自覚症状がないこともあります。

3）治療
心房細動（Af）の治療に準じて行います。

（2）心室不整脈

a. 心室性期外収縮（PVC）

1）定義
期外収縮の原因となる興奮が心室内から発生したものをPVCといいます。PVCは先行するP波を伴わないQRS波が基本調律のR-R間隔よりも早く出現します。また、興奮が心室内で発生するため、心室内の正常な刺激伝導路を通らずに興奮が伝わるのでQRS波は幅が広くなります（図表7 ※印）。

2）特徴
- 電解質バランス異常、酸塩基平衡異常、薬剤投与、低酸素血症、心不全などの心疾患で多く見られる。
- PVCは健常者にもみられる不整脈であり、多くの場合、心疾患の既往がなく循環動態に影響がなければ経過観察する。しかし、頻度が高くなってきた場合や、R-R間隔が短く出現する場合には適切な治療が必要となる。

3）治療
- 電解質バランスの補正
- 酸素投与
- 薬物療法（抗不整脈薬リドカイン等）

b. 多源性PVC

1）定義
興奮が心室内の異なった場所で発生するものをいいます。このため、心電図上、形や方向の異なったPVCとなります（図表8 ※印）。

2）特徴
心筋が非常に興奮しやすくなっていると考えられ、心室細動（Vf）へと移行する可能性が高く、治療が必要となります。

3）治療
心室性期外収縮（PVC）に準じて行います。

c. ショートラン、非持続性心室頻拍（NSVT）

1）定義
3〜4個以上連続して出現したPVCをショートラン（図表9 ※印）、5個以上連続し、30秒未満で治るものを非持続性心室頻拍といいます。

2）特徴
VT・Vfへと移行する可能性が高いです。

d. R on T PVC

1）定義
先行の洞調律のT波に重なって出現したPVCをいいます（図表10 ※印）。

図表7　PVCのECG

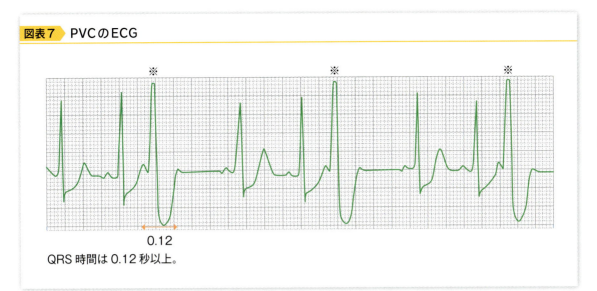

QRS時間は0.12秒以上。

図表8　多源性PVCのECG

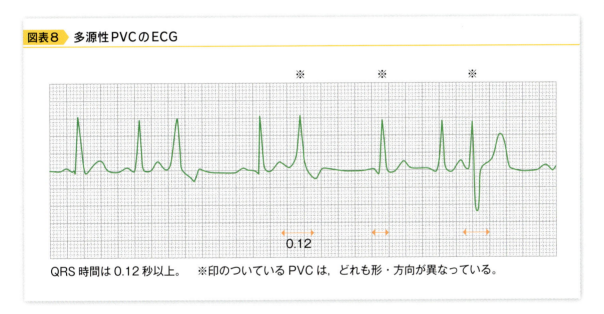

QRS時間は0.12秒以上。　※印のついているPVCは，どれも形・方向が異なっている。

2）特徴
T波は心筋細胞が再分極していないため，心室頻拍，心室細動を引き起こす可能性が高く，治療が必要となります。

3）治療
心室性期外収縮（PCV）に準じて行います。

e. 心室頻拍（VT）

1）定義
PVCと同様に興奮が心室内から発生し，1分間に150〜200回の頻拍をきたすものをいいます。興奮は，心室内の同一の場所から繰り返し出され心室を収縮させるため，心電図上，QRS波は幅が広く，同じ形となります（図表11）。

2）特徴
・心機能の低下，電解質バランスの異常，過剰な薬物投与などが原因となる。
・脈が触れる場合は循環動態が保たれているが，脈が触れない場合は循環動態が維持できない致死性不整脈である。

図表9　ショートランのECG

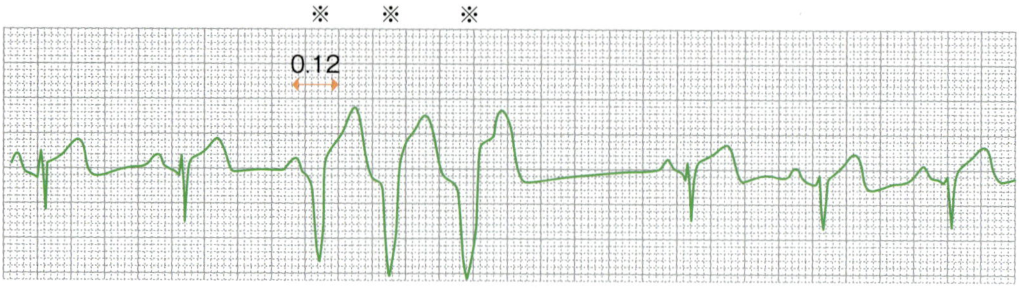

QRS時間は0.12秒以上。　※印のところでPVCが3回続けて出現している。

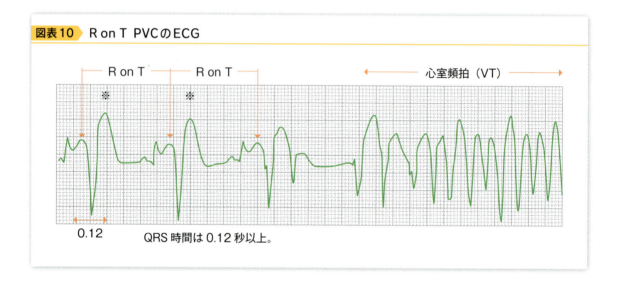

図表10　R on T PVCのECG

QRS時間は0.12秒以上。

3）治療

循環動態が維持できているかどうかで治療方針が異なります。

・脈拍が触知不能な場合
　心肺蘇生
　除細動
・脈拍が触知可能な場合
　薬物療法（抗不整脈薬アミオダロン塩酸塩・オノアクト®等）
　電解質の補正

f.　心室細動（Vf）

1）定義

興奮が心室内のさまざまな場所から発生し、心室が細かくふるえた状態です。有効な収縮はしておらず、心電図上は基線が不規則に揺れるのみで、QRS波・T波もありません（図表12）。

2）特徴

・電解質バランス異常，酸塩基平衡異常，過剰な薬物投与，心疾患などが原因となる。
・致死性不整脈であり，発症次第，蘇生が必要である。

3）治療

・直ちに心肺蘇生
・除細動

図表11　VTのECG

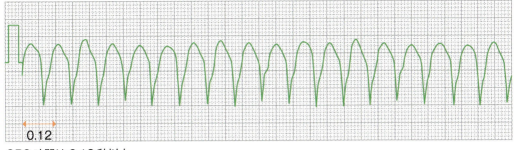

QRS時間は0.12秒以上。
QRS波形が同一の単形性VT。

図表12　VfのECG

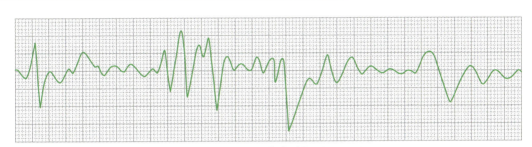

QRS波をT波が分からず，大きさや形の異なる心室波が出現している。

（3）刺激伝導系の異常

a. Ⅰ度房室ブロック

1）定義

心房から心室への刺激が伝導する際に，正常以上に時間を要するものをⅠ度房室ブロックといいます。心電図上でPQ時間が0.2秒以上となります。

2）特徴

無症状であり，通常は治療を必要としません。

b. Ⅱ度房室ブロック：ウェンケバッハ型（モービッツⅠ型）

1）定義

心房から心室への刺激が伝導する際に，伝導が途絶えるものをⅡ度房室ブロックといいます。ウェンケバッハ型ではP-Q間隔が1拍ごとに延長し，ついには房室伝導が途絶え，QRS波を欠くものをいい，これを周期的に繰り返します（図表13：1から3拍目で徐々にPQ間隔が延長し4拍目で房室伝導が途絶えている）。

2）特徴

・迷走神経の緊張やジギタリス中毒が原因となることが多い。
・多くは房室結節内のブロックであり，可逆性なため，原因がなくなれば房室伝導は正常に戻る。
・急性心筋梗塞に伴ってみられる場合はⅢ度房室ブロックへの移行に注意する。
・ほとんど無症状のことが多い。

3）治療

・ジギタリスの投与中止

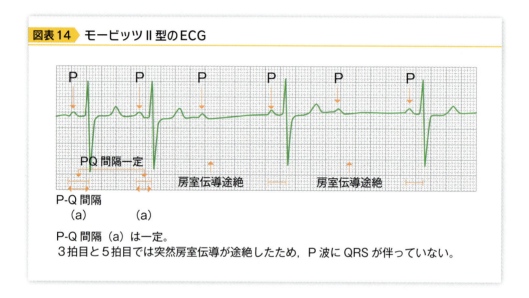

図表13　モービッツⅠ型のECG

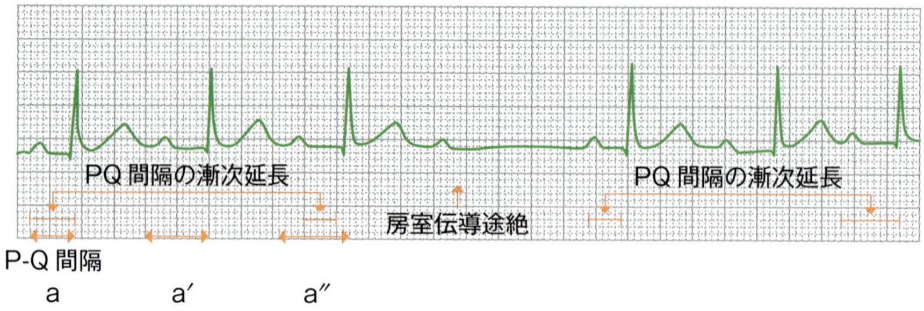

P-Q間隔がa→a′→a″と徐々に延長し，4拍目で房室伝導が途絶する。

図表14　モービッツⅡ型のECG

P-Q間隔（a）は一定。
3拍目と5拍目では突然房室伝導が途絶したため，P波にQRSが伴っていない。

・無症状の場合，治療を必要としないことが多い。

c. Ⅱ度房室ブロック：モービッツⅡ型

1）定義

房室伝導時のP-Q間隔は正常ですが，突然房室伝導が途絶え，QRS波が欠けるものをいいます（図表14：1番目，2番目，4番目，6番目のP波はQRS波を伴っている。3番目と5番目でQRS波が欠けている）。

2）特徴

・ヒス束以下でのブロックであることが多く，ウェンケバッハ型よりも重症である。
・心拍数が保たれていても，Ⅲ度房室ブロックへ移行する危険があるので注意する。
・徐脈に伴い，アダムス・ストークス発作（倦怠感，めまい，息切れ，失神発作）の症状が出現する。

3）治療

・ジギタリスの投与中止
・薬物療法（抗不整脈薬の中止）
・体外式ペースメーカー

d. Ⅲ度房室ブロック

1）定義

心房から心室への刺激伝導は全くなく，心房と心室が全く無関係に収縮しているものをいいます。心室収縮はブロックの生じた部位のすぐ下

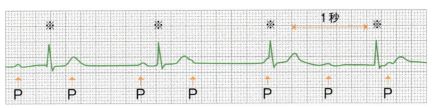

図表15 Ⅲ度房室ブロックのECG

P波（↑印）とQRS波（※）が無関係に出現している。

位から行われるため，洞調律より遅いリズムで収縮します（図表15）。

2）特徴
- 心室の心拍数が，ある程度保たれていれば無症状のこともある。
- 特にQRS波の幅は重要な意味をもち，幅の広いQRS波は，心停止や心不全の出現につながるため注意する。
- 下位でのブロックほど重症でアダムス・ストークス発作や心不全の症状が出現する。

3）治療
- 薬物療法（抗不整脈薬の中止など）
- 体外式ペースメーカー
- 心肺蘇生

e. 洞不全症候群（SSS）

1）定義
洞結節からの刺激が遅すぎたり，心房に伝わらず徐脈や心停止をきたすものをいいます。

2）特徴
徐脈や心停止によりめまいや失神，息切れを起こす場合があり，治療が必要となります。

3）治療
- ペースメーカー挿入

> **One Point　どうして不整脈が起きるの？**
>
> ①電解質バランス異常（低カリウム血症・高カリウム血症など）
> 　→カリウムのバランス異常は迷走神経の緊張を高め，伝導障害をきたす。また心室での興奮発生を亢進させる。
> ②酸塩基平衡異常
> 　→アシドーシスの進行は心臓の収縮力を低下させる。
> ③交感神経緊張亢進（疼痛・精神的緊張・不安・感染・発熱など）
> 　→交感神経は洞結節や房室接合部の自動能，伝導性を増やす。また，交感神経の興奮は異所性興奮の発生を促進させる。
> ④消化管術後の迷走神経緊張亢進
> 　→迷走神経には洞結節の自動能を低下させ，房室接合部内の伝導を抑制する働きがある。
> ⑤心筋虚血
> 　→刺激伝導系へは主に右冠動脈の分枝より血液供給されており，心筋梗塞などで血流が障害されると伝導障害をきたす。

4　術後出血

術後早期に起こる出血は，手術直後から24時間以内に起こり，臓器を剥離・切離した組織，血管を結紮・切離した部位，消化管吻合部，思わぬ部位の副損傷など手術操作に起因する出血です。術後数週間してから起こる出血は，切離断端や吻

合部の縫合不全部から漏出した消化液による直接作用や，感染の影響で周囲組織や血管が破綻することで起こります。何らかの要因により出血が持続し循環血液量が減少すると出血性ショックへと陥り，危険な状態となります。

今回は術後早期出血について説明します。

(1) 原因

1) 出血傾向

①血小板減少

術中低体温は血小板機能や血液凝固能が低下しやすく，血小板の凝集能が障害されると一次血栓の形成不全をきたし，凝固障害を認める。術中低体温は麻酔薬による末梢血管の拡張の影響により，中枢から末梢組織への熱の再分布と熱の放散により中枢温が低下すること，手術野からの熱が放散すること，心臓大血管手術において体外循環が長引くことなどが影響している。また，手術中の人工心肺の使用により機械的な血小板破壊が起こる。

②播種性血管内凝固症候群(DIC)

血管内凝固亢進の結果として消費性凝固因子欠乏状態となる。

③大量輸血の影響

凝固因子の稀釈・血小板の低下，クエン酸の蓄積，ヘパリン様物質の遊離などにより複合性凝固障害をきたすことがある。

④術前・術中の抗凝固剤投与

術前からのワルファリンカリウム(ワーファリン®)の内服はビタミンKの吸収を阻害し，凝固障害をきたす。また，人工心肺を使用する手術ではヘパリンを投与するため，術後はヘパリンの中和不足やヘパリンリバウンド現象(術後数時間以内に起こる可能性がある)などにより，易出血状態となる。

2) 手術時の不完全な止血処置，血管結紮糸の弛緩や脱落

3) 術後の高血圧

麻酔からの覚醒や血圧が上昇すると収縮していた血管が拡張し，出血を助長させるため，術後の血圧コントロールが重要となります。

4) 術前の低栄養と低酸素状態による組織のもろさ

(2) 症状

1) 手術部位からの出血
- 創部からの出血
- ドレーンからの出血
- 血腫の形成

2) 四肢の冷感・チアノーゼ

交感神経の緊張により，末梢血管が収縮するために起こります。

3) 呼吸困難

循環血液量が不足し肺での酸素化が十分に行えないために起こります。

4) 意識レベルの低下やせん妄

脳血流量が減少するために起こります。

(3) 理学所見・検査所見

1) 血圧低下

生体の代償性反応により，出血が循環血液量の30％以上にならないと血圧低下はみられないため，血圧が低下したときは大量出血を疑います。

2) 心拍数増加

循環血液量が減少すると生体の初期防御反応として心機能の亢進が起こり，1回の拍出量の低下を拍出回数で補おうとするため心拍数が増加します。

3) 中心静脈圧(CVP)の低下

CVPは右心系の血液充満度を反映しており循環血液量の増減を判断するうえで重要な指標です。CVPが低いときには循環血液量の低下が考えられます。ただし，人工呼吸器などで呼気終末陽圧換気(PEEP)がかかっているとCVPは実際よりも上昇するので，注意が必要です。

4) 心拍出量(CO)・心係数(CI)低下

心拍出量(CO)とは心臓から1分間に拍出される血流量で，1回拍出量×1分間の心拍数で求めます。基準値：4-8L/分。

心係数(CI)とは体格の差を補正するために心拍出量(CO)を体表面積で割ったものです。基準値：2.5-4.2L/分/m^2。

5）尿量減少・無尿

腎臓への血流量の不足により尿量が減少します。

6）代謝性アシドーシス

末梢組織への血流量の不足により低酸素になると乳酸値が上昇するため，アシドーシスへと傾きます。

7）ヘマトクリット値やヘモグロビン値の減少

容量不足を回復するために間質液からの血管移動もしくは輸液をすることにより低下が認められるため，初期には認められないこともあります。

8）X線所見上，血腫の陰影

（4）治療

1）根本的治療

①再手術による止血

出血量が多量であったり，動脈からの出血の場合は創を再切開し止血術を行う。

②動脈からの塞栓術

③輸液による補液

細胞外液製剤（乳酸リンゲル液・酢酸リンゲル液など）の輸液を行い，循環血液量を維持する。

④輸血による補液

・赤血球液製剤を投与する。
・大量出血時は凝固異常も生じるので新鮮凍結血漿や濃厚血小板製剤，凝固因子製剤も投与する。
・血漿分画製剤（アルブミン製剤）の投与は，血管内の膠質浸透圧を高め，水分を血管外から血管へ引き込むことで循環血液量を確保する。

⑤止血剤の投与

2）対症療法

①昇圧薬の投与

カテコールアミン（ノルアドレナリン，ボスミン®など）を投与し，心収縮力の増加や，末梢血管を収縮することにより血圧を上昇させる。

②降圧薬の投与

術後の高血圧は末梢血管の収縮によるもので，意識レベルの回復や自律神経活動の活発化により改善するが，出血を助長させるため降圧薬を投与して血圧をコントロールする。

③酸素投与

④代謝性アシドーシスの補正

⑤ショック体位（トレンデレンブルグ体位）をとる

下肢を水平面から45度挙上すると150〜750mLの血液が移動するため，静脈還流が増加し血圧が上昇する。下肢挙上により脳血流を維持させる。

（5）看護ケアのポイント

1）観察

上記の症状や所見の有無と程度を把握するために，次のことを観察します。

①各種ドレーンからの排液量と性状

・出血量の増加や性状の変化などの異常発見時は速やかに医師に報告する。
・ドレーンが詰まらないように適宜ミルキングを行う。
・ドレーン挿入部や創部出血がある場合は適宜包交を行う。必要に応じてガーゼの重さを量り出血量を計算する。

②出血に伴う全身状態の変化（図表16）

・血圧低下，頻脈
・脳血流量の低下に伴う意識レベルの低下
・尿量の減少およびCVPの低下
・末梢循環不足による四肢冷感，顔面蒼白
・皮下出血の有無と広がり
・大量出血時は出血性ショックの症状（頻脈，血圧低下，意識混濁，呼吸促拍など）
・頭蓋内出血の場合，頭蓋内圧亢進症状（頭痛・悪心，徐脈，収縮期血圧上昇，遷延性の意識障害など）

2）検査データの確認

・血液データ（ヘモグロビン(Hb)，ヘマトクリット，血小板数，活性化部分トロンボプラスチン時間，プロトロンビン時間など）
・動脈血ガス分析（BGA）値
・X線所見

図表16　急性出血の分類

	Class1	Class2	Class3	Class4
出血量 （％循環血液量）	＜15％	15～30％	30～40％	＞40％
脈拍数	＜100	＞100	＞120	＞140
血圧	不変	不変	低下	低下
脈圧	不変または上昇	低下	低下	低下
呼吸数	14～20	20～30	30～40	＞40か無呼吸
意識レベル	軽度の不安	不安	不安・不穏	不穏・無気力

（American College of Surgeons Committee on Trauma. Advanced Trauma Life Support foe Doctors. 8th ed. American College of Surgeons, p61, 2008.）

> **One Point　ヘパリンリバウンド現象**
>
> 手術中に人工心肺を使用する場合には凝固因子が活性化するためヘパリンを投与する。体外循環終了後にヘパリンの中和として硫酸プロタミンを投与するが，術後数時間後に凝固時間が再び延長するヘパリンリバウンド現象が起きることがある。

3）精神的ケア

患者は処置に対し不安を感じるため，現状と治療の必要性を説明しながら行います。また，可能な限り，苦痛や不快感の軽減を図ります。

4）救急処置の介助

さまざまな血管カテーテルの挿入や気管挿管の介助，緊急手術の出棟準備などの緊急処置が行われることがあるため，日頃から対応できるようにしておく必要があります。

> **One Point　術前から後出血のリスクを把握する**
>
> 手術患者の高齢化に伴い，低栄養状態，心筋梗塞や脳梗塞既往に対し抗血小板薬を内服していたり，肺塞栓症や心房細動による血栓塞栓症治療に対し抗凝固薬を内服していたりする患者が多くなっている。術前の栄養状態や内服薬の把握，プロトロンビン時間や出血時間，血小板数などの出血傾向について情報収集し，術前から後出血のリスクを把握しておく必要がある。一方で周手術期の塞栓症は，出血よりも致命的となることがある。抗凝固薬，抗血栓薬の中止時期は慎重に判断されるので，指示をよく確認する。

■文献
1）廣瀬宗孝編：OPE NURSING 2017 春季増刊　術中・術後合併症50．メディカ出版，2017．
2）横山正尚編：麻酔科医のための周術期危機管理と合併症への対応．中山書店，2016．

5　術後イレウス

イレウスとは腸管の機械的な閉塞，あるいは腸管運動神経の機械的障害から生じる腸管内容物の通過障害状態をいいます。

イレウスは通過障害の原因によって生理的イレウス，麻痺性イレウス，機械性イレウスに分かれます。

全身麻酔による手術後は，腸蠕動運動は一時的

に停止し，軽い腹部膨満や鼓脹を示す腸管麻痺状態となっており，これを生理的イレウスと呼びます。通常は術後48～72時間経過すると排ガスがみられ，自然に回復するといわれています。しかし，何らかの要因により腸蠕動運動の回復が遷延し，術後72時間以上経過後も腸管麻痺が続いた場合，麻痺性イレウスや機械性イレウスを疑います。

さらに，機械性イレウスは癒着による腸間膜の血行障害を伴わない単純性イレウスと，腹腔内の索状物や手術で切開された腸管膜の縫合閉鎖部・腹膜欠損修復部などの間隙に小腸が嵌入して内ヘルニア状態となって発症し，腸間膜の血行障害を伴う絞扼性イレウスに分類されます。

術後イレウスは禁飲食期間の延長による低栄養状態や体力低下，減圧チューブ挿入に伴う苦痛の増強，さらに入院期間の長期化につながります。術後イレウスを予防するために，術後の生理的腸管麻痺からの促進を促す介入を行うことが大切です。

a. 要因

① 開腹操作による腸管の刺激，腸管損傷，炎症
② 低心拍出症候群(LOS)やショックなどによる腸管の虚血
③ 鎮痛薬や麻酔による蠕動運動の抑制効果
④ 腹腔内感染(術後膵炎，胆嚢炎など)による炎症
⑤ 栄養・体液補充の不足
⑥ 電解質異常(低カリウム血症・低カルシウム血症)
⑦ 高齢
⑧ 低酸素血症
⑨ 術後の活動制限による身体運動の低下

b. 症状

1) 腹部膨満

・腹鳴も排ガスもみられない場合は，腸管は徐々に膨大して腹部膨満感は増強する。
・腹部膨満が強いと，悪心・嘔吐，また横隔膜の挙上による呼吸困難などの随伴症状がみられる。

2) 腹痛

・腹痛の訴えは，イレウスの種類や進行の程度によりさまざまである。
・麻痺性イレウスでは軽度で，腹部全体に持続的な鈍痛がみられる。機械性イレウス初期には腸蠕動亢進による痙れん性の腹痛が腸蠕動に一致してみられ，単純性イレウスでは間欠的な疝痛(差し込むような痛み)，絞扼性イレウスでは突発的で持続的な激痛がみられる。

c. 理学的所見・検査所見

1) 胃管からの胃液・十二指腸液，胆汁の逆流

2) 腸雑音の聴取

・腸雑音(グル音・腹鳴)は腸管内でガスと腸液が共鳴して発生する。一般に腸雑音は低音で数秒間に1回聞かれない。
・麻痺性イレウスでは腸蠕動運動が消失しているため腸雑音は聞かれない。機械性イレウスで単純性イレウスの場合，腸内容物を押しすすめるために腸蠕動運動が亢進して腸雑音も大きく金属性で高音となり，頻回に聞かれる。絞扼性イレウスの場合腸雑音は聞かれない。

3) 腹部X線所見上，経時的な腸管ガス像移動の欠如

・麻痺性イレウスでは胃から大腸までにおよぶ腸管拡張ガス像がみられ，また，立位にて鏡面像(ニボー像)が軽度みられる。一方，機械性イレウスでは狭窄部位より口側に腸管拡張ガス像がみられ，鏡面像が多数みられる。

4) 嘔吐，吸引による消化液の喪失から起きる症状

① 脱水症状
② 低タンパク血症
③ 電解質バランスの崩壊(Na，K，Clの低下)

d. 治療

1) 禁飲食

2) 減圧

・胃管やイレウスチューブの挿入，ブジーなど貯留した腸液や空気を吸引することにより腸管内を減圧し，腸管の拡張，浮腫による腸管

麻痺の改善，閉塞腸管のねじれや屈曲を改善させ腸管の通過障害を解除する。

3）腸管運動促進剤の投与

4）排便コントロール

・浣腸施行，下剤の投与

5）水・電解質の補正

・栄養補給・中心静脈栄養(TPN)

e. 看護のポイント

1）観察

上記の症状や所見の有無と程度を把握するために，次のことを観察します。

①腹部症状
- 腹部膨満感の有無と程度
- 悪心・嘔吐などの随伴症状の有無と程度
- 腸雑音の有無
  ▶同一部位にて1～2分間聴診する。触診や打診にて刺激をする前に施行する。
- ガスの貯留の程度
- 腹部緊満の有無
- 排ガス・排便の有無
- 曖気，吃逆の有無
- 腹膜刺激症状の有無（炎症が壁側腹膜に及んだ時に出現する）

> **One Point　腹膜刺激症状**
>
> ブルンベルグ徴候：腹壁をゆっくり圧迫した後急に手を離すと瞬間に痛みが増強する。
> 筋性防御：壁にやや強く触れると反射的に腹壁が硬くなる。

②胃管からの排液量と性状

胃管の吸引が十分に働いているか観察する。定期的に消化管液・空気を吸引し減圧を図る。

③イレウスに伴う全身状態の変化
- 脱水による血圧低下や頻脈の有無
- 腹部膨満による呼吸困難，チューブ挿入の不快感や臥床による呼吸抑制の有無
- 炎症に伴う発熱の有無

④血液データ
- 脱水による電解質異常(Na，Cl，K値の低下)
- 代謝性アルカローシス(重度の場合頭痛，痙れんを引き起こす)
- 炎症反応(白血球，反応性蛋白値の上昇)

⑤尿量(脱水に伴い尿量が減少し，比重が高くなる)

⑥腹部X線所見

⑦術前処置における反応便の量

2）腸蠕動運動を促す

①体位変換・早期離床

同一体位での長期臥床は腸蠕動運動の回復を遅延させるため可能な限り術後早期から体位変換を行い，早期離床に努める。その際，患者の状態に合わせて医師と相談しながらケアを行う。

②肛門ブジー

浣腸や座薬により腸蠕動を促進し，排ガス・排便を促す。肛門の近くまでガスの移動があっても創痛などにより十分な腹圧をかけられない場合には，直腸内に太いカテーテルを挿入してガス抜きを行う。

③腹部温罨法

蒸しタオルなどを用いて腹部を温めることで血管を拡張させ循環を良くする。また，全身の自律神経活動にも影響し，胃や腸の運動にも作用する。ただし，低温熱傷には十分注意しながら行う。

④疼痛コントロール

術後疼痛は交感神経の働きを優位にさせ，消化管運動低下につながる。また，離床の遅れにもつながるため，鎮痛薬を有効に使用し疼痛コントロールを行う。

⑤予防のためのセルフケア指導

術後イレウスは退院後もリスクのある合併症のため，食事摂取内容や，定期的な排便が見られるように排便コントロールや腹部マッサージなど患者への指導を行う。

3）安全・安楽へのケア

- 腹部膨満感や悪心・嘔吐による身体的苦痛，胃管挿入による違和感，ライン類挿入による拘束感などにより夜間良眠が得られないことがあるため，苦痛を取り除くケアを行う。
- 点滴や胃管が挿入され，留置されるライン類

が増えること，脱水による循環動態の変動や疼痛により転倒のリスクも高まるため，患者の状態をアセスメントし転倒予防策を立てるなど患者の安全に配慮する。

■ 文献
1）日本看護技術学会　技術研究成果検討委員会　温罨法班：便秘症状の緩和のための温罨法Q&A　Ver.3.0. 2016.
2）雄西智恵美・秋元典子編：成人看護学　周手術期看護論　第3版．ヌーヴェルヒロカワ，2014.
3）中島恵美子・山崎智子・竹内佐智恵編：ナーシング・グラフィカ成人看護学④　周術期看護　第3版．メディカ出版，2017.

6 深部静脈血栓症

静脈血栓症とは，静脈内に1つまたは複数の血栓が形成されることです。好発部位は骨盤・下肢の深部静脈（腸骨静脈〜下腿静脈）です。深部静脈血栓で最も危険なのは，下肢の静脈壁から血栓が剥がれ落ちて肺塞栓症や静脈炎後症候群といった重篤な合併症を引き起こすことです。

a. 原因
① 術中・術後の長期安静臥床による静脈うっ血
② 術中操作による血管壁の損傷
③ 血液凝固能の亢進
④ 昇圧薬（カテコールアミン）の使用による末梢血管の収縮
　▶血管の平滑筋のカテコールアミン受容体のうち，α受容体の刺激は血管の収縮効果をもたらす。
⑤ PCPS（経皮的心肺補助装置）など各種ライン挿入による下肢阻血
⑥ 血管周囲組織の炎症の波及
⑦ 腹腔鏡手術
炭酸ガスを送気し気腹した際，腹部の下大静脈を圧迫して下肢の静脈還流が悪くなる。
⑧ 脱水

b. 症状
① 皮膚の性状変化（皮膚の黒ずみ，発赤，冷感）
② 感覚異常（疼痛，しびれ）
③ 患肢の浮腫性腫脹や緊満
④ ホーマンズサイン陽性（足関節の背屈により腓腹筋痛が増強する）
⑤ 膝下部の痛み

c. 理学的所見・検査所見
① 脈の微弱化
② 下肢静脈の超音波検査，造影検査，造影CT検査
③ 血液データ（D-dimerの上昇）

d. 治療
① 血栓溶解薬の投与（ウロキナーゼなど）
② 抗凝固薬の投与（ヘパリン）
ヘパリンとアンチトロンビンⅢが結合し，トロンビン及び活性第Ⅹ因子を失活させることによって血液凝固を阻害する。
③ 血栓除去術

e. 看護のポイント

1）末梢循環の観察

上記の症状や所見の有無と程度を把握するために，次のことを観察します。

① 脈の触知の有無，左右差
・脈の触知部位をマーキングし，その後のチェックを容易に行えるようにする。
・脈の触知ができない場合は，ドップラーを用いて観察する。
② 患肢の皮膚性状の有無，腫脹・緊満の有無，感覚異常の有無

2）電気毛布などを使用し保温する

3）血栓予防のケア

術前から患者の年齢，肥満度，手術部位，手術時間，術後の床上安静期間などのリスク因子を把握し予防策をとります。危険因子の強度について図表17を，血栓予防については，本章G「治療・処置施行時の介助」（162ページ「13．血栓予防」）を参照してください。

■ 文献
1）雄西智恵美・秋元典子編：成人看護学　周手術期看護論　第3版．ヌーヴェルヒロカワ，2014.
2）中島恵美子・山崎智子・竹内佐智恵編：ナーシング・グラフィカ成人看護学④　周術期看護　第3版．メディカ出版，2017.

図表17　VTEの付加的な危険因子の強度

危険因子の強度	危険因子
弱い	肥満 エストロゲン治療 下肢静脈瘤
中等度	高齢 長期臥床 うっ血性心不全 呼吸不全 悪性疾患 中心静脈カテーテル留置 がん化学療法 重症感染症
強い	VTEの既往 血栓性素因 下肢麻痺 ギプスによる下肢固定

血栓性素因：アンチトロンビン欠乏症，プロテインC欠乏症，プロテインS欠乏症，抗リン脂質抗体症候群など．
（日本循環器学会：肺血栓塞栓症および深部静脈血栓症の診断，治療，予防に関するガイドライン．http://www.j-circ.or.jp/guideline/pdf/JCS2017_ito_h.pdf（2019年1月閲覧））

7　術後せん妄

　せん妄とは，身体疾患により惹起される精神や行動の障害のことで，脳に急性発症する多臓器障害の1つとされています。施設により異なりますが，老年患者の術後症例では17〜61％で発症を認めるとされています。

　せん妄は，既存の認知症などでは説明できない注意や意識，認知の障害を伴うことと，発症する病因が存在することが特徴です。

> **One Point　せん妄の影響**
> 　せん妄の発症は死亡リスクを高める，入院期間を延長させる，退院後の認知機能を低下させるなどの研究報告があり，患者の予後を悪化させる要因になります。

（1）危険因子

　せん妄の危険因子は①準備因子，②促進因子，③直接因子の3つからなります。詳細は第6章F「せん妄予防ケア」を参照してください。

　手術を受けるにあたり，①準備因子を情報収集して，発症リスクのスクリーニングを行っておくとよいでしょう。発症リスクの高い患者では，②促進因子への看護ケアを重点的に行うことで，せん妄予防に努めます。また，手術後には③直接因子としてショックや低酸素，麻薬の使用などでせん妄をきたすことがあります。

（2）症状

　せん妄は症状が1日のうちで変動し，日中は精神的に平穏であっても夜間になって症状が出現する特徴があります。緊急入院などで，アルコール離脱せん妄を発症すると身体症状が生じることがあります。図表18のような症状があります。

（3）治療

a．直接因子への対応
　せん妄の病因となる身体疾患，薬剤に適切に対処します

b．薬物療法
　経静脈投与のハロペリドール，糖尿病がない場合はクエチアピンフマル酸塩（セロクエル®），オランザピン（ジプレキサ®），糖尿病がある場合にはペロスピロン塩酸塩水和物（ルーラン®），リスペリドン（リスパダール®）が推奨されます。

c．予防目的の薬物療法
　メラトニン受容体作動薬であるラメルテオン（ロゼレム®）での，せん妄予防効果が検証されています。

d．非薬物療法
　促進因子を除去・軽減させるケアが重要です。

（4）看護ケアのポイント

a．せん妄の発症予測
　危険因子を把握することで，せん妄のハイリスク患者を特定します。

図表18　せん妄の代表的な症状

①精神症状	
注意の障害	注意を集中させ，維持する能力の低下
・会話に集中できず，すぐに他のことに気を取られたり，眠ったりする ・ライン類を触れることをやめず，そわそわとして落ち着かない	
意識の障害	失見当識，判断力の低下
・日付や場所，人物などがわからず，修正しても記銘できない ・会話の返答に時間がかかる	
認知の障害	記憶の欠損，異常体験，知覚の異常
・普段はなかった幻覚や幻聴，妄想体験がある ・異常な行動や辻褄の合わない会話をする ・簡易な問題ができない(100から7を引いていく計算問題，3つの数字を逆唱する暗記問題)	
精神活動の変化	精神活動の減弱，もしくは亢進。情緒の変動
・1日中傾眠で過ごし，活気がない。抑うつな気分 ・容易にイライラする，興奮してしまう	
②身体症状(特にアルコール離脱せん妄で認める)	
自律神経の活動亢進	
・発汗，頻脈，血圧上昇，瞳孔散大	
運動症状	
・振戦，ミオクローヌス，筋トーヌス	

b. せん妄の観察

せん妄は発見や治療が遅れると，医療従事者や家族への負担の増加，事故の増加につながります。そのため，せん妄の見逃しを減らすため，せん妄評価ツールを使用することが推奨されています。一般的にはCAM (Confusion Assessment Method)がよく用いられます。

c. 予防ケア(非薬物療法)

非薬物療法を早期から行うことで，せん妄を予防する効果が検証されています。第6章F「せん妄予防ケア」を参照してください。

d. 安全の確保

どれだけ予防ケアを行っても，せん妄を発症してしまうことがあります。せん妄状態では，ライン類の自己抜去や転倒などのリスクが上昇するため，安全確保が第一です。危険行動を伴う場合，やむを得ない場合に薬剤による静穏化や身体拘束を検討することもあります（図表19）。抑制時には末梢循環不全(発赤，冷感，皮膚剥離)などの有害事象に注意します。

e. 家族への対応

手術後に，家族が普段と異なる患者の様子を前に困惑することがあります。手術後に起きやすい生体反応であること，数日の間に改善することを説明して，安心できるよう支援します。

■文献

1) 日本集中治療医学会・J-PADガイドライン検討委員会編：実践 鎮痛・鎮静・せん妄管理ガイドブック. 総合医学社, 2016.
2) 日本総合病院精神医学会せん妄指針改訂班編：増強改訂 せん妄の臨床指針(せん妄の治療指針 第2版). 星和書店, 2015.

8 縫合不全

縫合不全とは，手術で吻合した組織が癒合せず，

図表19　抑制具と注意点

抑制具	主な使用場面と注意点
抑制帯	・四肢の動きが激しい時，四肢の可動域を制限することでライン類の事故抜去を予防する。 ・内シャントのある患者はシャント閉塞に注意する。
ミトン	・手指の掌握運動を制限することで，ライン類の事故抜去を予防する。 ・上肢の可動域は制限されないため，ライン類などはタオルなどを使用して引っかからないように工夫する。
体幹ベルト 体幹チョッキ	・体幹の起き上がりや不用意な寝返りを制限することで，ベッドからの転落を予防する。 ・体幹ベルトはすり抜けや起き上がりを制限できないため，これらの行動があれば体幹チョッキを使用する。

※身体抑制（拘束）は他に代替案がない場合の最終手段です。身体抑制をしなくてもすむように，安全で安心なケアを提供することが看護といえます。万が一やむを得ず，治療上身体拘束が必要だと判断される場合は，医師とよく話し合い，指示を確認する必要があります。自分が所属するチームのルールをよく確認しましょう。

縫合した部位の一部または全体が離開することです。正常な創癒合過程では縫合してから2～3日で線維芽細胞の活性化が起こり，約7日間で癒合が完成しますが，何らかの原因で生理的癒合が障害されると縫合不全が起こります。そのため，縫合不全の多くは術後3～10日頃に発症します。創離開も縫合不全の1つですが，通常は消化管や気管などの管腔臓器の吻合部から内容物が管腔外に漏出する状態を指します。吻合部位により流出する内容物が異なるため引き起こされる合併症にも違いがあり，対処が遅れると炎症が全身におよび，敗血症性ショックやDIC（播種性血管内凝固症候群）を引き起こして多臓器不全に進行するなど，重篤になり得る合併症です。

（1）要因

a. 局所因子

・吻合部の血行障害

不適切な吻合手技などによる吻合部局所の血行不全と不要な組織損傷や，不適切な位置に挿入されたドレーンや胃管による吻合部周囲圧迫が原因

・吻合部の過緊張

引き寄せた消化管の創縁に圧がかかる，周囲組織との癒着が強く牽引力が働く，排ガスや腸管内容物の停滞による消化管内圧の亢進などが原因

・吻合局所の感染

術前に十分なコロンプレパレーションができない緊急手術や消化管穿孔などの場合，吻合部の汚染から感染を起こしやすい

・不適切な縫合手技

b. 全身因子

・低栄養状態による免疫力の低下
・貧血による吻合部への酸素供給不足
・ステロイドの大量投与による免疫力の低下
・糖尿病
・肥満

（2）症状

炎症に伴う発熱・頻脈・腹痛があります。

（3）理学的所見・検査所見

①ドレーンから消化管内容物の排出
②炎症データの上昇（白血球・反応性蛋白の上昇）
③局所感染の所見（胸膜炎・腹膜炎・膿瘍・胸水貯留・腹水貯留）
④全身感染の所見（敗血症性ショック・DICなど）

(4)治療

① ドレナージ

② 禁飲食・TPN（中心静脈栄養法）管理

禁飲食により吻合部の過度の緊張や血行障害を最小限にする。

③ 抗生物質の投与

(5)看護ケアのポイント

上記の症状や所見の有無と程度を把握するために，次のことを観察します。

a. ドレーンからの排液量，性状，臭気の変化

- 排液量の増加や性状の変化などの異常発見時は速やかに医師に報告する。
- ドレーンが詰まらないように，ドレーンが屈曲しない位置で固定し，適宜ミルキングを行う。
- ドレーン挿入部や創部からの滲出がある場合は適宜包交を行う。必要に応じてガーゼの重さを測り出血量を計算する。

b. 縫合不全に伴う全身状態の変化

- 発熱，頻脈，腹痛の有無
- 重症感染時は，敗血症性ショックやDIC症状の有無

c. 検査データの確認

- 消化管・瘻孔造影検査所見
- 血液データ
- X線，CT，超音波検査所見

d. ドレーン刺入部周囲の皮膚ケア

- ドレーン刺入部から漏出する消化液が直接皮膚に付着することで発赤や糜爛を生じやすいため，汚染時は速やかにガーゼ交換を行い，漏出量が多い場合はドレナージ専用のパウチを使用する。

e. 精神的ケア

- 縫合不全による腹痛などの身体的苦痛に対し鎮痛薬を使用する。
- 禁飲食期間やドレーン挿入による拘束感，入院が長期化することによる精神的・経済的苦痛も増強するため，患者の不安やストレスを軽減できるような関わりを行う。

f. 術前からリスク要因の把握

- 栄養状態をアセスメントし低栄養の場合はNST（栄養サポートチーム）と連携して栄養状態改善を図る。
- 糖尿病の場合，医師と連携し術前から血糖コントロールを図る。
- 術後に十分な酸素化が図れるよう，呼吸器合併症予防のための呼吸訓練を行う。

> **One Point　NST（nutrition support team：栄養サポートチーム）**
>
> 医師，看護師，管理栄養士，薬剤師，言語聴覚士，理学療法士などの職種が連携し，患者の栄養状態の評価・判定を行い，患者に適した方法で栄養状態改善に取り組むチームのことを言う。

■ 文献

1) 雄西智恵美・秋元典子編：成人看護学　周手術期看護論　第3版．ヌーヴェルヒロカワ，2014．
2) 中島恵美子・山崎智子・竹内佐智恵編：ナーシング・グラフィカ成人看護学④　周術期看護　第3版．メディカ出版，2017．

9 ADLの低下

ADLの低下は，呼吸や循環動態が不安定な患者にのみ起こるのではなく，術前からの栄養状態や筋力が大きく影響します。これらの術前からの全身状態に加え，手術時間や手術による生体への侵襲，術後合併症や安静制限が複合的に影響した結果ADLの低下が生じます。また，低侵襲手術であっても年齢や術前からの全身状態によって，術後の身体への影響はさまざまです。したがって，ADLの回復支援は一律ではなく，ADLの低下を引き起こす要因を整理し，それぞれの要因に合わせて早期からアプローチすることが重要となります。

（1）ADL低下を起こす要因

a. 循環器系

術中や術後の出血，不感蒸泄に加え，手術侵襲による水分分布の変化（血管透過性亢進による血管外への水分移動），発熱による不感蒸泄量の増加（1℃の上昇で15%増加[1]），鎮痛薬の血管拡張作用などによって，血管内は脱水傾向となります。また，臥床安静の期間が長期化すると心肺圧受容体反射により利尿を促進させ，血漿量の減少を認めます（臥床24時間後には，血漿量の5〜10%減少[2]）このため，臥床から離床拡大した際に眩暈やふらつき，不整脈を自覚します。これらの自覚症状が術後のADLの低下を引き起こす要因になります。

> **One Point　起立性低血圧のメカニズム**
>
> 臥床から立位になると上半身にある血液の約750mLが下肢に流れる。下半身の筋力が低下していると，下肢の血液が脳に戻りづらいため，脳への血流量が低下し，眩暈やふらつきが起こる。

> **Key word　心肺圧受容体反射**
>
> 大静脈─右心房の接合部・肺静脈─左心房接合部に血圧受容体反射があり，体内水分量をモニタリングしている。

b. 呼吸器系

全身麻酔は，気管線毛上皮活動を低下させ，気道粘膜の腫脹や分泌物増加とともに末梢の気管を狭小化することで分泌物を増加させます。一方，分泌物を除去するための咳嗽は，「安静時に比べて62%の消費エネルギーが必要」[3]になるため，咳嗽は疲労をもたらします。また，術中の同一体位による安静臥床は荷重を受けた肺を潰すため，低酸素をもたらします。「仰臥位による手術では，換気量が80〜90%に低下」[4]します。また強い咳嗽や深呼吸は，創部に痛みを伴うため浅い呼吸になりやすく，さらに無気肺を進行させます。その結果，活動による酸素消費に酸素供給が見合わないと呼吸回数の上昇から呼吸筋疲労を引き起こします。疲労は安静臥床期間を長期化させ，ADLの低下を引き起こします。

c. 消化器系

開腹術・全身麻酔によって腸管運動が停止します。通常は12〜72時間以内に回復してきます。また，オピオイド鎮痛薬は腸管運動を抑制させ，悪心・嘔吐が引き起こされます。腹部膨満や悪心・嘔吐によって活動が低下し，ADLの低下を引き起こします。

d. 疼痛／せん妄

疼痛コントロールが不良の場合は，活動意欲を減退させます。疼痛はせん妄の促進因子（本章D「手術後に起こりやすい合併症」84ページ「7. 術後せん妄」参照）となるため，せん妄を予防するためにも疼痛コントロールは重要です。また，せん妄には低活動型もあり，見落とされやすく，低活動せん妄による活動低下もADL低下を引き起こす要因となります。

e. 運動器系

「臥床による筋力低下は1日で約5〜8%低下し，元に戻るためには安静期間の2〜3倍の期間」[5]がかかります。また，手術侵襲によって，筋肉内のグリコーゲン消費に続き筋蛋白質が分解・消費され，重症な患者では1日に2%の筋蛋白質が消費されるため，術後は筋力低下が生じやすくなります。手術による侵襲と安静期間が長期化することで筋力低下が引き起こされ，整容などの少しの活動でも疲労を感じるため，活動意欲が低下しADLの低下を引き起こす要因になります。

■ 文献

1) 鎌倉やよい：周術期の臨床判断を磨く—手術侵襲と生体反応から導く看護. pp12-13, 医学書院, 2008.
2) 道又元裕編：重症患者の全身管理—生体侵襲から病態と看護ケアが見える. p45, 日総研出版, 2009.
3) 田村陽他：咳嗽によるエネルギー消費量に関する検討. 理学療法科学. 27（5）：577-581, 2012.
4) 日本手術看護学会編：手術看護基準　改訂2版. p61, メディカ出版, 2005.
5) 鳥羽研二編：高齢者への包括的アプローチとリハビリテーション. pp168-172, メジカルビュー社, 2006.

> **One Point　知っておきたい呼吸の知識**
>
> 　安静臥床から活動をはじめると，より一層酸素を巡らせるために呼吸回数が増える。しかし，早く短い呼吸は酸素供給にとって効率が悪く，息が上がった状態が続く。意識してゆっくりした呼吸をすることで，効率よく速やかに全身に酸素を巡らせることができる。
> 　下記の例を参考に考えてみよう。
> 例：安静時の成人の1回換気量は500mL
> 　　　1分間の呼吸回数15回
> 　　　死腔量（口鼻〜気道にあるガス交換に関係ない空気量）150mL
>
> 安静時の1分間の換気量
> （500mL-150mL）×15回＝5250mL
>
> 呼吸数が早く，1回の換気量が低下した場合の1分間の換気量
> （300mL-150mL）×25回＝3750mL
>
> 例の場合，1500mL近い換気量の違いがある。

Part V Section E

手術に伴う与薬と処置

View

手術を安全に行い，手術侵襲からのすみやかな回復を助けるために，周手術期にはさまざまな薬が患者に投与されます。薬のなかには重篤な副作用が出現したり，投与量によっては生命に影響を与えたりするものもあります。
看護師は薬の使用目的や薬理作用を知り，正確な投与および投与前後の観察を行います。特に与薬や処置前の確認行動が正しく行えるように，手順書やチェックリストなどを活用しましょう。

1 手術前後で使用する薬物

(1) 前投薬について

ERAS（enhanced recovery after surgery）の普及により（本章G「治療・処置施行時の介助」140ページ「5．手術前の準備」参照），前処置は大きく緩和されました。ERASの一環として，麻酔前投薬は投与されなくなってきています。

(2) 手術前に中止を考慮される薬物

手術患者の高齢化や生活習慣病の蔓延に伴い，さまざまな基礎疾患を有し投薬治療を受ける患者が増えています。一般的に薬物療法の多くは手術当日まで継続しますが，手術中および手術後の生体反応に影響を及ぼす薬，せん妄を惹起する可能性のある薬は，手術前に中止される場合があります。現在は入院から手術までの日数が短いため，入院時に投薬を中止しても，十分な期間が取れない可能性もあります。入院時のインタビューの際はもちろんですが，外来でのインタビューの際から正確な服薬状況を把握しておくことが大切です。特に複数の病院・診療科から投薬を受けている患者では，正確な情報を把握することが重要です。

1）抗凝固薬・抗血小板薬
- 抗凝固薬や抗血小板薬を服用中の患者が手術を受ける場合，出血のリスクが高くなるため術前に休薬する。
- ワルファリンカリウム（ワーファリン®）などの抗凝固薬は手術の5日以上前に中止し，ヘパリン（ヘパリンナトリウム注®）の静脈内注射へ変更する。
- ※心房細動患者で抗凝固療法を行っている場合，休薬により脳梗塞などを起こすリスクが高くなるため，ヘパリン（ヘパリンナトリウム注®）によるブリッジ療法を行うことが推奨されている。
- 不可逆的に作用する抗血小板薬は7日以上前から休薬する。

2）降圧薬
- 高血圧は最も頻度の高い術前合併症の1つである。高血圧患者は周手術期に血圧変動をきたしやすいため，原則として術前に内服している降圧薬は手術当日まで継続する。
- ACE（アンジオテンシン変換酵素）阻害薬お

よびARB（アンジオテンシンⅡ受容体拮抗薬）は術前24時間の服用を中止する。

3）利尿薬

ループ利尿薬，サイアザイド系利尿薬は尿中へのカリウム排泄に伴い血清カリウム濃度を低下させ，ジギタリス中毒の発生頻度が高まるため，必要に応じて一時休薬します。

4）経口糖尿病治療薬

HbA1c＜7％で2時間程度の手術であれば，手術当日に中止し，術中，術後の禁食期間はスライディングスケールにより調整します。

血糖コントロールが不良の場合や，インスリン依存状態の場合は，手術の1～2週間前から入院のうえ，強化インスリン療法を行います。また，手術当日からインスリン持続静脈内投与へ変更する場合もあります。

5）睡眠導入薬
6）気分安定薬
7）女性ホルモン薬
8）サプリメント

健康志向の高まりによりサプリメント利用者が増えています。サプリメントとして服用されているハーブの中には血液凝固に影響を与えるものがあり注意が必要です。

手術前に中止を考慮される薬物は図表1のとおりです。

（3）手術前に薬物が投与される主な疾患

主な薬物と使用疾患は，図表2のとおりです。全身的な疾患は，手術侵襲に耐える力を低下させ，大きな合併症を引き起こす要因となります。そのため，疾患によっては術前に身体機能をなるべく正常化し，有害な身体反応や合併症が出現するのを防ぎます。食道がんの手術では術後の循環動態を安定させ，術後の過剰反応を軽減させる目的で術前にステロイド投与を行う場合があります。

（4）術後感染予防のための抗菌薬の適正使用

手術部位感染（SSI：surgical site infection）の予防を目的に使用します。原則として手術部位の常在細菌叢に効果のある薬剤が選択されます。手術部位から常在細菌以外の細菌が検出されている場合は，その細菌に効果のある抗菌薬を選択します。手術開始時に十分な効果が発現されるよう，手術開始1時間以内に投与し，長時間手術の場合には半減期の2倍の間隔で追加投与を行います。抗菌薬を図表3に示します。

（5）手術中，手術後に投与される主な薬物

手術後の身体状況を予測して手術後に投与される薬の指示が医師より出されます（一般的な状況は本章A「手術侵襲と生体反応」を参照）。与薬時には，手術侵襲による体液量の喪失，電解質のアンバランスなどによる血圧低下や不整脈，抗利尿作用などが予測されますので，①手術侵襲と生体反応，②全身麻酔薬の副作用，③組織切開による疼痛を理解しながら観察することが大切です。

また，麻酔薬の副作用としての中枢性嘔吐や創痛の増強などの苦痛に対し，早期に軽減を図る対策が必要となります。そのため，主な薬について作用や副作用，作用時間を知り，患者が今どのような状態や回復過程にあるのかを理解しながら薬の効果をアセスメントすることが大切です。

> **One Point　アレルギー情報にも注意**
>
> 手術中にはラテックス，消毒薬，造影剤，局所麻酔薬，ヘパリンなど多くの薬物が使用されるので，アレルギーやヘパリン起因性血小板減少症（HIT：heparin induced thrombocytopenia）の有無についても術前に情報収集をしておくことが重要。

a. 心血管作動薬

使用の指標として大切なのは血圧です。周手術期における血圧低下は，心筋収縮力（ポンプ作用）の低下か，循環血液量の減少によることが多いです。一方，血圧上昇は出血・梗塞などの合併症のリスクが高まるので薬物投与により目標血圧を維持します。

心血管作動薬はいずれも微量で大きな作用があ

図表1 手術前に休薬や他の薬への変更を考慮される薬

薬効分類	薬剤(商品名)	中止する時期	中止の理由
抗血栓薬	経口抗凝固薬 ワルファリンカリウム (ワーファリン®) ヘパリン (ヘパリンナトリウム注®) 抗血小板薬 (バイアスピリン® プラビックス®など)	手術予定の5日以上前から中止。 手術予定の約4時間前から中止。 手術予定の7日以上前から中止。	手術操作による出血をコントロールするのが困難になるため。
降圧薬	β遮断薬 (テノーミン® メインテート®など) ACE阻害薬／ARB (コバシル® レニベース®など) Ca拮抗薬 (カルブロック® ヘルベッサー®など)	手術当日までの服用が原則。術後もできるだけ早く再開する。	術後は血圧の変化による合併症が生じやすい。
利尿薬	サイアザイド系利尿薬 (フルイトラン®など) ループ利尿薬 (ラシックス®など) K保持性利尿薬 (アルダクトンA®など) 炭酸脱水酵素阻害薬 (ダイアモックス®など)	ACE阻害薬／ARB併用時や脱水傾向の場合，必要に応じて一時休薬となる。	低カリウム血症や代謝性アルカローシスを生じるため。
経口糖尿病治療薬	ビグアナイド系薬 (メトグルコ®など) スルホニル尿素系薬 (アマリール®など) αグルコシダーゼ阻害薬 (グルコバイOD®など) DPP-4阻害薬 (ジャヌビア®など) など	HbA1c<7%で2時間程度の手術であれば，手術当日に中止する。 血糖コントロールが不良の場合や，インスリン依存状態の場合は，手術の1〜2週間前から入院のうえ，強化インスリン療法を行う。また，手術当日からインスリン持続静脈内投与へ変更する場合もある。	短期間の血糖コントロールが困難であり，手術中低血糖になるのを防ぐため。
睡眠導入薬	ベンゾジアゼピン(類似)系 (マイスリー® ハルシオン® レンドルミン®など)	手術数日前より漸減もしくは他の睡眠薬へ変更する。	突然の服用中止による離脱症状や術後せん妄を惹起させる可能性があるため。
気分安定薬	気分安定薬 (リーマス®など)	血中濃度維持のために基本的には手術直前まで継続する。	手術後，腎機能低下や脱水により，リチウム中毒の可能性があるため，術後の観察には注意を要する。
女性ホルモン薬	卵胞ホルモン・黄体ホルモン配合剤 (ヤーズ配合錠® ルナベル配合錠®など) 卵胞ホルモン製剤 (プレマリン錠®) など	手術前4週間，術後2週は休薬が必要。 手術前4週間は休薬が必要。	血液凝固能が亢進され，心血管系の副作用の危険性が高くなることがあるため。

図表2 手術前に薬物が投与される主な疾患とポイント

疾患	病態	ポイント
循環器疾患	高血圧	降圧薬にて血圧のコントロールをする。 高血圧症は動脈硬化も併発していることが多く,心筋虚血・脳血管障害を起こしやすいため。
内分泌疾患	糖尿病	血糖コントロールする。
	甲状腺疾患など	機能を正常に戻す。 必要ならホルモン補充療法を行う。
	原発性アルドステロン症	低カリウム血症の補正をする。
	褐色細胞腫	α受容体遮断薬を使用する。
神経筋疾患	重症筋無力症	抗コリンエステラーゼ薬,副腎皮質ホルモン薬を使用する。

り,バイタルサインに影響を与えます。持続投与の場合は,専用のルートとポンプ類を使用し,マニュアルに沿って確実に投与します。交感神経作動薬のなかには血管外漏出にて壊死をきたす薬剤もあるので,末梢血管から投与する際は,皮膚の観察を継続的に行います。

薬物の使用時は,常にバイタルサインを総合的にアセスメントして,原因は何かを見極めることに努めましょう。これは,異常の早期発見・早期対応を可能にします。主な心血管作動薬を**図表4**に示します。

b. 鎮痛薬

痛みには,術式,手術終了後の経過時間だけでなく,患者の性格,不安の程度,社会的役割,年齢,性別,時間帯など,さまざまな要因が関係するので,総合的に介入することが必要です。また,痛みがあると,不安・不眠・意欲の低下をきたし,患者の回復への意欲・合併症予防行動を阻害するばかりでなく,交感神経を刺激して手術からの回復過程を遅らせます。術後合併症を予防し早期離床を行うためにも看護師は鎮痛薬の作用を知り,効果的に使用していくことが大切です。主な鎮痛薬を**図表5**に示します。

c. 消化器系薬

中枢性・末梢性嘔吐に対して制吐作用および消化管運動が促進されますが,褐色細胞腫では急激な昇圧発作を起こすことがあります。また,間脳の内分泌機能調節異常,錐体外路症状などが現れることがあります。主な消化器系薬を**図表6**に示します。

d. 利尿薬

術中は術野での出血や水分喪失,サードスペースへの水分移行により循環血液量不足の状態に陥りやすく,また,麻酔薬による血管拡張により,尿量は減少しやすくなります。そのため,薬の使用に際して,尿量低下の原因が腎前性か腎性か判断するために,尿比重,バイタルサイン,血液データ(電解質,ヘマトクリット,ヘモグロビン,血液ガスなど)の確認をします。ただし,急激な利尿でバイタルサインの変動をきたすことがあるので注意深い観察が必要です。主な利尿薬を**図表7**に示します。

e. 抗不整脈薬

術中に不整脈が発生することがあります。元々不整脈が発生していなかった患者に不整脈が発生した場合,原因が手術に起因するもののほかにないかを確認し,電気ショックの適応がなければ薬剤の使用を考慮します。主な抗不整脈薬を**図表8**に示します。

f. 止血薬

止血薬の投与により輸血量を減じることができます。凝固異常や線溶系の異常,血小板凝集機能異常などさまざまな状況で出血量が増大するため,出血を発生させている原因を検索し,それぞれの病態に適した止血薬を使用する。主な止血薬を**図表9**に示します。

図表3　抗菌薬

1．皮膚常在菌のみを予防抗菌薬のターゲットとする手術

領域	臓器	ターゲットとする皮膚常在菌[*]	主な予防抗菌薬
心血管外科	心臓, 血管	黄色ブドウ球菌, 連鎖球菌	CEZ, SBT/ABPCなど
一般外科	乳腺, ヘルニア(鼠径など), 脾		
整形外科	骨, 関節, 筋		
脳神経外科	脳, 神経		
眼科	眼, 眼付属器(涙道を除く)		

2．皮膚常在菌に加え，臓器特有の常在菌を予防抗菌薬のターゲットとする手術

領域	臓器	ターゲットとする臓器特有の常在菌[*]	主な予防抗菌薬
消化器外科(消化管), 泌尿器科(消化管利用)	上部消化管(食道, 胃, 空腸)	大腸菌, 肺炎桿菌	CEZなど
	下部消化管(回腸, 結腸, 直腸, 肛門)	*Bacteroides fragilis* (*B. fragilis*)グループ, 腸内細菌科細菌	CMZ, FMOX, CEZ＋MNZなど
耳鼻咽喉科(口腔を開放), 口腔外科	口腔, 咽頭, 喉頭	口腔内嫌気性菌, 連鎖球菌	SBT/ABPC, CMZ, FMOXなど
耳鼻咽喉科(口腔を開放しない)	耳, 鼻	黄色ブドウ球菌, 連鎖球菌	CEZなど
婦人科	腟・子宮	*B. fragilis*グループ, 腸内細菌科細菌	CMZ, FMOX, CEZ＋MNZなど
眼科	涙道	黄色ブドウ球菌, 連鎖球菌	CEZなど

3．臓器には常在菌は存在しないが，隣接する消化管(口腔・咽頭，十二指腸，小腸，大腸)の常在菌[**]を予防抗菌薬のターゲットとする手術

領域	臓器	隣接する消化管の常在菌	主な予防抗菌薬
泌尿器	尿道, 膀胱, 尿管, 腎, 前立腺	腸内細菌科細菌	CEZ, CTM, SBT/ABPC, アミノグリコシド系薬など
消化器外科(肝胆膵)	肝, 胆嚢, 胆管, 膵	腸内細菌科細菌	CEZ, CTMなど
胸部外科(気道が胸腔内で開放される場合)	肺, 気管	口腔内嫌気性菌, 連鎖球菌	SBT/ABPCなど

[*]：皮膚ではコアグラーゼ陰性ブドウ球菌，下部消化管では腸球菌が主な常在菌の一つであるが，予防抗菌薬によるカバーは行わない。

[**]：①隣接消化管常在菌による術前からの尿路(尿)，前立腺，胆道(胆汁)へのcolonizationの可能性や，②当該手術の術中操作において隣接消化管常在菌が術中汚染菌となる可能性。

(日本化学療法学会／日本外科感染症学会術後感染予防抗菌薬適正使用に関するガイドライン作成委員会編：術後感染予防抗菌薬適正使用のための実践ガイドライン. p10, http://www.chemotherapy.or.jp/guideline/jyutsugo_shiyou_jissen.pdf, http://www.gekakansen.jp/file/antimicrobial-guideline.pdf(2019年2月閲覧))

図表4　心血管作動薬

薬効分類	一般名（商品名）	作用
交感神経作動薬	イソプレナリン塩酸塩（プロタノールL®）	純粋なβ刺激作用：心収縮力増強，心拍数増加，血管拡張，気管支拡張
	ドパミン塩酸塩（イノバン®）	低用量（1～3μg/kg/分）：血管拡張作用により臓器血流が増加，腎血流増加により利尿作用 中等領（3～10μg/kg/分）：$β_1$受容体への刺激作用が出現し心収縮力と心拍数が増加 高用量（10～20μg/kg/分）：α受容体刺激が優位となり，血管収縮作用により心拍数・心拍出量が増加し血圧が上昇
	ドブタミン塩酸塩（ドブポン®）	β状態刺激が主作用：心収縮力を増強し末梢血管を拡張。心拍数増加
	アドレナリン（ボスミン®）	低用量ではβ受容体刺激：気管支拡張，心拍数増加，心拍出量増加 高用量ではα受容体刺激優位：血管収縮，高血圧
	ノルアドレナリン	低用量ではα受容体刺激：血管収縮 高用量ではβ受容体刺激優位
血管拡張薬	カルシウム拮抗薬：ニフェジピン徐放剤（アダラートCR®），ニカルジピン塩酸塩（ニカルジピン塩酸塩注®）など	カルシウムの細胞内流入をブロックして血管を拡張する。末梢血管拡張作用が強い。
	ニトログリセリン（ミリスロール注®）	主に静脈血管を拡張する。静脈還流を低下し，前負荷を軽減する。
	ニトロプルシドナトリウム水和物（ニトプロ®持続静注液）	動脈血管を拡張する。調整性がある。
	アルプロスタジル　アルファデクス（プロスタンディン®）	主に動脈血管を直接拡張する。血小板凝集抑制作用がある。
強心薬	ジギタリス（ジゴシン®）	心収縮力増強，刺激伝導系抑制などの作用により心不全改善，頻脈改善の作用。 過剰投与により，ジギタリス中毒となり，不整脈，徐脈，消化器症状などが生じる。また，低カリウム血症では中毒症状が出現しやすいため，血液データに注意が必要。

（6）周手術期の輸液管理

周手術期の輸液は，循環血液量を維持し，各臓器の血流を保ち，血行動態を安定させることを目的として行います。周手術期の体液・代謝変動を理解したうえで輸液を行いますが，術中～術後の経過は手術部位や術式によって大きく異なるため，一律に輸液は標準化できません。

①術前
目的：術前の経口摂取中止による脱水を補正
　　　低栄養状態の改善。

使用薬剤：脱水補正には維持液（3号液）

栄養状態改善には高カロリー輸液。

②術中
目的：術前の欠乏分の補充。
　　　尿，不感蒸泄による生理的喪失分の補充
　　　麻酔による血管拡張や出血などに起因する循環血液量減少の補充。
　　　循環血液量減の維持。

使用薬剤：蒸散には5％ブドウ糖液，維持液。
　　　　　出血には，細胞外液（等張液）及び輸血。
　　　　　術中の循環血液量の減少には細胞内

図表5　鎮痛薬

薬効分類	特徴	一般名（商品名）	使用上のポイント
麻薬性鎮痛薬 局所麻酔薬	使用後は呼吸抑制，悪心・嘔吐が出現することがある。また，持続投与時は，便秘のリスクが高まるので対処が必要である。	フェンタニルクエン酸塩（フェンタニル®）など レボブピバカイン塩酸塩（ポプスカイン®）など	PCA（patient-controlled analgesia）ポンプを利用した静脈内投与もしくは，硬膜外注入を行う場合が多い。硬膜外注入では，穿刺部の血腫により，不可逆性の神経障害が発生することがあるので，感覚だけでなく運動障害の有無も観察する必要がある。
非ステロイド系抗炎症薬	手術当日で禁飲食の場合は点滴や座薬などが用いられる。	ロキソプロフェンナトリウム水和物（ロキソニン®） アセトアミノフェン（アセトアミノフェン®） ジクロフェナクナトリウム（ボルタレン®）など	胃部不快，消化性潰瘍などの消化器症状が出現することがあるため注意する。発熱の際に使用すると，一挙に発汗して解熱した際に血圧低下がみられることもあるので使用後は注意して観察する。

図表6　消化器系薬

薬効分類	一般名（商品名）	特徴
消化性潰瘍治療薬	【プロトンポンプ阻害薬】 ランソプラゾール（タケプロン®）など 【ヒスタミンH₂受容体拮抗薬】 ファモチジン（ガスター®）など	術後のストレスや頭蓋内圧亢進などで，上部消化管潰瘍が生じやすいので，左記のような薬剤が投与される。
胃腸機能調整薬	メトクロプラミド（プリンペラン®） ドンペリドン（ナウゼリン®）など	悪心などの消化器症状を改善し，消化管運動を促進する。

図表7　利尿薬

薬物分類	一般名（商品名）	特徴
ループ利尿薬	フロセミド（ラシックス®）など	強力な利尿作用をもち，尿中へのナトリウム，クロールの排泄を促す。
カリウム保持性利尿薬	スピロノラクトン（アルダクトンA®）	尿中のナトリウム排泄増加，カリウム排泄減少をもたらす。

図表8　抗不整脈薬

一般名（商品名）	適応	持続時間	副作用
アトロピン硫酸塩水和物 （アトロピン硫酸塩®）	徐脈の治療	約15分	頻脈
ランジオロール塩酸塩 （オノアクト®）	頻脈性不整脈に対する緊急処置	持続投与して用いる 消失は早い	徐脈，低血圧
ベラパミル塩酸塩 （ワソラン®）	頻脈性不整脈	15〜30分程度	血圧低下， 房室ブロック
ジルチアゼム塩酸塩 （ヘルベッサー®）	頻脈性不整脈 異常高血圧	15〜30分	徐脈， 房室ブロック

図表9　止血薬

一般名（商品名）	適応	副作用
カルバゾクロムスルホン酸ナトリウム （アドナ®）	毛細血管抵抗性の減弱及び透過性の更新によると考えられる出血傾向	ショックを起こすことがある
トラネキサム酸 （トランサミン®）	線溶亢進が関与すると考えられる出血傾向	血栓形成傾向となることがある。血栓のある患者及び現れる恐れのある患者への使用は注意
メナテトレノン （ケイツーN®）	ビタミンKの欠乏による出血傾向	発疹，発赤，掻痒

への水分移行が少なく，組織間隙や血管内への水分補給が主となる細胞外液（等張液）。

③術後

目的：手術による体液喪失補充。
　　　サードスペースへの細胞外液移動分補充。
　　　出血やドレーンからの廃液などの異常喪失量補充。
　　　体内の恒常性を維持。
　　　絶飲食による欠乏補充。

使用薬剤：術後1〜2日目は細胞外液主体で輸液補充。
　　　術後3日目以降（利尿期）では，ストレスホルモンが正常化し，サードスペースから水分が血管に戻り尿量が回復してくるため，維持液主体に移行する。過剰輸液は心不全や肺水腫の原因となるため，肝・腎・心機能低下時は利尿剤を適宜使用する。

主な輸液分類と製品名を **図表10** に示します。

■ 文献

1）車武丸・渡部早人編：OPE NURSING 2016年臨時増刊　なぜ？だからこうする！がすぐわかる　手術看護の超重要ポイントオールカラーマスターブック．メディカ出版，2016．
2）讃岐美智義編：改訂版　麻酔科薬剤ノート—周術期の麻酔・救急対応薬の使用のポイント．羊土社，2014．
3）EB NURSING編集委員会編：EB NURSING Vol. 10 増刊2号　看護のエビデンス「いま」「むかし」．中山書店，2010．
4）河野克彬：ナースのための輸液実用ポケットマニュアル．日総研出版，2001．
5）松永明編：LiSAコレクション　症例で学ぶ新しい周術期の輸液管理．メディカルサイエンスインターナショナル，2014．

図表10　主な輸液分類と製品名

分類	製品名
維持液	ソリタT3号輸液®，ソルデム3A輸液®，ソルデム3AG輸液®，フィジオ35輸液®，トリフリード輸液®，ヴィーン3G輸液®
細胞外液補充液 （等張電解質液）	生理食塩液 リンゲル液 乳酸リンゲル液：ラクテック注®，ラクテックD輸液®，ラクテックG輸液®，ソルラクト輸液®，ソルラクトD輸液® 酢酸リンゲル液：ソルアセトF輸液®，ヴィーンF輸液®，ソルアセトD輸液®，フィジオ140輸液® 重炭酸リンゲル液：ビカーボン輸液®，ビカネイト輸液®
高カロリー輸液	ハイカリック液®，ピーエヌツイン®，アミノトリパ®，エルネオパ®

F バイタルサインの観察

Part V Section

View

バイタルサイン(生命徴候)とは,「意識レベル・呼吸・脈拍・血圧・体温」といった人間の生命維持に関わる基本的な徴候をいいます。バイタルサインの観察は,基本的な技術でありますが,同時に患者の状態変化を判断するための最も重要な技術であるともいえます。

観察によって得た情報の意味を他の情報と関連づけて理解することで,異常を早期発見することができ,状態を安定させるための行動につなげることができます。

1 意識レベルの観察

術後は,麻酔による鎮静,手術侵襲に伴うせん妄の発症のほか,手術の合併症のための意識障害が出現する可能性もあり,意識レベルの観察は重要となります。異常の発見のためには,術前の状態との比較も必要ですので,術前の意識レベルもアセスメントを行ううえでは重要な情報です。

(1)意識とは

意識がある状態とは,自分や周囲の環境が正しく理解(認知機能)でき,外部からの刺激に適切に反応(表出機能)ができる状態をいいます。評価は覚醒度(清明度)と認知能力(質・内容)によって行われます。

(2)意識を正常に保つ仕組み(図表1)

覚醒状態を保持するのに重要な働きをしているのが,脳幹にある上行性網様体賦活系です。脊髄や他の神経器官から集められた感覚情報を,視床を経由して大脳皮質に伝えることによって大脳皮質を刺激し,覚醒状態を保っています。一方情報を認知するのに重要な働きをしているのは,大脳皮質です。上行性網様体賦活系と大脳皮質のどこかに障害が生じると意識障害が起こるとされています。

(3)意識レベルの評価(図表2)

意識レベルの評価は治療方針に大きく影響を及ぼします。常に正確な評価が行えるように,日頃から正しい評価の方法を心がけましょう。周手術期では,麻酔からの覚醒状況や鎮静の状態を的確にアセスメントするために,意識レベルを正しく評価し,共通の指標等を用いて示すことが重要です。意識の変化を数値として客観的に評価するため一般的にジャパン・コーマ・スケール(JCS)(図表3)や,グラスゴー・コーマ・スケール(GCS)(図表4)などの指標が使われています。

疼痛刺激を与える場合,残酷なことをしていると患者・家族に誤解を与えてしまうおそれがあるので,あらかじめ正確に意識レベルを判定することの意義と方法を患者・家族に説明し,了承を得ておくことが重要です。

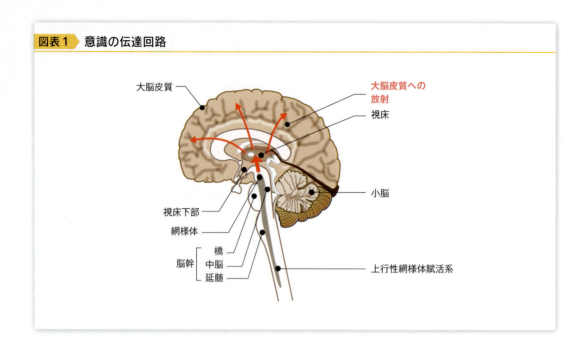

図表1 意識の伝達回路

2 呼吸の観察

術後は，組織酸素消費量の増加，疼痛による呼吸の抑制，麻酔からの覚醒不良による換気量の低下などが起こり，呼吸状態が不安定となります。呼吸の観察を行い，生命維持や術後の回復に必要な換気が保たれるように援助します。

(1) 呼吸とは

a. 呼吸の基礎知識

私たちの身体は，生命維持をするため，体内で代謝によって生成された酸を体外に排出する機能をもちます。その機能の1つが呼吸です。呼吸によって体外から酸素を取り入れ，二酸化炭素を排出します。呼吸には，外呼吸と内呼吸があります。外呼吸（肺呼吸）とは，肺胞において酸素を体内に取り込み二酸化炭素を体外に排出するガス交換のことをいいます。一方，内呼吸とは身体の各組織（細胞）と毛細血管（血液）の間で酸素や二酸化炭素のやり取りを行うガス交換のことをいいます。体内では血液が酸素と二酸化炭素の運搬を行うため，肺だけでなく血液循環や代謝のバランスが取れないと正常な呼吸を維持することは難しくなります。

b. 呼吸器系の構造

気管および，肺胞で構成されます。吸い込んだ空気は気管から分岐した細気管支を通り，肺胞に到達します（図表5）。

呼吸は横隔膜の移動と肋間筋の収縮によって行われます。横隔膜は通常約1.5cm，深呼吸によって6～7cm上下します。呼吸困難が生じる場合には頸部や腹部などの補助呼吸筋と呼ばれる筋肉を用いる場合もあります。

c. 呼吸の調節機能

身体状況や活動の状況によって必要とする酸素の量や排出する二酸化炭素の量が変化するため，それに応じて身体には呼吸を自動調整する機能が備わっています。これによって血液中の酸素や二酸化炭素の濃度を一定に保っています。呼吸の調節は，頸動脈，大動脈，延髄に化学受容器があり，ここから伝わった情報をもとに延髄に存在する呼吸中枢から呼吸数や深さの指令が出され，呼吸筋が働くという流れで調節されています。

(2) 呼吸の観察

全身麻酔の手術後は気管挿管や麻酔薬の影響で気道内分泌物が増加しています。また麻酔薬や筋

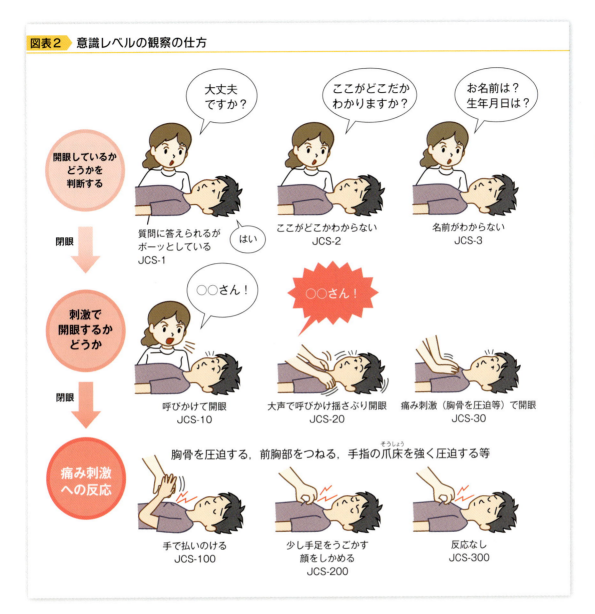

図表2 意識レベルの観察の仕方

図表3 ジャパン・コーマ・スケール（JCS）(3-9-3度方式)

Ⅲ．"痛み"でも目をさまさない
　300：まったく動かない
　200：少し手足を動かしたり顔をしかめる
　100：はらいのける
Ⅱ．"痛み"で目をさますが，やめると眠りこむ
　30：痛み刺激を与えてかろうじて目をあける
　20：大声で呼びかけて強く揺すると目をあける
　10：呼びかけで目をあける
Ⅰ．目をさましている
　3：自分の名前，生年月日がわからない
　2：きょうの日付やいまいる場所がわからない
　1：いまひとつはっきりしない

図表4 グラスゴー・コーマ・スケール（GCS）

コーマ-スケール
E：目をあけるか
● 自然にあける……………………………………4点
● 呼びかけるとあける……………………………3点
● 痛みであける……………………………………2点
● あけない…………………………………………1点
V：話をするか
● 正しく会話する…………………………………5点
● つじつまが合わない……………………………4点
● ことばがでたらめ………………………………3点
● ことばにならない………………………………2点
● 声も出さない……………………………………1点
M：手足を動かすか
● いわれるとおりに動かす………………………6点
● はらいのける……………………………………5点
● ひっこめる………………………………………4点
● 曲げるだけ………………………………………3点
● のばすだけ………………………………………2点
● 動かさない………………………………………1点
スコアはもっともよく反応したときの合計点であらわす。　（15点満点）

図表5　気管および気管支

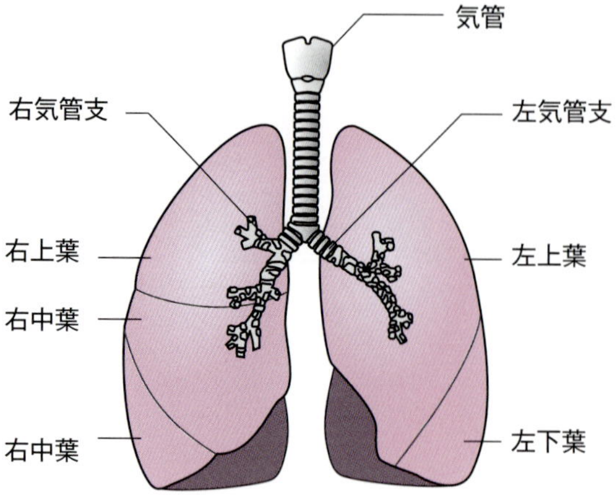

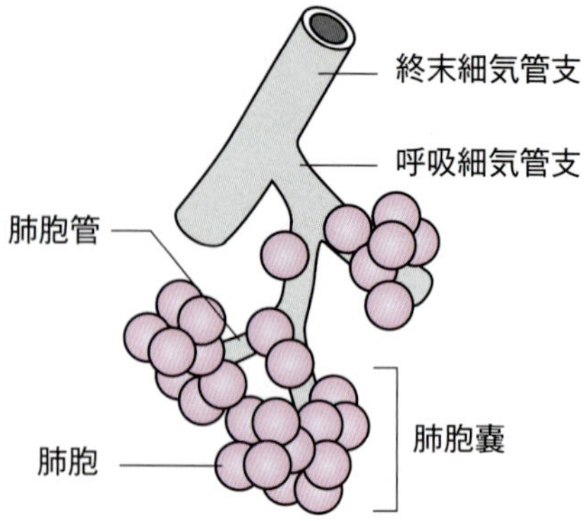

気管・気管支・肺前葉

- 気管
- 右気管支
- 左気管支
- 右上葉
- 左上葉
- 右中葉
- 右中葉
- 左下葉

肺末梢部の構造

- 終末細気管支
- 呼吸細気管支
- 肺胞管
- 肺胞
- 肺胞嚢

弛緩薬による咳嗽反射の低下や手術創の疼痛により咳嗽が制限され，自力で痰などの分泌物を喀出できないことがあります。肺炎や無気肺といった呼吸器合併症を予防するため，呼吸状態を慎重に観察し，アセスメントする必要があります。

呼吸の観察で重要なポイントは「呼吸数」「リズム」「呼吸音」「自覚症状」です。

a. 呼吸数

呼吸数は，全身の代謝と肺におけるガス交換の状態を評価するのに重要なバイタルサインです。正常な成人では通常1分間に12〜20回呼吸をしています。呼吸数が20回以上を「頻呼吸」といい，12回以下を「徐呼吸」といいます。

呼吸数は鼻翼や胸部・頸部の動きを指標に1分間測定します。術後に頻呼吸となっている場合には疼痛や循環不全，代謝性アシドーシスなどを生じている可能性があります。逆に徐呼吸となっている場合，麻酔薬の影響や痛み止めとして用いる麻薬の副作用などが考えられます。

> **呼吸数**
> 成人の正常値：12〜20回/分
> 頻呼吸：20回以上
> 徐呼吸：12回以下

> **One Point　患者の呼吸が弱く観察しづらいとき**
> ・胸郭の動きをみる
> ・酸素マスクの曇りをみる
> ・聴診をして呼吸の音を聴きながら測定

b. リズム

正常な呼吸では吸気：呼気：休息期の長さは1：1.5：1です。ここから逸脱している場合には，身体状況の変化をきたしている可能性があります。患者の個別の情報を元にアセスメントするようにしましょう。また，代表的な異常呼吸のパターンを図表6に示しました。これらのパターンの背景には致命的な異常が存在する可能性がありますので，注意が必要です。

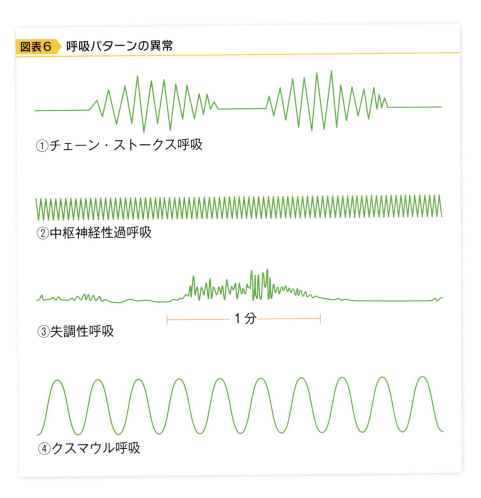

図表6 呼吸パターンの異常

①チェーン・ストークス呼吸

②中枢神経性過呼吸

③失調性呼吸 |←1分→|

④クスマウル呼吸

c. 呼吸音

　気管の狭窄，分泌物の貯留，気管実質の器質的変化や胸膜の炎症等によってさまざまな呼吸音が聴取されます（図表7）。肺は上葉・中葉・下葉に分かれており，多彩な細気管支・肺胞で構成されています。そのため呼吸音の聴取は図表8に示したように各部位で聴取をする必要があります。特に下葉の音は背中側からでないと十分に聴取できないので，側胸部や背部の音も聴取するようにしましょう。

　断続性の複雑音が聴取されるときには，分泌物が貯留している可能性があります。また連続性の複雑音が聴取される場合には，気道が狭窄している可能性があります。気道で何が起こり，どのような対処が必要であるか，バイタルサインや自覚症状と合わせながらアセスメントしましょう。

d. 呼吸困難

　術後は身体の酸素需要量が高まることや，痰の増加，また酸素マスクによる閉塞感などによって呼吸困難を生じることがあります。呼吸困難を自覚することでパニック状態になり，さらに状況悪化を招くこともあります。呼吸数や呼吸音が正常値であっても息苦しさや咳嗽，痰の排出があるかなど，患者の自覚症状を聴取し，自覚症状の奥にどんな異常が存在するか考え，患者が安心できるようなケアと声かけをすることが必要です。

（3）経皮的酸素飽和度（SpO₂）測定モニターによる観察

a. 測定部位

　パルスオキシメーターでは基本的に動脈の拍動が感知でき，センサーが挟み込める部位であればどこでも計測が可能です（図表9）。動脈血と静脈

F バイタルサインの観察　103

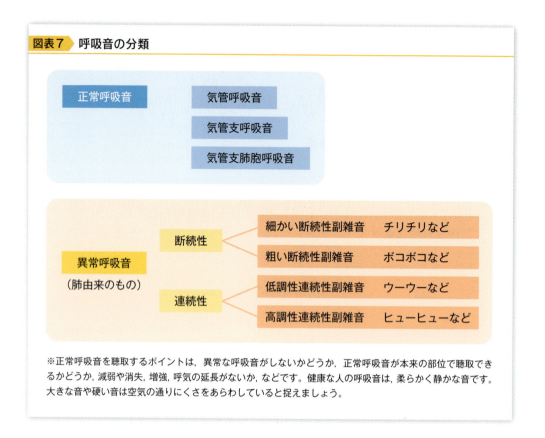

血を同時に測定していますが，拍動性のある信号から動脈血の情報を算出しています。そのため，拍動が感知できない場合や，静脈に拍動が生じるような状況では正確な数値の測定ができません。測定部位による利点，欠点を図表10に示します。

b. SpO_2の測定

人間の身体は酸素が血液にのって細胞に供給され，ATPを産生することで活動を維持しています。酸素が組織に供給されるには，肺でガス交換がなされ，酸素と結合したヘモグロビンが血液循環によって組織へ到達し，組織に酸素を渡すことが必要です。血液の成分である赤血球に含まれるヘモグロビンが酸素と結びついている割合をSpO_2と呼びます。

一般にSpO_2 90％以下が呼吸不全の目安とされています。90％を特に気をつけるポイントと考えるために，次に示すSpO_2とPaO_2の関係を知っておきましょう。

c. PaO_2との関連

PaO_2は血液中に存在する酸素の量を分圧（mmHg）で示したもので，SpO_2とは意味が異なります。

ヘモグロビンに結合する酸素の割合（SpO_2）の増加は，酸素分圧（PaO_2）の増加に対して比例関係を示すのではなくS字状に増えていきます（図表11）。

この曲線は患者の体温やpHによって左右に動くため，状況によって変化します。このグラフで注目すべき点は$SpO_2$90％にあたるところにあります。SpO_2が100％から90％へ低下するとき，PaO_2が急激に低下しているにもかかわらず，SpO_2は比較的緩やかに低下します。ところがSpO_2が90％を下回ると，SpO_2は急な坂を下るように急激に低下します。PaO_2を測定するのは動脈血の採血が必要になるため簡便ではありません。SpO_2が低下している場合，背景にPaO_2の大幅な低下が存在することに注意し，安易に姿勢の調整や吸引をして様子をみるのではなく，患者の脈拍や呼吸数などのバイタルサインや，表情，自覚症状，チアノーゼの有無，X線画像などを総合

図表8　呼吸音の聴取

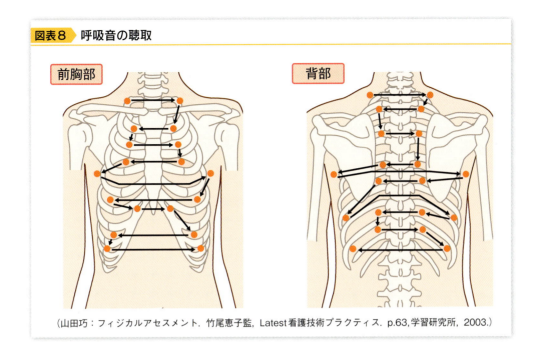

前胸部　　背部

（山田巧：フィジカルアセスメント．竹尾恵子監，Latest看護技術プラクティス．p.63, 学習研究所, 2003.）

図表9　パルスオキシメーターのプローブの装着可能部位

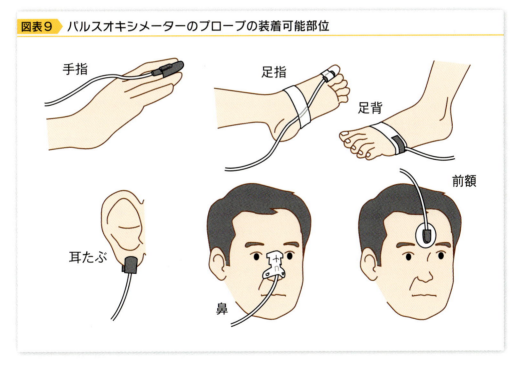

手指　足指　足背　耳たぶ　鼻　前額

図表10　SpO_2測定部位の利点・欠点

部位	利点	欠点
手指，足指	装着が容易，プローブの種類が多い	末梢循環不良の場合は測定しにくい
耳たぶ	指に装着不可な場合に有効	末梢循環不良の場合は測定しにくい
鼻	末梢循環不良の場合に有効	鼻の形状によって影響あり
前額	末梢循環不良の場合に有効	静脈のうっ滞による影響あり

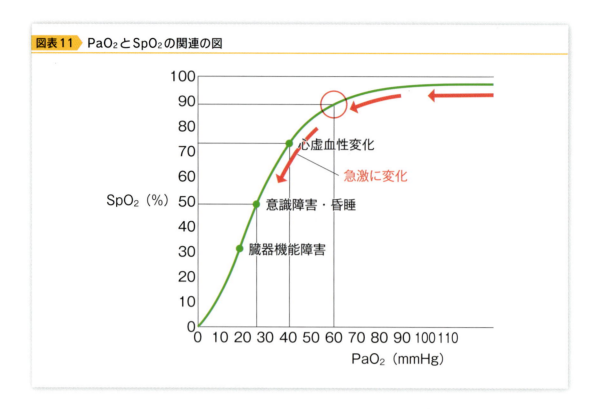

図表11 PaO₂とSpO₂の関連の図

的に考える習慣をつけましょう。

3 心拍数・脈拍の観察

術後は水分出納バランスが崩れやすく，脱水や水分過多になることで心臓に負荷がかかり，頻脈になったり，不整脈が生じやすくなります。

(1) 心拍・脈拍とは

心臓の拍動のことを心拍といい，心臓の拍動が送られた血液を通じて末梢の動脈に伝わる拍動を脈拍といいます。心拍数は心臓の収縮の回数を示し，脈拍数は心臓の拍動が全身の動脈に伝わった回数となります。

心臓が正常に機能し，きちんと血液が拍出されていれば心拍数と脈拍数は同じになります。脈拍数やリズム，強さから心臓の状態について多くの情報を得ることができます。モニターなどの数値を見るだけでなく，直接患者に触れて確認することは，数値だけでは気づけない患者の異常に気づくことができるため重要です。特に，血圧の変動や不整脈の生じやすい術後急性期には，心電図や血圧，尿量や末梢の皮膚の色や温度をモニタリングし，全身の循環動態（図表12）について把握する必要があります。

(2) 脈拍数・心拍数の観察

脈拍数は外部環境や活動・精神状況によって大きく変動するため，患者が脈拍に変動をきたす状況であるかどうかをきちんと把握しましょう。

脈拍は，図表13 のように動脈に第2・3・4指で軽く触れながら安静時に1分間測定と観察を行います。

橈骨以外にも 図表14 の箇所で脈拍の触診が可能です。

成人の場合，通常は1分間に50〜90回の規則的なリズムを触知することができます。小児では心肺機能が未熟であるため回数は多く，新生児で140〜150回/分，乳児で110〜130回/分，幼児で100〜110回/分です。

a. 頻脈

100回/分以上のものをいいます。術後の頻脈の原因は運動，循環血液量の減少，貧血，発熱，

交感神経の緊張などがあります。頻脈は多くの酸素を血液を通じて組織に送り届けるために起こる生体反応です。血液中の酸素量が不足しているのか，酸素を送る血液が不足しているのか，酸素の需要量が増加しているのかなどを他のバイタルサインや血液データとともに考えましょう。

b. 徐脈

50回/分以下のものをいいます。術後の徐脈の原因として低体温や麻酔薬の影響などがあります。心機能が低下している患者の場合，手術の侵襲によって不整脈を生じやすく，緊急の対応が必要となることもあるので，リスクをアセスメントしましょう。また術後鎮痛で頻繁に用いられる硬膜外麻酔は交感神経を遮断することで徐脈を生じることがあるので注意しましょう。

> 成人の正常値：50〜90回/分
> 頻脈：100回以上
> 徐脈：50回以下

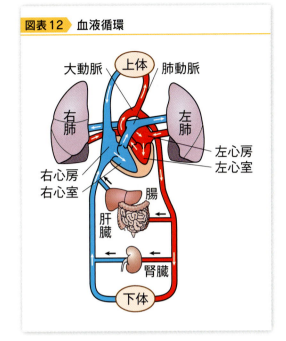

図表12 血液循環

(3) リズム・緊張度の観察

a. リズム

脈拍が一定の間隔である場合には正常と言えます。一定でない場合には不整脈が疑われます。脈が突然一拍飛ぶような状態を結滞といい，期外収縮が疑われます。心疾患やストレスなどが原因で生じます。一定の間隔で触知されない状況では，動悸や胸部不快感などの自覚症状を合わせて観察しましょう。

b. 緊張度

指で動脈を圧迫した際の拍動の強さで判断できます。強く拍動している場合（硬脈），高血圧や動脈硬化が考えられ，弱い場合（軟脈）には低血圧やショック状態であることが考えられます。このように脈に触れた際，強さからも患者の情報を得るように意識しましょう。

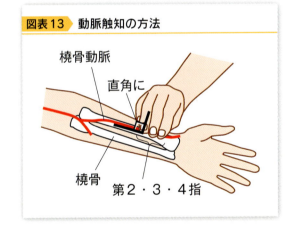

図表13 動脈触知の方法

> **One Point 脈を触診するコツ**
>
> 脈拍触知の際に指の腹を血管に当てるよりも，指を立て指先を当てるようにしたほうがより触知しやすい。
>
> ショックを起こしている患者は末梢の動脈は触れないことが多いので，その場合には中枢に近い総頸動脈で触知する。

F バイタルサインの観察

図表14 脈拍の触知可能な動脈

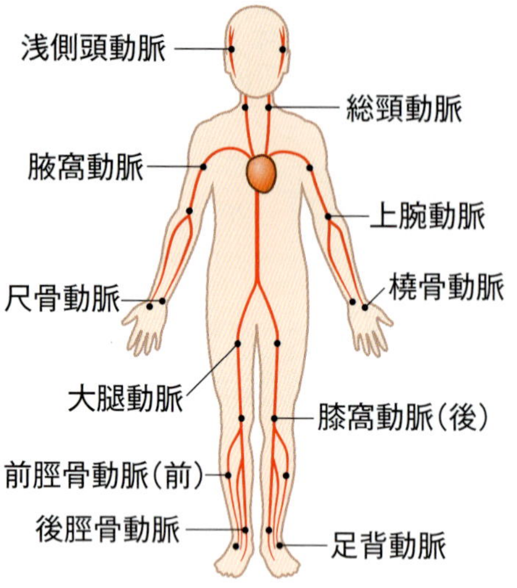

浅側頭動脈
総頸動脈
腋窩動脈
上腕動脈
尺骨動脈
橈骨動脈
大腿動脈
膝窩動脈（後）
前脛骨動脈（前）
後脛骨動脈
足背動脈

平均血圧＝心拍出量×末梢血管抵抗
　　　　＝1回拍出量×心拍数×末梢血管抵抗
　　　　＝循環血液量×心収縮力×心拍数×
　　　　　末梢血管抵抗

a. 心拍出量

1分間に心臓から駆出される血液の量です。1回拍出量と心拍数をかけ合わせたもので，さらに1回拍出量は循環血液量，つまり心臓に充満する血液の量と心筋の収縮の強さで表されます。

b. 末梢血管抵抗

血管抵抗とは，血液が血管内を通る際の流れにくさのことをいいます。血管抵抗が高い場合には，血液は抵抗に抗って流れるために血圧は上昇します。逆に血管抵抗が下がる場合には同じ量の血液が流れる場合，低い圧で流れることができるため血圧は低下します。末梢血管抵抗は交感神経が強く影響しており，疼痛やストレスなどで交感神経が興奮すると血管が収縮し結果として血圧は上昇します。

血圧の変動を認めた場合には，心拍出量や末梢血管抵抗といった要素のうち，何が変動しているのかアセスメントするようにしましょう。

4 血圧の観察

術中の出血や手術侵襲に対する生体の反応により（本章A「手術侵襲と生体反応」参照），術後は水分出納バランスが乱れ，循環血液量が変化しやすくなります。また，痛みや苦痛からの自律神経の影響も受けやすく，血圧の変動をきたしやすい状態になります。

（1）血圧とは

心臓の拍出により送り出された血液が血管壁に及ぼす圧力のことをいいます。血圧は，心臓の心拍出量と末梢血管抵抗により左右され，身体の各臓器への血流が維持されているかどうかの指標となります。

心臓が収縮したときの血圧を収縮期血圧，心臓が拡張したときの血圧を拡張期血圧といい，収縮期血圧と拡張期血圧の差を脈圧といいます。

また全身の臓器や組織への血液循環を考えるうえで平均血圧を用い，指標とすることがあります。平均血圧は以下の計算によって求められます。

（2）血圧測定のポイント

測定方法には，非観血的方法と，観血的方法があります。

a. 非観血的方法の場合

1）適切な方法で測定する

マンシェットは上腕の長さの2/3を覆うものを選択し，上腕動脈にマンシェットの中心が位置するようにします。なるべく肌に直接巻くようにしますが，薄いシャツであればその上からでも影響は少ないといわれています。巻き方はきつすぎず，指が1本入るくらいを目安に巻き，膜型の聴診器を用い上腕動脈で聴診して測定します。

2）自動血圧計の注意点

センサーによって，動脈の拍動音を感知するものと振動を感知するものがあります。いずれの場合も，聴診の場合と同様に動脈の拍動部位にマンシェットの中心が当たるように巻きます。薄手

のシャツであれば測定可能ですが，音や振動が吸収され正確な値が得られない場合もあるため，なるべく肌に直接マンシェットを巻くほうが望ましいです。

> **One Point　血圧測定における禁忌**
>
> 患者が以下の場合，血圧測定は禁忌となる。
> ・乳がんによるリンパ節郭清後の場合→リンパ浮腫が増悪し患者の苦痛を伴うため。
> ・麻痺のある場合→麻痺側では静脈還流が低下しており，正確な値が得られないことがあるため。
> ・透析シャントがある場合→マンシェットの圧迫によってシャントが狭窄や閉塞する可能性があるため。

また末梢静脈ラインが留置されている場合には，血圧測定の際にマンシェットにより駆血されることで末梢側の静脈圧が上昇し，ライン内への逆血が起こりラインの閉塞や点滴漏れを起こす可能性があります。なるべく末梢ラインが留置されている箇所を避け，反対側の腕や下肢での測定を行うようにしましょう。

b. 観血的方法（Aライン）の場合

術後などで，厳重に血圧管理をする必要がある場合には，動脈内にカテーテルを挿入することで持続的に血圧のモニタリングをすることができます。

Aラインでは，カテーテルからの信号がセンサーに入力され血圧として表示されるため，信号が適切に伝達されるようにする必要があります。Aラインの針が体内で屈曲することで，信号が減衰するのを予防するために手関節が伸展した状態で固定する器具を用い，カテーテルが適切な角度に保たれるようにします。接続した輸液を加圧バッグを用いて押すことで血液の逆流による回路内での凝固を防ぐことができます。

回路をモニターに接続し，トランスデューサーを患者の中腋窩線の位置に合わせてゼロ点補正をすることで，血圧のモニタリングができます（図表15）。

正しく測定できているかどうか，動脈圧波形を見ることで考えることができます（図表16）。異常な波形となっている場合，カテーテルの屈曲や，先端が血管壁に当たり信号が減衰していること，カテーテルの詰まり等が考えられ，それぞれの原因に応じた対処が必要になります。対処をしても改善しない場合には，医師と血圧測定の方法について相談するようにしましょう。

> **One Point　血圧測定の留意点**
>
> 血圧は測定部位によって値が異なるので，なるべく同じ部位で測定する。
> 異なる部位で測定する場合には測定部位がわかるように記録に残す。

1）高血圧

一般的に140/90mmHg以上の場合を高血圧といいます。

日本人の90％以上が原因のわからない本態性高血圧症で，10％が二次性の高血圧症です。二次性のものとしては以下のようなものがあげられます。

・ストレス
・疼痛
・心血管病変
・腎性病変
・内分泌異常
・頭蓋内圧亢進
・薬剤の影響

術後は手術侵襲や疼痛の影響により高血圧となることが多いです。高血圧は術後出血や不整脈の原因となるため，ドレーンの正常やバイタルサインに留意しつつ，医師に報告し対応するようにしましょう。

2）低血圧

一般的に100/60mmHg以下の場合を低血圧といいます。

原因の特定できない本態性低血圧の他に，二次性低血圧があります。主な二次性低血圧の原因

図表15　Aラインの回路

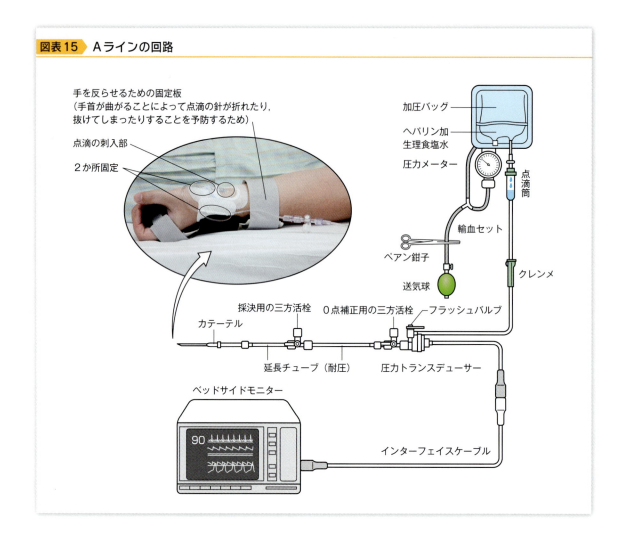

としては，次のものがあげられます。
- 循環血液量の不足（出血・急激な利尿・脱水など）
- 心疾患
- 副腎不全
- 甲状腺機能低下
- 脳腫瘍
- 敗血症
- 薬剤の影響

　術後の低血圧は，術後出血を除いて頻脈と同様に循環血液量の不足が原因であることが多いです。手術中の水分出納を確認したり，術後の尿量から循環血液量の不足を判断し，必要に応じて医師に報告するようにしましょう。
　本態性の高血圧や低血圧が多いことからもわかるように，基準となる血圧は人によって異なります。また普段収縮期血圧が120mmHgの人が80mmHgへ低下する場合と，普段160mmHgの人が80mmHgへ低下する場合とではその影響は大きく異なります。測定して得られた値が，その人の普段と比べてどの程度変化しているか，という視点をもつようにしましょう。

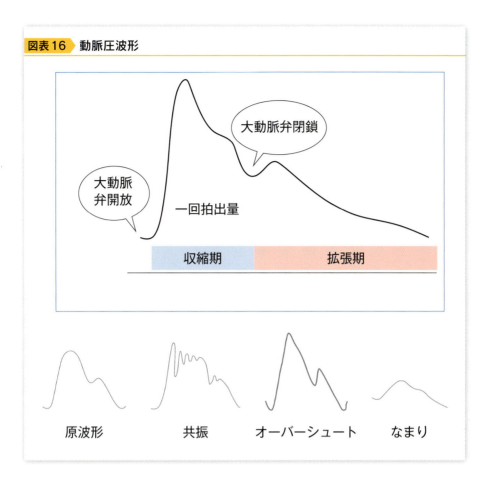

図表16 動脈圧波形

One Point 血圧変動しやすい薬に注意

降圧薬・利尿薬・解熱薬など使用後は，血圧低下を起こしやすい状態にある。また起立性低血圧を起こしやすい人は，起き上がったり立ち上がったりした際に急激に血圧が低下し，失神することもある。患者が不意に転倒しないよう，あらかじめ立ち上がった時などふらつきが生じやすいことや，めまいが生じたらすぐに座るようにするなどの説明が看護師の役割として重要である。

5 体温の観察

（1）体温の仕組み

体温を維持する仕組みは，間脳の視床下部に存在する体温調節中枢によって支配されています。視床下部によって設定される体温を「セットポイント」といいます。正常では，セットポイントは37℃前後に設定されています。

熱の産生は体内の組織での代謝によって行われ，主に骨格筋・肝臓・腎臓で産生されます。発熱時には骨格筋を収縮させ（震え），体表面の血管を収縮させて熱を維持します。反対に解熱する際には，血管が弛緩し汗腺が開き発汗し，体内の熱を外に逃がそうとします。

何らかの感染や炎症によってセットポイントが変更されると，身体は上記のような変化をたどり，体温が変動します（図表17）。

（2）体温の測定方法

体温は一般的に，腋窩・口腔・鼓膜など身体の負担の少ない方法で測定します。手術を受ける患者は手術室内の25度程度の外気に長時間晒され，さらに麻酔の影響で震えが抑制されるため，体温が低下しやすい状況にあります。そのため手

術室やICUでは持続的に体温の推移を観察できるように、膀胱温や血液温を測定することもあります。

(3) 正確な体温測定のポイント

一般的な腋窩、鼓膜での測定のポイントを押さえておきましょう（図表18）。

a. 腋窩

測定前の10分間は腋窩を閉じた状態にします。空いた状態だと表面温度が下がるため、正確な値が得られません。また発汗している場合には気化熱が発生し低く測定されることがあるため、あらかじめ拭き取っておきましょう。

体温計は腋窩動脈にセンサーが当たるよう下から上へ約45度の角度で挿入します。脇の上から下の角度で挿入するとセンサーが腋窩に密着せず正確な値が得られません。

また、予測式の電子体温計で測定する場合、連続して測定するとセンサーが温められてしまい、測定の誤差が生じるため時間を置いてから計測する必要があります。

b. 鼓膜

鼓膜にセンサーをあて、放出される赤外線の量から体温を測定する仕組みです。

耳垢による汚れや水分があると赤外線量を測定できず、正確な値が得られません。

外耳道はS字状に屈曲しています。鼓膜に向けてまっすぐセンサーを向けないと、鼓膜周囲の皮膚温を計測してしまうため、耳介をつまんで斜め後方に引っ張るように測定します。

(4) 麻酔・手術時の低体温とその影響

全身麻酔で用いる薬剤は体温の調節中枢を抑制し体温を上昇させようとするシバリングを抑制します。一方体温は放散・輻射・対流・伝導に加え、手術中の輸液によって低下します。低体温のまま手術を終えて麻酔薬の効果が減退してくるとシバリングが生じます。シバリングは全身の酸素消費量を2～3倍に増やすといわれており、交感神経の緊張による血圧の上昇や、全身に力が入ることによる疼痛の増強をもたらします。また、低体温は血液凝固能を低下させるため、術後出血にもつながる重大な症状です。長時間の手術が見込まれる場合など、患者が病室へ戻り速やかに復温ができるよう室温を上げたり、毛布を準備したりしておきましょう。

(5) 高齢者の体温調節の特徴

体温調節中枢は加齢とともに低下するため、高齢者では手術中の体温低下が若年者と比べて著しいのに加え、術後もシバリングが起きづらく、復温にも時間がかかるという特徴があります。シバリングが生じない場合、低体温は見過ごされがちですが、前述のように低体温は術後出血などに関わる問題です。高齢の患者の場合、低体温が遷延することを想定してケアするようにしましょう。

6 術後のバイタルサイン

(1) 術後のバイタルサイン測定のポイント

a. 正確な測定方法を身につける

バイタルサイン測定において"確実な数値や状況把握をする"ことが最も重要です。そのために正確な測定方法を知り、測定技術を身につけることが必要です。

b. 正常、異常を判断する

異常の早期発見をするためには、まずは正常値を理解したうえで、逸脱した状態を見極めることからはじまります。またバイタルサインは患者一人ひとりの既往歴などによって異なるため、それぞれの「ふつう」の状態を知っておくことも重要です。

c. 得られた数値と全身状態を合わせてアセスメントする

何が患者に起こっているのかを理解するためには、数値を計測するだけでなく患者の訴え、表情や皮膚の状況など、あらゆる部分から情報を収集し、変化を予測しながらバイタルサインを測定し相互に関連づけて考えることが必要です。特に手術後には手術による大きな身体への侵襲によっ

図表17 発熱から解熱のプロセス

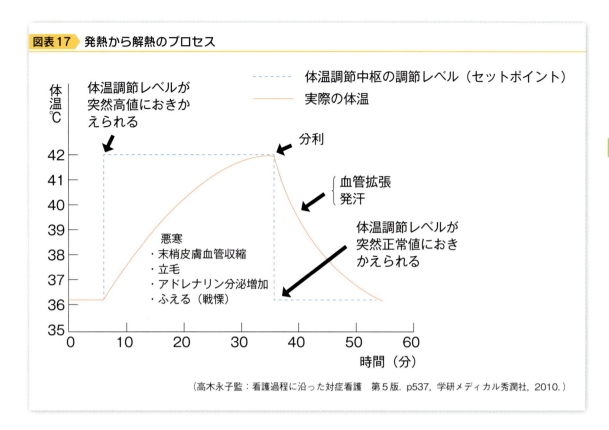

(高木永子監:看護過程に沿った対症看護 第5版. p537, 学研メディカル秀潤社, 2010.)

図表18 体温測定方法

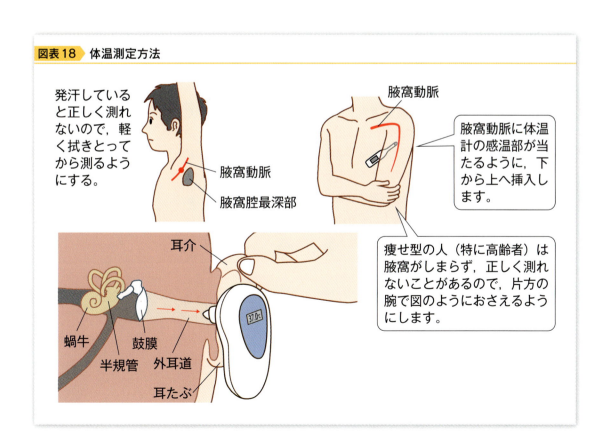

てバイタルサインは大きく変換します。患者それぞれの手術前の状態を把握し、観察したその瞬間だけではなく、前後の変化を捉えることが大切です。

（2）経過表での経時的モニタリング

手術後のバイタルサイン測定では、患者が全身麻酔や手術によって受ける影響を予測しながら行うことが必要です。測定した際の断片的な数値や身体の状態だけでなく、どのような変化を辿っているかを把握することも重要です。経過表（図表19）を横断的に見て、変化を予測しながら観察し、アセスメントしましょう。

（3）全身麻酔後によく起こる症状

全身麻酔後に出現する主な症状を図表20に示します。特に悪心・嘔吐、寒気、のどの渇き、術後せん妄はよくみかける合併病です。なぜこうした症状が起きるかを患者に説明するとともに、適切に対応していくことが重要です。

■ 文献

1) 桑原美弥子編著：まるごとやりなおしのバイタルサイン. pp12-66, メディカ出版, 2016.
2) 竹峰和宏：押さえておきたい！術前・術中・術後合併症のリスク. OPE NURSING. 30 (10)：1006-1012, 2015.
3) 川口昌彦・古家仁編：チーム医療による周術期管理まるわかり. pp116-117, 羊土社, 2015.
4) 国沢卓之編：麻酔科医として必ず知っておきたい周術期の循環管理. p737, 羊土社, 2016.
5) 山蔭道明編：周術期の体温管理. pp44-75, 克誠堂出版, 2011.
6) 文献5) pp89-95
7) 山口博：まるごと図解神経の見かた. pp126-127, 照林社, 2017.
8) 小林淳子：意外と知らない！バイタルサインの常識. エキスパートナース. 33 (1)：10-45, 2017.
9) 清水敬樹編：ICU実践ハンドブック―病態ごとの治療・管理の進め方. 羊土社, 2009.

図表20　主な合併症

症状	原因
悪心・嘔吐	麻酔薬によって腸管の蠕動運動が低下するため
のどの痛み	気管チューブが咽頭・喉頭部へ長時間接触することによる粘膜の炎症
舌・口唇の腫脹	気管挿管時の器具により傷がつく、長時間の挿管チューブによる圧迫
寒気・シバリング	術中の体温低下、麻酔からの覚醒に伴う体温の調整能力の回復
嗄声	挿管チューブによる圧迫に伴う反回神経麻痺
のどの渇き	麻酔薬による唾液分泌の低下
術後せん妄	手術の侵襲や麻酔に対するストレス
血圧・脈拍数の上昇	麻酔からの覚醒に伴って交感神経優位となるため

図表19　経過表（消化器外科）

日時	2019年○月	9:00	12:00	15:00	18:00	21:00	0:00	3:00	6:00

BT / HR / BP / RR
- 40 / 200 / 200 / 35
- 39 / 160 / 160 / 30
- 38 / 120 / 120 / 25
- 37 / 80 / 80 / 20
- 36 / 40 / 40 / 15

レンジ切替　トレンド一覧

			9:00	12:00	15:00	18:00	21:00	0:00	3:00	6:00
呼吸測	酸素投与方法①			酸素マスク			投与終了			
	酸素流量(L)/濃度(%)①			5.0						
	SpO₂(%)			97：98：99	98	97	99		99	
	ECGモニター			サイナス：サイナス：サイナス	サイナス	サイナス	サイナス		サイナス	
OUT項目	OUT項目	尿量(mL)		100mL(100)	150mL(250)	900mL(550)	350		500mL(1050)	
		腹腔ドレーン		20mL/淡血性：10mL/淡血性：5mL/淡血性(35)	5mL/淡血性(40)	20mL/淡血性(60)	20mL/淡血性(80)		10mL/淡血性(90)	
	OUT合計			135(135)	155(290)	320(610)	20(630)		510(1140)	
観察	意識レベル(JCS)			2：2：1	0	0	0		0	
	呼吸音			減弱：正常：正常	正常	正常	正常		正常	
	副雑音			なし：低調性連続性：低調性連続性	低調性連続性	なし	なし		なし	
	排痰			なし：なし：なし	黄色痰/多量	なし	なし		なし	
	呼吸パターン			規則的：規則的：規則的	規則的	規則的	規則的		規則的	
	上肢末梢温			冷たい：冷たい：冷たい	温かい	温かい	温かい		温かい	
	下肢末梢温			冷たい：冷たい：冷たい	温かい	温かい	温かい		温かい	
	疼痛(NRS)			回答不能：回答不能：8	6	3	1		1	
	悪心			なし：なし：あり	あり	なし	なし		なし	
	冷や汗			あり：あり：あり	なし	なし	なし		なし	
	チアノーゼ			なし：なし：なし	なし	なし	なし		なし	

Part V Section

G 治療・処置施行時の介助

> **View**
> 周手術期には多くの治療，処置が施行されます。治療，処置が安全に行われるためには，看護師はその目的を理解し，確認行動を実施し，正しい手順で行うことが必要です。自らの行動が患者に大きな影響を与えることを理解し，最終実施者である看護師の責任として何をすべきなのか，逆に何をしてはいけないのかを，常に判断することが大切です。また，正しい判断のためには必要な情報を収集し，患者の状況をアセスメントし理解している必要があります。

1 与薬

　与薬は最も日常的に行われている看護技術の1つです。治療における与薬の割合は非常に大きく，医療のすべての分野に共通して行われています。患者治療の目的に沿った与薬を安全に行うために，看護師は次のことを理解し行う必要があります。

■医師の指示を確認しましょう。
・看護師が行う与薬業務は医師の指示のもとで実施することが法律で定められている。そのため，医師の指示を確認することが大切である。
・指でさし，声をだしながら指示を読みあげ，患者氏名，薬剤名，用量，投与日時，投与方法・経路を確認する。

■指示の確認の際には，与薬の目的とその薬の効果，副作用も理解しましょう。
・患者の病態と治療方針や術式を理解する。
・患者の経過を理解し回復過程のどの状態なのか理解する。

・指示された薬剤が患者の与薬の目的に合い，投与してよいのかを判断し，不明時は医師の指示を必ず再度確認する。

■患者に指示通りに与薬するためには，手順通りの確認行動が重要なことを理解しましょう。
・準備は1患者1トレイに，1つの薬剤のみを準備する。
・指示の確認，準備，投与，投与後の確認までは原則として1人の看護師が行う。
・準備の段階で確認行動が中断された場合は，もう一度初めから確認する。
・ナースコールを他の看護師に頼むなど，確認行動が中断されない業務の工夫をする。
・患者自身にフルネームを名乗ってもらい，患者本人であることを確認する。手術直後や意識レベルが低下しているときは，リストバンドなどで患者本人であることを確認する。

（1）薬剤の投与経路

　薬剤の投与経路は，期待される作用により選択されます。主な投与経路は**図表1**のとおりです。

(2) 経口薬の投与

a. 経口薬とは

- 経口的に投与される薬剤。
- 注射などに比べ即効性はないが，患者の生活の場である自宅での主な与薬方法となるため，十分な指導が必要となる。
- 形状には液体，粉末，錠剤，カプセルなどがある。
- 与薬時間は食前，食直前，食直後，食後，食間などがある。
- 血中濃度を一定に維持するため，与薬時間を決めている薬剤もあり，飲み忘れなどの注意も必要である。
- 入院前は薬を自分で管理していた場合でも，手術後は，身体状況の変化により，自己管理が行えなくなる可能性もあるため，安全な管理方法の検討が必要である。

b. 方法

①消毒綿でトレイ・処置台を拭き準備する。
1患者，1処置，1トレイで準備を行う。
②必要物品の準備をする（使用前に破損など異常がないか，使用期限内かなど，確認する）。
◆指示内容（指示簿）の確認
- 患者氏名，薬剤名，用量，投与日時，投与方法・経路を確認する。
- 指示内容に「×3」（指示量を1日3回投与）となっているか，「3×」（指示量を3回に分けて投与）となっているか，確認する。
- 「mg」と「mL」の違いに注意する。
- 薬によって食直前や食直後，食間での内服といった指示が出されるため，患者にも服用時間の指導を行う。

◆薬剤
◆投与経路によっては，ほかに必要な物品を準備する。
③トレイ，指示簿，薬剤をもち患者のベッドサイドに行く。
④患者に目的と方法について説明し，患者確認と投与薬剤の確認を行う。
◆薬剤と指示簿を照合し，患者氏名，薬剤名，用量，投与日時，投与方法・経路を確認する。

⑤患者の準備をする。
◆誤嚥などがないように，可能であれば座位をとり内服を行う。患者の安静制限や嚥下機能など十分な観察とアセスメントを行い準備する。
⑥内服の実施
◆基本的にコップ半分の水など適当量で服用する。薬の種類によっては異なるため注意する。
⑦内服実施後は，患者が問題なく内服できたか観察する。
⑧後片付け
◆使用した物品を持ち運ぶ場合は必ずトレイに入れて持ち運び，片付ける。
◆投与後は患者の状態に異常がないか定期的に観察する。

c. 内服時の注意

◆内服実施後は，問題なく内服できたか確認が必要である。

　意識清明とはいえない患者，高齢による機能の低下，感覚や嚥下機能に低下のある患者では，嚥下後は口腔内を観察し，嚥下が確実であったかどうか確認する。

　また，薬の形状が患者にあったものであるか観察する。例えば錠剤やカプセル剤などが嚥下しにくいときは，同じ薬効で他の形状（散剤やシロップ）の薬に変更可能か検討が必要である。また，水分でむせを生じる場合，ゼリー状のもので嚥下を試みる。それでも嚥下困難の場合は，胃管・注射などの投与経路の変更や点滴への変更について医師と検討する。

◆薬効が変化する飲食物もあり注意が必要。

　図表2の飲食物は内服薬と一緒に摂取すると，薬効が変化するため注意が必要。

◆内服後の注意点として，期待される薬効が見られたか，副作用出現はないかについて継続的に観察する。それと同時に，副作用とその対処方法について，患者に指導する。

　特に注意する副作用には，次のものがある。
- 抗ヒスタミン薬，抗精神病薬，鎮静薬など：眠気を催す。
- ジギタリス中毒：徐脈，房室ブロック，悪心・嘔吐，下痢が生じる。

G 治療・処置施行時の介助

図表1　薬剤の投与方法・経路

投与方法	吸収経路	特徴
経口（経消化管）	薬は消化管で溶け，主として小腸粘膜から吸収される。その後，門脈を通って肝臓に入り，肝静脈，心臓を経由して全身へまわる。	簡単かつ苦痛が少ない。 用量や剤形の選択を行える。 緩徐に持続的に作用する。
舌下（経口腔粘膜）	舌下に入れた薬が唾液で溶け，口腔粘膜の毛細血管から吸収される。	舌下の粘膜には多数の毛細血管が存在するため薬の吸収よく，経口投与に比べ薬効の発現が速い。
静脈内注射	静脈内に直接薬液を注入する。	薬液が直接血中に入るので迅速かつ確実な薬効がみられる。疼痛や，持続点滴静脈内注射では点滴ラインによる拘束感があり，患者には苦痛である。
皮内，皮下，筋肉内注射	真皮，皮下組織，もしくは筋層に薬剤を注射器で注入することで，薬剤は各組織の毛細血管から吸収される。消化液と接触せず，全身へまわる。	薬液が速やかに血中に取り込まれるので，薬効の発現が早い。疼痛を伴うため苦痛である。
硬膜外投与	硬膜外腔（くも膜と硬膜よりも外側）に注入した局所麻酔薬が硬膜外腔の豊富な脂肪血管網を通して拡散して脊髄に作用する。	持続硬膜外麻酔は，硬膜外腔にカテーテルを留置して，局所麻酔薬や麻薬の持続注入を行う方法で，手術中の疼痛管理だけでなく，術後の疼痛管理に継続して使用されることが多い。
直腸内	座薬として肛門に挿入。薬は直腸粘膜から吸収される。	薬剤の代謝分解が抑止でき，高い薬効が持続する。経口投与が困難な場合や乳幼児に安全に投与できる。
その他		貼付剤などの局所適用のものや，動脈内注射など特殊なケースで用いられる方法もある。

図表2　薬効が変化する飲食物

飲食物名	理由
納豆・クロレラ・多量の緑色野菜	これらに含まれるビタミンKはワーファリン®の作用を減弱させるため摂取しない。
グレープフルーツジュース	ペルジピン®，アダラート®などのカルシウム拮抗剤やシクロスポリン®やタクロリムス®などの免疫抑制剤の作用を増強させるため摂取しない。

- 抗凝固薬のワーファリン®，バファリン®，パナルジン®：止血に時間がかかる。

（3）注射

　注射とは経皮的に薬剤を直接体内に投与する方法です。直接体内に薬剤を投与するため，速やかな薬効が期待できます。その半面，患者には疼痛などの苦痛を伴い，副作用や誤投与の際は患者への影響も大きく，その後の対処も難しいという危険があります。看護師は医師の指示のもとに，注射の目的や方法・薬剤の作用と副作用を理解し，患者の苦痛に配慮しながら正確な手技で行います（図表3）。

　注射は滅菌された器材を用いて清潔操作で行います。患者の年齢や薬剤の種類・投与方法により，使用する注射器・注射針・輸液セットなど使用器材や穿刺部位，操作方法が異なるため正しい知識・技術の習得が必要です。

a. 皮下注射・筋肉注射とは

- 薬剤を速やかに作用させたい場合に実施する。
- 経口与薬が不可能な場合に実施する。

図表3　注射方法の違い

種類	薬液投与部位		吸収速度	特徴
筋肉注射	筋肉組織内（90度）	・中殿筋部 ・（上腕三角筋部）	皮下組織よりも血管に富んでいるため吸収が速い。吸収速度は静脈内注射の1/5、皮下注射の2倍程度。	薬液は、刺激の強い薬剤や油性、懸濁液などの投与が可能で、徐々に吸収させ作用を持続させたい場合などに行われる。しかし組織が緻密なため、急激に薬液を注入すると痛みを生じやすい。
皮下注射	皮膚と筋層の間の皮下組織内（10～30度）	・上腕伸側正中線上の肘頭より1/3部 ・大腿前外側 ・腹部	皮下組織は血管に乏しく、主にリンパを介して吸収される。吸収速度は筋肉注射の1/2、静脈内注射の1/10程度。	1～2mL程度の薬液を臨時に注射する場合やインスリンのようにごく少量を繰り返し注射する場合などがある。用いられる薬液は、等張性、非刺激性、非粘稠性、溶解性のもの。
皮内注射	表皮と真皮の間の皮内（0度に近い角度）	・前腕屈側 ・上腕外側 ・前上胸部 ・背部	皮内にごく少量注入する。薬液の吸収は皮下注射より遅い。	主にツベルクリン反応や抗生物質の皮内反応など、アレルゲン検出のための皮内テストに用いられる。

・薬剤の性質上、内服では薬効が期待できない場合に実施する。
・筋肉注射：油剤・懸濁剤などの薬剤で作用の持続性を目的とする場合に実施する。

b. 方法

① 消毒綿でトレイ・処置台を拭き準備する。
　1患者、1処置、1トレイで準備を行う。
② 必要物品の準備をする（使用前に破損など異常がないか、使用期限内か、などそれぞれ確認する）。

◆指示内容（指示簿）の確認
　・患者氏名、薬剤名、用量、投与日時、投与方法・経路を確認する。
　・指示内容に「1回量」となっているか「1日量」となっているか注意する。
　・「mg」「mL」「A」（アンプル）「V」（バイアル）等単位の違いに注意する。
　・「im（筋肉注射）」「iv（静脈内注射）」等の用法の違いに注意する。
　・薬の名前の読み間違いに注意する。

◆薬剤
◆注射器・注射針・消毒綿
◆針専用廃棄容器

③ 薬剤の準備をする。

◆確認行動
　指示内容とアンプル・バイアルを照合し、患者氏名、薬剤名、用量、投与日時、投与方法・経路を次のタイミングで必ず確認する。
　・薬剤を準備する時
　・薬剤を充填する前
　・薬剤を充填した後

◆注射器から空気を抜き、トレイのなかに置く。
◆注射器に患者氏名、薬剤名、溶解液名、溶解液の量などが記載された薬剤ラベルを確認し貼付する。
◆空アンプル（バイアル）は即効性のある薬剤投与のため、捨てずにベッドサイドに持参する。

④ トレイに未使用の消毒綿、薬液を吸った注射器

と空のアンプル（バイアル）を準備する。
⑤トレイ，指示簿と針専用廃棄容器をもち患者のベッドサイドに行く。
⑥患者に目的と方法について説明し，患者確認と投与薬剤の確認を行う。
◆注射器に貼付した薬剤ラベルの記載内容と指示簿を照合し，患者氏名，薬剤名，用量，投与日時，投与方法・経路を確認する。
⑦患者の準備をする。
◆注射部位を確認し，プライバシーの保持に留意しながら，十分に露出する。
◆刺入部を中心から外に向かって消毒綿で拭き，乾燥するのを待つ。
⑧注射の施行
　◎皮下注射（図表4）

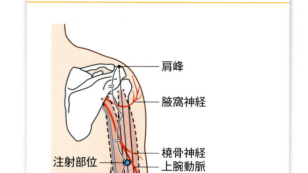

図表4　皮下注射の施行部位

肩峰／腋窩神経／橈骨神経／上腕動脈／注射部位／肘頭

上腕伸側正中線上の肘頭より1/3部位

・利き手と反対の手で，注射部位の皮膚を広範囲につまむか伸展させるかして張る。
・皮膚に対し10～30度の角度で針を刺し，針を2/3程度の長さ刺入する。
　◎筋肉注射（図表5，図表6）
・注射器を利き手でペンを持つように把持し，反対の手で皮膚を広範囲につまむか伸展させるかして張る。
・皮膚に45～90度の角度ですばやく針を半分～1/3刺入する。

◆刺入直後にしびれ感や神経の走行に沿った疼痛がないことを確認する。
◆利き手と反対の手で注射器を固定し，利き手で内筒を静かに引き，血液の逆流がないことを確認してから，ゆっくり内筒を押して薬液を注入する。
◆注入が終了したら，消毒綿をあてながら注射針

図表5　皮膚の伸展と注射器の保持（筋肉注射の場合）

①利き手とは反対の手で注射部位のまわりの皮膚を引っ張り伸展させる。
ペンを持つように注射器を持ち，皮膚に直角にすばやく針を刺す。

②皮膚を押さえていた手を放し，その手で注射器を保持し，利き手で内筒を操作する。

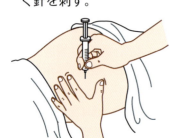
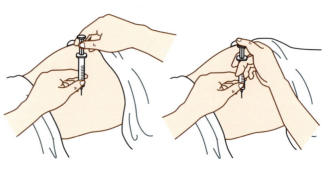

図表6　筋肉注射の施行部位

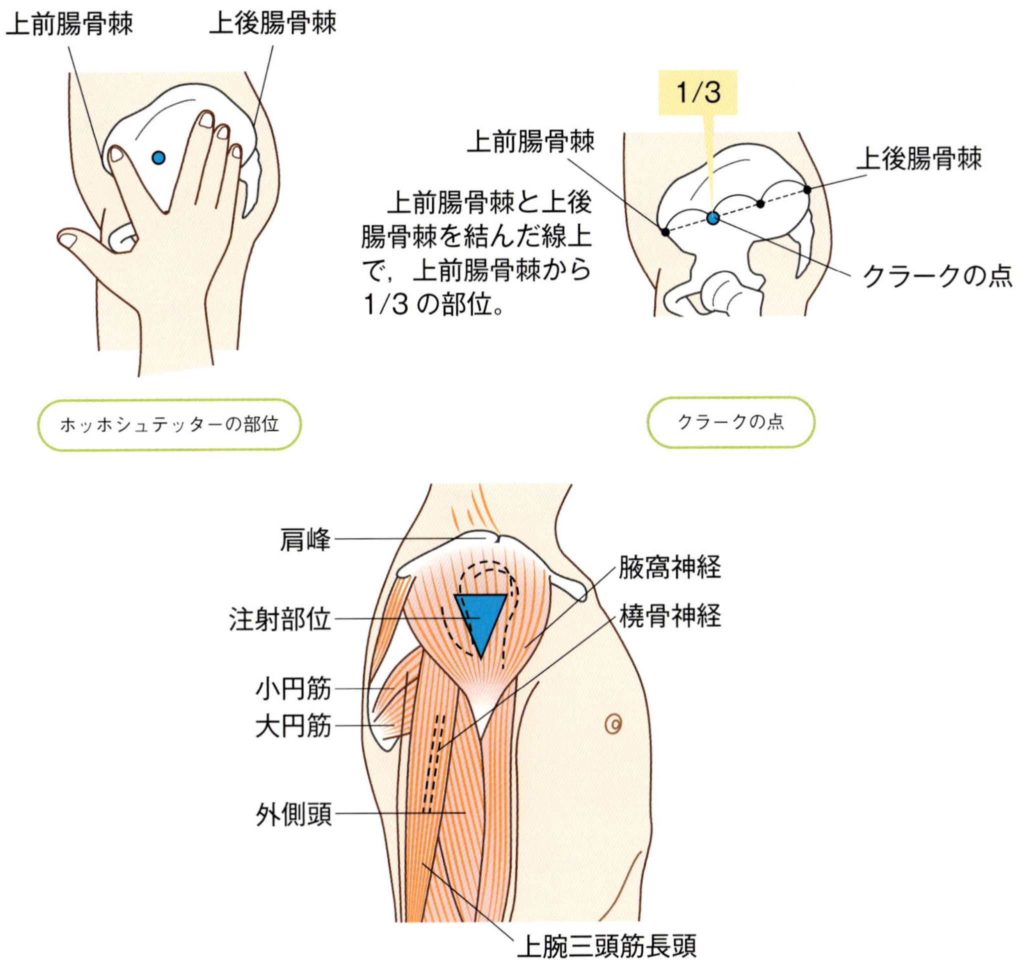

ホッホシュテッターの部位
- 上前腸骨棘
- 上後腸骨棘

クラークの点
- 上前腸骨棘
- 上後腸骨棘
- 1/3
- 上前腸骨棘と上後腸骨棘を結んだ線上で，上前腸骨棘から1/3の部位。

三角筋部
- 肩峰
- 注射部位
- 小円筋
- 大円筋
- 外側頭
- 腋窩神経
- 橈骨神経
- 上腕三頭筋長頭

をすばやく抜く。
- ◆注射部位に消毒綿をあて，必要時マッサージをする。
- ◆施行後の患者の状態を観察し，指示簿に入力もしくは捺印を行い，記録する。

⑨後片付け
- ◆使用後はすぐに針専用廃棄容器に廃棄する。
- ◆使用した物品を持ち運ぶ場合は必ずトレイに入れて持ち運び，片付ける。
- ◆針刺しから自分を守るためにも，リキャップはしない。
- ◆投与後は患者の状態に異常がないか定期的に観察を行う。

c. 皮下注射・筋肉注射施行時の注意
- ◆同一部位の繰り返しの注射は硬結を生じるので避ける。
- ◆るいそうの患者・薬液が多い場合は中殿筋を使用するほうが安全であり，患者の疼痛も少ない。
- ◆中殿筋を使用する場合はホッホシュテッターの点が安全で推奨されている。
- ◆ホッホシュテッターの点は施行者の手の大きさ

により注射部位にずれが生じる可能性があり、クラークの点のほうが確実な選定が可能である。患者の体型によっては探しにくい場合もあり、より確実に実施できる方法を選定する。
- ◆患者によって筋肉量や脂肪量などは異なってくるため、患者の状態のアセスメントを行い、注射針の長さなどを選択する。
- ◆注射の種類、薬剤の種類により注射部位のマッサージの必要の有無が異なるため確認してから施行する。

（4）静脈内注射

a. 静脈内注射とは

- ◆薬剤を速やかに作用させたい場合に実施する。
- ◆経口与薬が不可能で以下を目的とする場合に実施する。
  - ・与薬
  - ・水分の補給
  - ・電解質バランスの維持と補正
  - ・栄養補給
  - ・輸血
- ◆薬剤の性質上、内服では薬効が期待できない場合に実施する。

> **One Point 手術後に投与される点滴に関して**
>
> 手術を受けることは患者の身体に大きな影響を及ぼし、身体の水分バランスも大きく変動する。そのため、どれだけ患者に水分が投与されているのか、反対に喪失されてしまっているのか、それらを考えていま患者に投与している点滴はその患者にふさわしいものか、輸液量なのかを考えることが重要となる。
>
> ・輸液量＝尿量＋不感蒸泄＋ドレーン排出分＋機能的細胞外液の増加分＋サードスペースへの喪失[1)]
> ・そのほか、患者の循環動態、呼吸状態、血糖値などにあわせて指示は変更となるので、指示をよく確認する。
> ・周手術期に主に使用される輸液は、生理食塩水やリンゲル液（ラクテック®、ソルアセト®、ヴィーンF注®、フィジオ140®など）といった等調液（等調電解質輸液）である。等調液は、体液と同じ浸透圧であるため細胞内への水分の移動は起こらず、循環血漿量を増やすことができる。循環動態が落ち着いてきたら、浸透圧が体液よりも低く、身体の維持に必要な水分や電解質を補給できる低調液が投与される。電解質の組成によって1号液から4号液がある。ソルデム3A®などの3号液は必要な電解質をバランスよく含んでいるため維持液と呼ばれ、臨床ではよく使用される。また、ソルデム1®などカリウムを含まない1号液は、腎機能に障害のある患者に用いられる。患者の採血データなどもあわせて確認する。

b. 方法

①消毒綿でトレイ・処置台を拭く。
②必要物品の準備（**図表7**）をする（使用前に破損など異常がないか、使用期限内か、などそれぞれ確認する）。
- ◆指示内容（指示簿）の確認
  - ・患者氏名、薬剤名、用量、投与日時、投与方法・経路を確認する。
  - ・処方箋に「1回量」となっているか「1日量」となっているか注意する。
  - ・「mg」「mL」「A」（アンプル）「V」（バイアル）等単位の違いに注意する。
  - ・「im」「iv」等の用法の違いに注意する。
  - ・薬の名前の読み間違いに注意する。
- ◆薬剤
- ◆トレイ
  - ・1患者、1処置、1トレイで準備を行う。
- ◆静脈注射用注射針
  - ・点滴静脈内注射の場合は留置用注射針（静脈留置針、翼状針）を用意する。
- ◆駆血帯、消毒綿、必要時腕枕
- ◆固定用のテープ
  - ・透明フィルムドレッシング材
    24時間以上留置する場合、刺入部は観察しやすいように滅菌透明フィルムドレッシングで固定する。
  - ・絆創膏

図表7 静脈内注射の必要物品

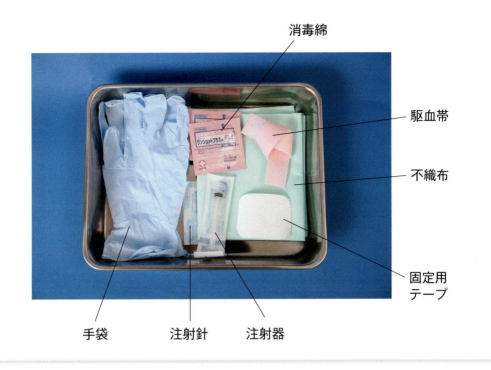

消毒綿／駆血帯／不織布／固定用テープ／手袋／注射針／注射器

翼状針を用いた短時間投与の場合は，刺入部を絆創膏で保護する。
　・ラインを腕に固定するためのテープ
◆点滴静脈内注射の場合は点滴架台
◆針専用廃棄容器
③薬剤の準備をする。
◆確認行動：指示簿の内容とアンプル・バイアルを照合し，患者氏名，薬剤名，用量，投与日時，投与方法・経路を次のタイミングで必ず確認する。
　・薬剤を準備する時
　・薬剤を充填する前
　・薬剤を充填した後
◆注射器・輸液セットから空気を抜き，トレイのなかに置く。
◆注射器または輸液ボトルに患者氏名，薬剤名，溶解液名，溶解液の量などが記載された薬剤ラベルを確認し貼付する。
④ワゴンに薬剤の入ったトレイと指示簿，必要物品を準備し，患者のベッドサイドに持って行く。
⑤患者に目的と方法について説明し，患者確認と投与薬剤の確認を行う。
　・注射器または輸液ボトルに貼付した薬剤ラベルの記載内容と指示簿を照合し，患者氏名，薬剤名，用量，投与日時，投与方法・経路を確認する。
⑥血管穿刺部位の選択
　・一般的には前腕の静脈が用いられる。麻痺側は避ける。
　　血管が出にくい場合は，温湿布をしたり，親指を中にして手を握ったり開いたりすることで血行を促進する
⑦駆血帯で穿刺部位より中枢側を縛り，末梢静脈を怒張させる。
⑧穿刺部位（図表8）の血管を指で確認し，消毒綿で皮膚を消毒する。
⑨利き手と反対側の手で皮膚を伸展させ，血管を押さえながら，利き手に持った注射針のついた注射器または留置用注射針で皮膚を穿刺する

（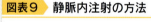）。その際に，患者にしびれなど異常がないか確認する。

◆目指す血管穿刺部位の少し手前から切面を上に向けて，皮膚に対し15〜20度の角度で穿刺する。
◆針が血管に入ると血液が逆流するので，そこで利き手と反対側の手で注射器を固定する。
◆静脈留置針の場合は，穿刺針を固定し，外筒だけ指先でゆっくり押し進める。
⑩針先が血管内にあることを，血液の逆流を確認できたら駆血帯をゆるめ，疼痛などがないか確かめながら，ゆっくりと薬液を注入する。薬液の種類によって，投与速度が規定されている場合もあるので，事前に確認しておく。
⑪注射が終了したら消毒綿をあてながら注射針をすばやく抜く。
◆注射部位に消毒綿をあて，もまずに上から5分間圧迫止血する。
　・患者自身で行える場合は方法を指導する。

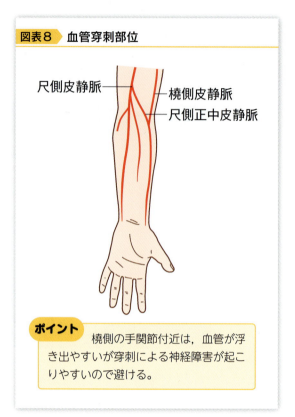

図表8　血管穿刺部位

尺側皮静脈／橈側皮静脈／尺側正中皮静脈

ポイント　橈側の手関節付近は，血管が浮き出やすいが穿刺による神経障害が起こりやすいので避ける。

図表9　静脈内注射の方法

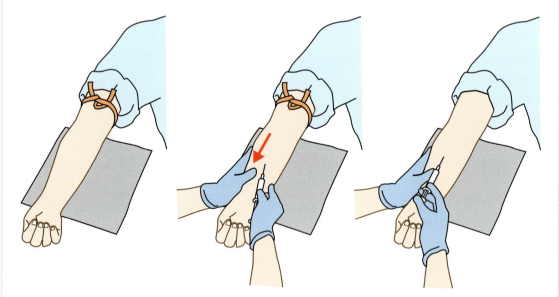

①駆血帯をまき，末梢静脈を怒張させる。

②消毒後，注射器をもつ手と反対側の手で腕を支え，皮膚を伸展させ血管を固定する。針の切面を上にむけ15〜20度の角度で刺入し，進める。針が血管に入ると血液が逆流する。

③駆血帯を外し，利き手と反対側の手で注射器を固定し，ゆっくりと薬剤を注入する。

- 出血傾向にある患者は5分後，止血を確認し，消毒綿をテープで圧迫固定する。
- 施行後の患者の状態を観察し，指示簿に入力もしくは捺印を行い，記録する。

⑫後片付け

◆使用後はすぐに針専用廃棄容器に廃棄する。
◆使用した物品を持ち運ぶ場合は必ずトレイに入れて持ち運び，片付ける。
◆針刺しから自分を守るためにも，リキャップはしない。

(5) 側管注・ピギーバック法

a. 側管注・ピギーバック法とは

側管注・ピギーバック法とは，注射器または点滴ボトルに用意した薬剤を持続点滴の側管または三方活栓につないで直接患者の血管内に薬剤を注入する方法をいいます。

開放式三方活栓では，外気にふれ空気がたまり，また清潔を保持できないため，感染の培地および感染の機会となるとされ，あまり用いられなくなってきており，クローズドシステムが使われるようになっています。

クローズドシステムとは，閉鎖式の輸液システムでゴム栓プラグを用いることでラインを開放せずに静脈内注射を実施したり，点滴ラインを接続することができる輸液セットのことです。最近は針刺し事故防止の考えから針を使わずに側管から注入できるクローズドジョイントシステム（ニードルレスシステム）も使用されています。

b. 方法

①消毒綿でトレイ・処置台を拭く。
②必要物品の準備をする（使用前に異常がないか，使用期限内かなどそれぞれ確認する）。

◆指示内容（指示簿）の確認
- 患者氏名，薬剤名，用量，投与日時，投与方法・経路を確認する。
- 処方箋に「1回量」となっているか「1日量」となっているか注意する。
- 「mg」「mL」「A」「V」の違いに注意する。
- 「im」「iv」の違いに注意する。
- 薬の名前の読み間違いに注意する。

◆薬剤
◆トレイ
- 1患者，1処置，1トレイで準備を行う。

◆注射器・注射針・消毒綿
◆針専用廃棄容器

③薬剤の準備をする。

◆確認行動：指示簿の内容とアンプル・バイアルを照合し，患者氏名，薬剤名，用量，投与日時，投与方法・経路を次のタイミングで必ず確認する。
- 薬剤を準備する時
- 薬剤を充填する前
- 薬剤を充填した後

◆注射器・点滴用ラインから空気を抜き，トレイのなかに置く。
◆注射器または点滴ボトルに患者氏名，薬剤名，溶解液名，溶解液の量などが記載された薬剤ラベルを確認し貼付する。

④トレイに未使用の消毒綿と薬液を吸った注射器または点滴ボトルを準備する。
⑤トレイと指示簿，必要物品を準備し患者のベッドサイドに持って行く。
⑥患者に目的と方法について説明し，患者確認と投与薬剤の確認を行う。

◆注射器に貼付した薬剤ラベルの記載内容と注射処方箋を照合し，患者氏名，薬剤名，用量，投与日時，投与方法・経路を確認する。

⑦投与の実際

◆投与ルートを点滴刺入部から指でたどり，以下の項目について確認する。
- 刺入部に異常（発赤・腫脹・疼痛・出血・滲出など）がないか。
- 刺入部の固定フィルムやテープが，はずれたり，汚染されたりしていないか。
- 接続部がはずれたり，緩んでいたりしないか。
- ラインにねじれ・屈曲がないか。
- ラインに混濁，浮遊物や空気の混入はないか
- 三方活栓のコックは正しい向きか。
- 点滴の内容と指示内容が合っているか。
- 点滴ボトルはきちんとフックにかけられてい

- 点滴の投与経路・投与速度は間違いないか。
- 点滴架台やポンプ類固定のねじは緩んでいないか。

◆クローズドシステムの場合
- 薬剤の注入はトレイの上で行う。
- 輸液セットの混注口を消毒し乾燥するまで待つ。
- 輸液セットのクレンメをクランプする。
- 混注口に針または注射器を直接刺し、注射器の内筒を少し引いてみる。
- 薬剤の注入中に患者の状態に変化はないか、輸液セットや刺入部から漏れはないかを確認する。
- 注入後は注射器を抜き、注射器を針専用廃棄容器に廃棄するかトレイに置く（リキャップはしない）。
- 輸液セットの混注口を再度消毒する。
- 輸液セットのクレンメを調節し、滴下速度を調整する。

> **One Point　薬液注入時のポイント**
>
> 点滴の刺入部から輸液ラインに血液の逆流があれば、点滴が血管内に挿入されていることが確認できるので、抵抗がないことを確認しながらトレイの上で薬液を注入する。

◆三方活栓の場合（図表10）
- 三方活栓のキャップをはずし、トレイの上に置く。
- 接続部位を消毒し乾燥するまで待つ。
- トレイの上で輸液ラインの三方活栓のコック（閉じる方向）を刺入部（患者側）に倒す。薬液が外に流れ、三方活栓内の空気が押し出される。
- 三方活栓のコックを、注射器を接続する側に戻す。
- 三方活栓の接続部を消毒し乾燥するまで待つ。
- 注射器の針をはずし、三方活栓に接続する。
- 三方活栓のコック（閉じる方向）を今度は点滴ボトル側に倒し、注射器をゆっくりと少し引いて逆流を確認する（これは三方活栓の接続部に残ったわずかな空気を除去するためでもある）。
- 逆流を確認したら、抵抗を確認しながら薬液をゆっくり注入する。
- 注入が終わったら、三方活栓のコック（閉じる方向）を注射器のほうに戻す。
- 注射器を外し、トレイに戻す。
- 三方活栓の首の部分を消毒してキャップを閉める。
- 輸液ラインが滴下していることを確認する。
- 三方活栓のコック（閉じる方向）を点滴ボトル側に倒す。
- 三方活栓の接続部を消毒し乾燥するまで待つ。
- 必要時注射器の針をはずし、三方活栓に接続する。
- 注射器をゆっくりと少し引いて血液の逆流を確認する。
- 血液の逆流を確認したら、抵抗を確認しながら薬液をゆっくり注入する。
- 注入が終わったら、注射器を外し、トレイに戻す。
- 三方活栓のコックを元に戻す。
- 輸液ラインが滴下していることを確認する。

⑧後片付け
- ◆使用後はすぐに針専用廃棄容器に廃棄する。
- ◆使用した物品を持ち運ぶ場合は必ずトレイに入れて持ち運び、片付ける。
- ◆針刺しから自分を守るためにも、リキャップはしない。

C. 側管注・ピギーバック法の際の注意点

1）ベースとなる点滴静脈ラインの確認
血管外に漏れると静脈炎や組織の壊死を起こす薬剤もあり、患者に苦痛を伴うので、薬剤を注入する前に必ず確認します。

2）投与ルートの確認
カテコールアミン等の薬剤が投与されている

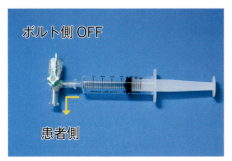

図表10 静脈内注射（三方活栓の場合）

ボルト側（上側）をOFFにして側管から注入する

矢印：薬液の流れ

ルートに接続・注入すると，ライン内の薬剤が一気に患者の体内に入り循環動態が変動します。また，混合することにより，混濁する薬剤もあります。薬剤により投与経路が決められているものもあります。どこから注入を行うのか医師の指示に基づいて，接続しようとしているラインを根元から確認することが必要です。

3）投与速度について

薬剤の注入は患者の状態を見ながら行いますが，呼吸・循環動態に変動を及ぼす薬剤を投与するときは，心電図・血圧のモニタリングをしながら行います。

また，時間をかけて注入しないと危険な薬剤があるので投与速度は必ず守るようにします。

取り扱い説明書の記載については，「緩徐に」は3分以上かけて注入，「きわめて緩徐に」は5分以上かけて注入を意味します。

（6）点滴管理

点滴の速度を調節するには，滴下数を正しく計算し，適切な輸液セットを選択することが必要です。

［輸液セットの種類］
①成人用…1mL≒20滴
②小児用…1mL≒60滴
③輸液ポンプ用

a. 点滴速度の基本計算式

点滴速度
（滴下数／分）

$$= \frac{(指示総量(mL)) \times 点滴セットの1mLの滴下数}{(指定時間(時間)) \times 60分}$$

$$= \frac{総滴数}{総分数}$$

小児用（1mL≒60滴）の輸液セットを使用する場合，輸液総量を指定時間で割った数が1分間の滴下量になります（分子の「×点滴セットの1mLの滴下数」と分母の「×60分」が相殺されて消えるため）。

b. 輸液の速度調節

◆手動で調節する場合
・秒針つきの時計を見ながら，輸液セットのクレンメのローラーの位置を調節します。

◆輸液ポンプを使用する場合
・輸液ポンプの項参照

c. 速度の管理（図表11）

①輸液ボトル：ボトルに記載されている患者名と薬剤名と実際が指示と正しいか。時間通りに投与されているか。必要時エア針は刺入されているか。

②点滴架台：「心臓から27cm以上の高さ，刺入部から液面までは80〜100cmの高さ」[2]など適切な高さであるか。固定は確実で，安全な位置に置かれているか。

③点滴筒：投与速度にあった輸液セットか。滴下速度は適切か。滴下が確認できるなど液量が適切であるか。滴下の調整は滴下が良好な肢位で行っているか。

④輸液ライン：患者の体動にあわせた適切な長さであるか。ラインのねじれ，屈曲，圧迫はないか。クレンメの位置は適切か。三方活栓の向きは正しいか。ライン接続部のゆるみ，外れはないか。ライン内の混濁，浮遊物，空気の混入はないか。ラインにフィルターがある場合は滴下の様子などを観察し目づまりなどがないか。

⑤刺入部：刺入部に異常はないか（発赤・腫脹・疼痛・滲出の有無・点滴の漏れなど）。確実に

図表11　点滴中の観察ポイント

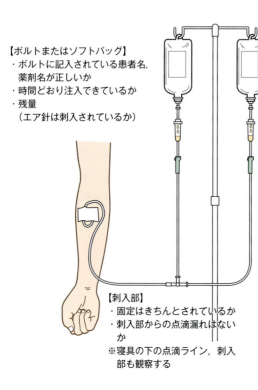

【ボトルまたはソフトバッグ】
・ボトルに記入されている患者名，薬剤名が正しいか
・時間どおり注入できているか
・残量
（エア針は刺入されているか）

【点滴架台】
・高さは適当であるか
・安全な位置か

【点滴筒】
・適切な輸液セットか
・滴下速度は適切か
・体動などで滴下速度が変化することはないか
・点滴筒内の液量は適切か

【点滴ライン】
・患者の体動に合わせた適切な長さか
・ラインのねじれ，屈曲，圧迫はないか
・クレンメの位置は適切か
・三方活栓のコックは正しい位置か
・接続部のゆるみ，点滴漏れはないか
・ライン内にエアが入っていないか

【刺入部】
・固定はきちんとされているか
・刺入部からの点滴漏れはないか
※寝具の下の点滴ライン，刺入部も観察する

【患者の状態】
・刺入部の発赤，疼痛，腫脹などないか
・患者の表情，訴え
・全身状態

（①石田清華：点滴中はどんなことに注意すればいいの？　医療事故防止と感染予防のための注射・輸液Q&A，p. 44，照林社，2001．②伊藤美千代他：輸液の知識と技術．臨牀看護27（4）：469-478，2001．より一部改変）

固定されているか。
⑥患者の状態：バイタルサイン，自覚症状の有無，全身状態の変化など患者の状態に変化はないか。

◆速度調節の後は必ず確認する。
・患者パトロール時は滴下数だけでなく，歩行後で接続部が緩んでいないか，血液が逆流して閉塞していないか，必ず患者の刺入部からボトルまでラインを指でたどり，目でみて異常がないか確認する。
・患者の状況：臥位・座位・立位などの体位，四肢の位置，関節の屈曲・伸展などにより滴下数は変化する。
・薬剤の種類：血液製剤や脂肪乳剤など粘稠度の高い薬剤では点滴速度は遅くなる。点滴ラインが複数あり，側管から粘稠度の高い薬剤を投与すると，他のラインの点滴速度が遅くなることもある。
・点滴ラインの状況：ラインの圧迫・屈曲，点滴架台の高さによっても滴下数は変化する。

d. 点滴速度が変化していたとき

前述したような原因以外に，以下の原因などがあるので，必ず刺入部からボトルまでラインを指でたどり，目でみて異常がないか確認します。

・点滴漏れ
・固定がずれてラインが屈曲していた
・接続部の緩みや接続外れ
・血液の逆流により管内に凝血塊ができた
・薬剤の混和により混濁・管内閉塞した
・必要時のエア針の刺し忘れ

図表12 輸液ポンプ，シリンジポンプ使用時の注意点

輸液ポンプ

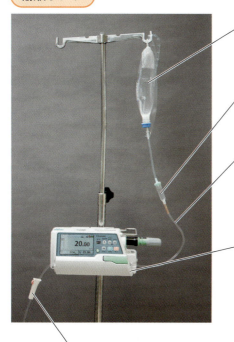

①**輸液ボトル**
（薬剤が指示通りに減っているか。）

②**点滴筒**
（必要時点滴プローブは正しく設置されているか。点滴は滴下しているか。）

③**上流輸液ライン**
（指定の輸液ラインを使用しているか。輸液ラインにゆとりがあり，ひっぱられていないか。輸液ラインに破損はないか。輸液ラインに屈曲，ねじれ，気泡の混入はないか。）

④**輸液ポンプ**
（輸液ラインはまっすぐセットされドアは閉まっているか。電源は入っており，電源コードにつながり充電されているか。輸液ポンプは正常に作動しているか。動作インジケーターが正常に作動しているか。指示通りの設定（流量・予定量）をされているか。ワンタッチポールクランプは確実に固定されているか。）

⑤**下流輸液ライン**
（クレンメは輸液ポンプより下にセットされ開放されているか。三方活栓の向きは正しいか。）

シリンジポンプ

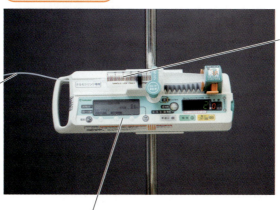

②**シリンジ**
（シリンジは正しくセットされているか。薬剤が指示通りに減っているか。）

③**輸液ライン**
（シリンジとラインの接続部にゆるみ・はずれはないか。三方活栓の向きは正しいか。）

①**シリンジポンプ**
（セットしたシリンジと「シリンジ mL」の表示が一致しているか。電源は入っており，電源コードにつながり充電されているか。シリンジポンプは正常に作動しているか。動作インジケーターが正常に作動しているか。指示通りの設定（流量）がされているか。ワンタッチポールクランプは確実に固定されているか。）

図表13 PCAポンプ

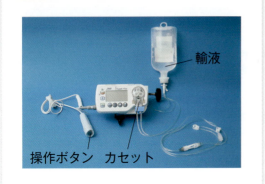

輸液
操作ボタン　カセット

(7) 医療機器を用いた与薬

a. 輸液ポンプ，シリンジポンプ

現在では，輸液ポンプ，シリンジポンプ（図表12）とも各社からさまざまなものが発売されています。詳しい使い方は，そのタイプに付属している取り扱い説明書を参照します。

◆輸液ポンプ，シリンジポンプによる与薬の適応
- 時間内に正確に輸液を行う場合。
- 微量でも効果が大きい薬剤を時間内に正確に投与する場合。

> **One Point　ポンプを使用する薬剤**
>
> 昇圧薬，降圧薬，血管拡張薬は1mL/時などのわずかな量でも循環動態に大きな影響を及ぼすため，投与量や投与速度に応じて，輸液ポンプもしくはシリンジポンプを使用して投与する。

◆輸液ポンプ，シリンジポンプ使用の際の看護上の注意点
- 「機械だから大丈夫」という過信をしないことが大切である。指示どおりに作動しているか，薬剤は時間通りに減っているか，時間ごとに確認する。
- 薬剤投与に伴い，患者に副作用症状など異常が起こっていないか確認する。
- 患者の刺入部から輸液ボトルまで指でたどり，目で見て，刺入部に異常がないか，ラインに異常がないか，接続が緩んでいないか，気泡混入していないか，逆流や混濁がないか確認する。
- 電源コードは確実に挿入されているか，ポンプ固定は確実にされているか確認する。
- シリンジポンプ使用時は患者の点滴刺入部と同じ高さにポンプを設置する（サイフォニング現象を防ぐため）。
- 必ず機械にあった輸液セット，シリンジを使用する。
- 末梢血管における抗がん薬投与の場合は，血管外漏出に気づかず重大な組織障害を引き起こすことがあるので，原則としてポンプ類は使用しない。薬剤によっては使用することもあるため医師の指示を確認して投与する。

b. PCAポンプ

術後の疼痛緩和はPCAポンプを用いた方法が主流になっています。鎮痛薬の使用において，特に問題とされていた，患者が痛みを知覚してから鎮痛薬の投与までの時間差をなくすために，「自己調節鎮痛法（patient controlled analgesia：PCA）」という方法です。

これは小型のポンプを患者の硬膜外チューブあるいは静脈内，皮下，筋肉内のラインに接続し，患者が痛みを感じたら，自分でボタンを押すという簡単な操作で，あらかじめ設定された鎮痛薬が体内に注入されます。

ポンプは持続投与量，ボタンを押したときの1回量，投与間隔（ロックアウト時間），最大時間投与量などを設定でき，安全に必要な鎮痛薬を患者が痛みを知覚したと同時に速やかに患者に投与することができます（図表13）。

◆PCAポンプ使用の利点
- 患者自身がボタンを押して鎮痛薬を使用することで，体動前などは事前にボタンを押してから動くなど，患者自身で疼痛をコントロールする感覚がもてる。
- 疼痛急性期に，持続注入とボーラスを組み合わせて，早期に維持量の決定，疼痛緩和ができる。

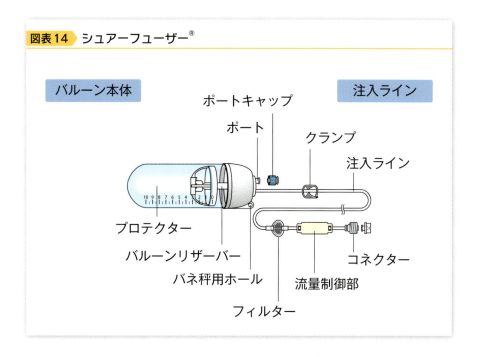

図表14 シュアーフューザー®

- 疼痛に予防的に対処できる(痛みを感じてから鎮痛薬使用までの時間差がない)。

◆PCAポンプの禁忌
- 認知機能の低下や意思の疎通が困難な患者(不穏,認知症など)
- 認知機能が未成熟な幼児(発達度による)
- 不安などの精神状態などにより,PCAポンプのボーラス投与を過剰に用いることが予測される患者

◆PCAポンプ使用の際の看護上の注意点
- 「機械だから大丈夫」という過信をしないことが大切である。指示どおりに作動しているか,薬剤は時間通りに減っているか,時間ごとに確認する。
- 薬剤投与に伴い,患者に副作用症状など異常が起こっていないか確認する。
- 患者の刺入部からボトルまで指でたどり,目で見て,刺入部に異常がないか,ラインに異常がないか,接続が緩んでいないか,気泡混入していないか,逆流や混濁がないか確認する。
- 電源コードは確実に挿入されているか,ポンプ固定は確実にされているか確認する。

- 患者にPCAポンプの使用目的と操作方法を説明し,患者が理解・納得したうえで使用しないと,効果的に使用できない。操作方法が習得できるまで,実演を交えて説明を行う。
- 術後は疼痛の状況や身体の回復具合にあわせて患者が自分の思いどおりにPCAポンプを使用できているか確認し,援助していく。
- 過剰投与はされない設定がしてあるので,使いすぎを心配せずに使用し,痛みの軽減を図れるように説明する。
- 必ず機械に合った輸液ライン,薬液バックを使用する。
- 患者の刺入部からボトルまで指でたどり,目で見て,刺入部異常がないか,ラインに異常がないか,接続が緩んでいないか,気泡混入していないか,逆流や混濁がないか確認する。
- 電源コードは確実に挿入されているか,ポンプ固定は確実にされているか確認する。
- 医師の指示とポンプの設定の確認を行う。
- ポンプの履歴の確認を行う(患者がボタンを押している時間,回数,間隔を確認することで,翌日以降の設定を決める参考となる)。

・副作用の出現はないか観察する(悪心・嘔吐,眠気,便秘,呼吸抑制,排尿障害,掻痒感など)。

c. 携帯型ディスポーザブル注入ポンプ

手術中硬膜外に挿入したラインを術後疼痛管理に使用することがあります。持続的に硬膜外腔に局所麻酔薬やオピオイドを注入する方法が行われるのですが,薬剤を少しずつ投与するために,PCAポンプか,シリンジポンプか,携帯用持続薬液注入器が使われます。

携帯型ディスポーザブル注入ポンプ(ニプロ・シュアーフューザー® (図表14),バクスター・インフューザー®)は,バルーンの収縮圧力を応用した小型・軽量の薬液微量持続注入ポンプです。付属の注入ラインには,空気や細菌,微粒子等を除去するフィルターがついています。ディスポーザブルで,取り扱いが簡便です。

また,小さいものであれば患者の寝衣の胸ポケットに入れて持ち歩くことができるので,離床の早い患者の使用にむいています。

■ 文献
1) 丸山一男:周術期輸液の考え方—何を・どれだけ・どの速さ. p157, 南江堂, 2005.
2) 坂本すが他:完全版ビジュアル 臨床看護技術ガイド 第3版. p176, 照林社, 2015.

2 輸血の管理

血液成分を患者の体循環に輸注することを輸血といいます。手術前に患者のABO式血液型とRho(D)因子型を調べ,輸血の準備をします。その他,事前の検査として不規則抗体のスクリーニング,クロスマッチテストなどがあります。

(1) 目的

「血液中の赤血球などの細胞成分や凝固因子などの蛋白質成分が量的に減少または機能的に低下したときに,その成分を補充することにより臨床症状の改善を図ること」[1]にあります。

1) 循環血液量
成人… 70mL/kg
新生児…85mL/kg, 乳児…80mL/kg, 幼児…75mL/kg

2) 輸血開始について
手術後の出血量に伴う徴候としては,図表15のようなものを伴います。少量の出血であれば輸液で補います。出血に伴う輸血の開始の目安については図表16のとおりです。

(2) 輸血用血液製剤の種類と使用期限

輸血用血液製剤にはいくつかの種類があります。種類により,使用目的や貯蔵方法が異なります。正しい取り扱いをしないと,成分が変質し,患者に重篤な合併症を引き起こすこともあるので注意します。輸血用血液製剤の種類と使用期限は図表17に示しました。

(3) 自己血液貯血について

手術の4〜7日前までに,患者自身の血液を採血・貯蔵し,手術の際に使用します。この方法により,同種血輸血の使用が削減・回避できます。患者の術前状態が良好で,緊急性を要さない予定手術や,患者の血液型がまれな場合にあらかじめ採血,貯蔵して使用できます。

そのほかに,手術開始直前に採血し人工膠質液を輸注する「希釈式自己血輸血」,手術室で術中出血した血液を回収・洗浄して使用する「術中回収自己血輸血」という方法などがあります。

(4) 輸血の実際

1) 準備

取り寄せてからすみやかに投与することが望ましいです。病棟で一時的に保存する場合は輸血の種類にあわせた方法で保管します。

◆必要物品
・輸血用血液製剤,交差適合試験報告用紙
・濾過装置を備えた輸血用器具(フィルターつき輸血ラインセット)
 ※輸血ラインセットはフィルターがついており,血小板・白血球・フィブリンなどの凝

図表15　出血性ショック時の徴候

程度	およその出血量	収縮期血圧(mmHg)	脈拍(回/分)	呼吸数(回/分)	中心静脈圧(cmH_2O)	時間尿
無症状	15％以下	正常	100以下	正常	5以上	0.5mL/kg/時以上
軽度	15～30％以下	80～100	100～120	20～30	2～5	15～30mL/時
中等度	30～40％以下	60～80	120以上	30～40	0～2	乏尿
重度	40％以上	40～60	末梢で触れない	下顎呼吸	0	無尿

(中島恵美子・山崎智子・竹内佐智恵編：ナーシング・グラフィカ成人看護学④　周術期看護　第3版. p94, メディカ出版, 2017.)

図表16　輸血開始の目安と注入速度

項目	データ	判断の基準と関連事項
■血液データ ヘモグロビン(Hb) ヘマトクリット(Ht) 赤血球数 ■出血量 循環血液量の20％以内で輸血トリガー値以上 循環血液量の10％あるいは500mLを超える 循環血液量の50％以上血清アルブミン3.0g/dL未満	7～8g/dL以下(輸血トリガー値) 25％以下 350万/μL以下 出血量の3～4倍の細胞外液補充液 人工膠質液を使用してよい 等張アルブミン製剤の併用を考慮	▶左記のほかに頻脈や血圧低下, 乏尿, 四肢冷感などの急性症状や動悸, 息切れ, めまいなどの症状をもとに医師が判断する。 ▶循環血液量の15％以上の術中出血が予測される場合は術前に自己血を貯血する場合がある。 ▶急激な出血では血圧低下などが起こり, 早期に輸血を必要とすることもある。また, 術前から貧血がある患者では, 輸血開始時期は早くなる。水分投与を制限すべき症例(肝硬変, 慢性閉塞性肺疾患, 低心拍出量症候群, 食道がん, 低栄養患者, 腸切除など)では早い時期に膠質液の投与が開始される。

(神田清子・二渡玉江編：看護データブック　第5版. p316, 医学書院, 2017.)

集塊による塞栓症を予防する(図表18)。
- トレイ
- 輸血用留置針
- 消毒綿
- 駆血帯
- 未滅菌手袋
- 絆創膏
- 必要時腕枕

2)輸血実施

①患者に医師より必要性, 方法, 必要時間, 副作用について説明を行い, 同意書にサインをもらう。

②施行前に排泄をすませる。

③輸血用血液製剤に溶血や凝血塊がないか, バッグ(容器)に破損がないかを確認する。輸血用血液製剤の取り扱いは1回1患者ごとに行う。

④医師と看護師は輸血用血液製剤の照合を行う。
1バッグごと使用直前に患者のベッドサイドで以下の事項について, 声に出して確認する。
- 患者のフルネーム
- 患者のID番号, 生年月日
- 患者の血液型
- 製剤名
- 単位数
- 製剤の血液型
- 製剤の製造番号, 有効期限
- 放射線照射の有無
- 交差適合試験済記入欄

⑤必ず患者の自覚症状とバイタルサインを確認し, 輸血を開始する。開始時は速度を1mL/分程度とし, 15分経過し異常がみられなければ, 医師の指示どおりの速度にする。

図表17 輸血用製剤の種類と使用期限

種類	貯蔵	有効期限	注意事項
人全血液（全血）	2〜6℃	採血後21日間	過温、凍結、細菌汚染等により溶血する。濾過装置を具備した輸血用器具（ライン）を使用して輸注する。
濃厚赤血球 （CRC） （CPD） （CPDA）		採血後21日間 （CPDAは採血後35日間）	
濃厚血小板（PC）	20〜24℃ 振盪・混和しながら貯蔵	採血後96時間	使用時間まで攪拌しながら保存。取り寄せたら直ちに濾過装置を具備した輸血用器具（ライン）を使用して輸注する。
新鮮凍結血漿（FFP）	−20℃以下	採血後1年間 （凍結状態で）	30〜37℃で凍結する。過温で変性する。解凍後3時間以内に濾過装置を具備した輸血用器具（ライン）を使用して輸注する。

（厚生労働省：「輸血療法の実施に関する指針」及び「血液製剤の使用指針」平成26年11月12日付 薬食発1112第12号により一部改正を参考に作成）

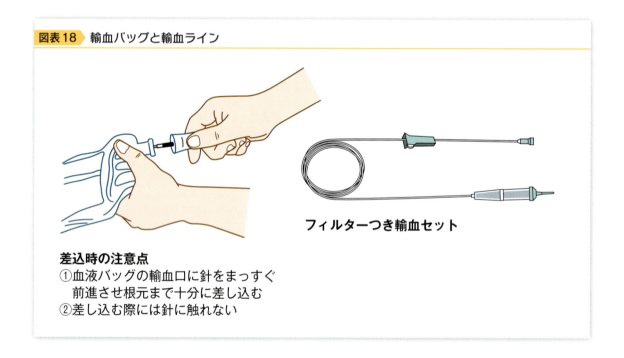

図表18 輸血バッグと輸血ライン

フィルターつき輸血セット

差込時の注意点
①血液バッグの輸血口に針をまっすぐ前進させ根元まで十分に差し込む
②差し込む際には針に触れない

⑥輸血開始5分間はベッドサイドで急性副作用の有無を注意深く観察する。開始15分後に再度患者に異常がないか観察し，その後は輸血が終了するまで，適宜観察する。患者に異常が生じた際は直ちに輸血を中止し，医師に報告する。
⑦輸血終了時には必ず，患者の自覚症状とバイタルサインの確認を行い，終了後適宜患者の状態を観察する。
⑧輸血終了後は再度，患者名，血液型，製剤名，製造番号を確認し，交差適合試験報告書をカルテに保存する。カルテにも輸血内容を記載しておく。
⑨輸血終了後にも発熱やアレルギー症状など副作用は出現する可能性があり，定期的に患者に異常がないかの観察を行う。

3）輸血副作用発生時の対応
①直ちに輸血を中止し，医師に報告する。
②医師の指示のもと血管を確保など適切な処置を

図表19　ABO不適合による溶血性副作用の臨床像と救命に必要な処置

時間的経過と輸血量	臨床像の経過	救命に必要な処置
輸血開始5～15分 （10～50mL程度）	輸血針刺入部に沿った血管痛（しびれ），発熱，悪寒，不穏症状など	・輸血中止，ライン確保 ・バイタルサインチェック ・心電計装着 ・ハイドレーション（生理食塩水）
輸血開始15～30分 （50～200mL程度）	顔面紅潮，腹痛，腰背部痛，嘔吐，下痢，呼吸困難，胸部不快感など	・輸血製剤と患者血液型の確認 ・血液検査（1回目） ・ステロイド（ハイドロコートン1,000mg） ・利尿薬投与
輸血開始30分以後 （200mL以上）	顔面蒼白，チアノーゼ，血圧低下，血尿（ヘモグロビン尿），無尿，意識レベルの低下など	・尿検査（ヘモグロビン尿の確認） ・動脈血中酸素分圧測定と酸素吸入開始 ・昇圧薬投与 ・蘇生の準備
輸血終了後	出血傾向（DIC），腎不全，ARDS	・血液検査（2回目） ・胸部X線撮影 ・DIC対策 ・血液透析 ・血漿交換

講じる（図表19）。

③使用した血液製剤および，患者血液は捨てずに確保しておく。

◆副作用の原因
- 溶血性：ABO型不適合，輸血用血液製剤の保存方法や輸血方法が不適切
- 非溶血性：アレルギー性，細菌感染症，輸血関連急性肺障害，循環不全，GVHD（移植片対宿主病），ウイルス感染

■ 文献
1) 厚生労働省：「輸血療法の実施に関する指針」及び「血液製剤の使用指針」平成26年11月12日付　薬食発1112第12号により一部改正
2) 日本赤十字社：輸血用血液製剤取り扱いマニュアル　2017年4月改訂版．2017．

3　酸素療法

（1）目的

酸素療法の目的は，組織に十分な酸素を供給することです。術後は手術侵襲により，横隔膜運動機能の低下や肺切除による換気面積の減少，臓器や組織酸素消費量の増加，疼痛による換気抑制，麻酔からの覚醒不良による換気量の低下などが起こり，呼吸状態が不安定になります。そのため酸素吸入により十分に組織への酸素供給を行い，治癒過程・回復を助け合併症を予防する必要があります。

（2）適応

- 低酸素血症
- 心不全・虚血性疾患
- 肺機能不全
- 気道狭窄
- 全身麻酔術後の呼吸運動抑制，出血による血流量の減少（組織の酸素供給を保つことで，治癒と回復を助ける）

（3）副作用

- CO_2ナルコーシス
- 酸素中毒
- 吸収性無気肺

手術後は，手術侵襲に伴う換気障害のために一

時的に酸素投与を行います。酸素化の改善が認められたら，酸素投与量は減量，中止となります。高濃度の酸素投与が長期間続くことで上記のような副作用が出現する可能性がありますので，医師の指示を確認しましょう。

（4）主な酸素投与法

　酸素投与方法には低流量システムと高流量システムがあります。この２つは酸素ガスの供給量が患者の１回換気量（吸気流量）より多い場合は「高流量」，少ない場合は「低流量」と呼ばれます。通常の術後の酸素療法では，簡便な低流量システムが使われます。患者の一回換気量以下の酸素ガスを供給し，不足分については鼻腔周囲の室内気を吸入することで補います。高流量システムは患者の呼吸状態にかかわらず，安定して高濃度の酸素が供給できるシステムです。そのなかでもリザーバーシステムは吸入酸素濃度60％以上の高濃度酸素供給が可能です。経鼻カニューレ，酸素マスク，リザーバー付き酸素マスク，ベンチュリーマスク，ネブライザー付き酸素吸入装置などの酸素療法器具を用いた酸素投与法について 図表20 に示しました。

（5）援助の実際

　酸素の投与方法には中央配管から供給する方法，酸素ボンベから供給する方法の２通りがあります。
①患者が医師から酸素療法の必要性について説明されているか確認し，投与方法を説明し，同意を得る。
②医師の指示内容を確認する。
　・患者氏名，患者IDなど
　・酸素流量や投与方法
　・SpO_2モニタリングは必要か
　・異常時の対処
　・開始時間と終了時間
　・歩行時，移動時や食事時の指示
③意識のある患者にはマスクやカニューレの装着方法について説明する。
④以下の酸素供給物品の準備を行う。

◆酸素治療フローメータ（ 図表21 ）
　・流量計部分と加湿器部分を組み立てる。
　・加湿器のカップに指定量の蒸留水を入れる。
　・流量計部分のアダプタを酸素供給源（酸素取り出し口）にカチッと音がするまで差し込む。
　・カニューレまたはマスクを用意する。
◆ネブライザー付き酸素吸入装置
　・流量計部分と酸素濃度調節アダプタ，蒸留水パックを組み立てる。
　・流量計部分のアダプタを中央配管の酸素供給源（酸素取り出し口）にカチッと音がするまで差し込む。
　・エアゾールマスク，蛇管，リザーバーバッグ（水受け）を用意する。
　・ここ数年で流量設定が簡便なタイプも使用されている。
◆酸素ボンベ（ 図表22 ）
　・酸素ボンベのガス名ラベル，容器の色が黒であることを確認する。
　・容器開閉ハンドルが時計回りに閉まっていることを確認する。
　・酸素吸入器をレンチでしっかり取り付ける。
　・ゆっくり開閉ハンドルをあけ，残量計の容器内の酸素圧力と酸素漏れがないかを確認する。
⑤指示された酸素を投与する。
⑥マスクやカニューレがずれやすい場合には，固定方法を工夫する。
⑦酸素投与後の呼吸状態について，経時的に観察を行う。
　・呼吸音
　・呼吸数
　・呼吸パターン
　・気道分泌物の量と性状
　・経皮的動脈血酸素飽和度（SpO_2）
　・検査データ（ヘモグロビン，動脈血ガス分析，胸部X線など）

（6）注意事項

　患者に体動がある場合や意識障害などでは，酸素療法器具が口鼻からずれたり，接続がはずれる

図表20　酸素療法器具を用いた酸素投与法

	名前	機能	管理方法	使用上の留意点
低流量システム	経鼻カニューレ 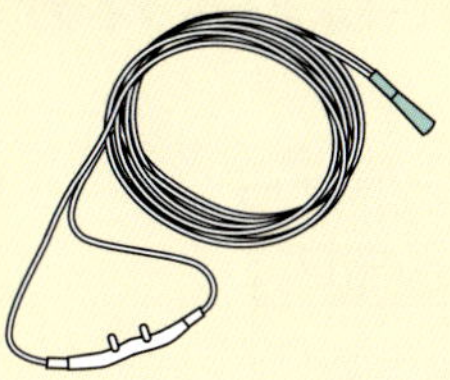	・適応酸素流量：〜4L/分 ・推定40％以下の吸入酸素濃度が必要な患者に使用する。 ・簡便であり，不快感が少ない。	・患者の皮膚や鼻粘膜に接触している部分は，1回/日以上，汚染時適宜，アルコール清拭をする（アルコールが揮発してから使用する）。 ・カニューレやマスクがあたっている患者の顔の皮膚の観察や，清拭，口唇の保湿も行なう。	カニューレの孔が分泌物で閉塞しやすい。口呼吸の患者には使用しない。口腔内投与は，口腔内がリザーバーとなり高濃度酸素吸入となるため禁忌。5L/分以上は鼻腔粘膜に損傷を及ぼすため中濃度酸素マスクへ変更したほうがよい。
	中濃度酸素マスク 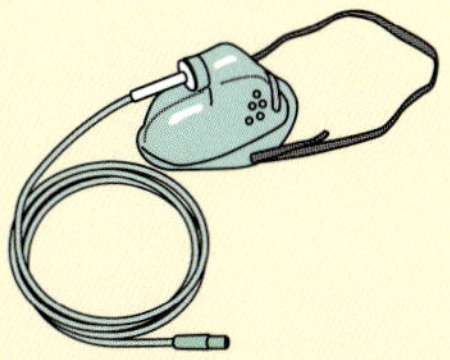	・適応酸素流量：5〜8L/分 ・酸素を無駄なく使うために，マスクの穴を小さくしてマスクの外へ酸素が逃げにくくしてある。		酸素流量が少ないと自分自身の呼気を再呼吸してしまうため，酸素流量は5L/分以上が推奨される。もし，5L/分未満で使う場合は患者の$PaCO_2$が上昇する危険性がある。
	リザーバー付き酸素マスク 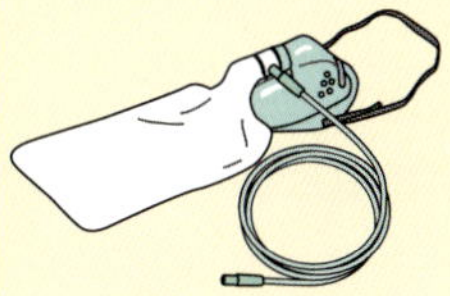	・適応酸素流量：6L/分〜 ・高濃度の酸素投与が必要なときに使用する。マスクの内側と外側，マスクとリザーバーバッグとの間にそれぞれ一方弁がついている。		・必ず6L/分以上の流量で使用する。 ・使用時にはリザーバーバッグが膨らんでいること，一方弁がついていること，マスクが顔に密着していることの確認が必要。
高流量システム	マルチベントマスク（ベンチュリーマスク） 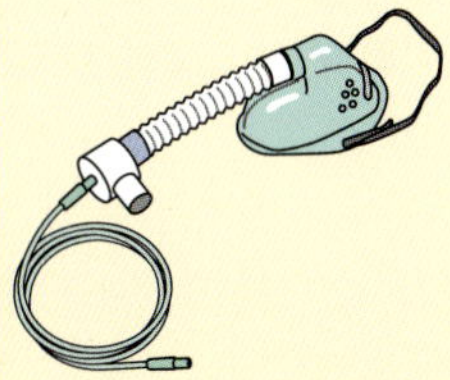	・適応酸素流量：3〜12L/分 ・酸素希釈コネクタをかえることで，酸素濃度を24〜50％に調節することができる。 ・高速で気体が流れる際に周りの空気を引き込むベンチュリー効果を利用し，30L/分以上の高流量を作り出している。		・マスクを顔に密着させず，ある程度の隙間は許容される。
	インスピロン®イージーウォーターネブライザーシステム 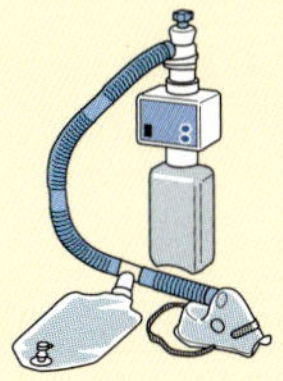	・適応酸素流量：4〜15L/分 ・マルチベントマスクに加温加湿（ネブライザー）機能を備えたものである。加温加湿された酸素ガスを吸入することにより，喀痰の粘稠化を防ぐ。		・マスクの圧迫感や熱や結露がマスク内に停滞し，不快を生じる可能性がある。 ・加湿ボトルの蒸留水の減りが早いため，水位に注意する。 ・湿度が高くなるため，回路全体の感染予防対策が必要である。

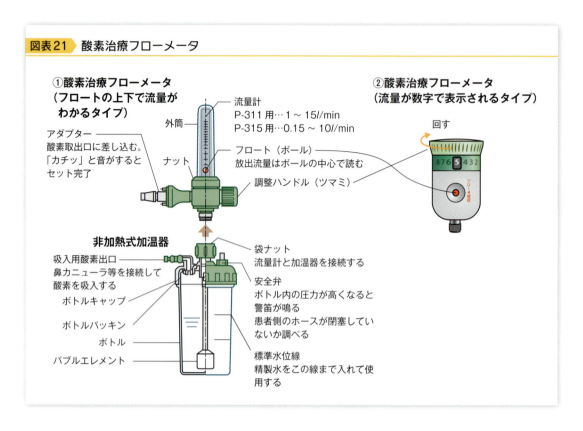

図表21 酸素治療フローメータ

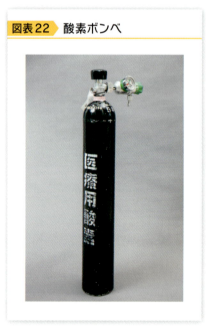

図表22 酸素ボンベ

給されているかを必ず確認します。

マスクやカニューレの圧迫による皮膚損傷を予防するために，圧迫されやすい鼻孔や耳介上部，顎，頸部，後頭部など経時的に皮膚の観察を行いましょう。また，感染管理として，1回/日患者に触れる部分（吸入口）を揮発性に優れたアルコール綿で清拭します。必ず乾いたことを確認してから患者に装着しましょう。

> **Key word　一回換気量（吸気流量）**
>
> 健常な成人は1回の呼吸で約500mLの空気を1秒で吸入しているといわれる。1分間の量に換算すると500mL×60秒で30,000mL/分＝30L/分が健常な成人の吸気流量になる。

ことがあります。また加湿装置がついている場合には，水滴がチューブ・蛇管内に貯まり閉塞することがあります。患者を観察する際には，酸素療法器具の端から酸素流出部まで，確実に酸素が供

4 吸入療法

(1) 目的

全身麻酔術後は，気管挿管や吸入ガスの刺激で，気道分泌液が増加します。また麻酔による鎮静や創痛により，呼吸運動が抑制され，気道分泌液が貯留しやすい状態です。既往症に呼吸器疾患のある患者の場合，術後に呼吸器症状が悪化することがあるため，吸入療法により，気道分泌液の粘度を下げ，咳嗽を促すことにより，肺炎を予防します。

去痰薬，気管支拡張薬，抗アレルギー薬などの薬液を微細な粒子にして，気道粘膜に噴霧することで，迅速な薬効が期待できます。

(2) 援助の実際

①患者に必要性・目的・方法を説明し，同意を得る。
②起座位またはベッドを頭部挙上し，リラックスできるよう体位を整える。
③吸入器に医師の指示通りに吸入剤を注入し，吸

コラム　酸素ボンベの残量を確認しよう

患者搬送時に酸素ボンベを使用する場合，エレベーターの待ち時間や検査の待ち時間を考慮し，予測される移送時間より余裕があるように準備する。使用する流量によって使用可能時間が異なるため，酸素ボンベ内の酸素残量を確認し，以下の計算式や早見表を用いて，使用可能時間を確認する必要がある。

酸素ボンベ内の残量が，余裕をもった予測移送時間に足りない場合は，新しい酸素ボンベと交換するか，予備の酸素ボンベを持参するなどの対応が必要。

また，当院では，挿管中の患者を移送する場合，計画外の抜去に備え，当該患者に使用可能な酸素マスクとバックバルブマスクを携行している。

酸素の残量の計算方法

使用可能時間は，圧力計の値・ボンベの容量・指示流量から計算する。
圧力計の単位（kgf/cm^2 か MPa），ボンベの内容積（ボンベに刻印されている V の値）を確認し，以下の計算式に則り酸素残量を計算する。

$$使用可能時間(分) = \underbrace{\overbrace{\begin{array}{l} kgf/cm^2 の場合\ \ ボンベ内容積(L) \times 圧力計の値[kgf/cm^2] \\ MPaの場合\ \ ボンベ内容積(L) \times 圧力計の値[MPa] \times 10 \end{array}}^{酸素残量(L)} \times 0.8 (安全係数)}_{使用可能量(L)} \div 指示流量(L/分)$$

例：内容積3.4Lの酸素ボンベを圧力計の値が10MPaの状態で，酸素流量5L/分で使用する場合，
　　3.4（L）×10（MPa）×10×0.8÷5（L/分）≒54（分）使用可能時間は54分となる。

酸素残圧と酸素流量による使用可能時間（分）の早見表

		酸素残圧（MPa）			
		15	10	5	3〜2
酸素流量（L）	1	400	272	交換目安	使用しない
	3	133	91		
	5	80	54		
	10	40	27		

酸素残圧が10酸素流量3Lで使用する場合，使用可能時間は約91分となる。

入器・酸素チューブ・酸素フローメーターを接続する。吸入剤が霧状になるか確認する。
④患者に深呼吸を促し，霧状になった吸入剤を吸入してもらう。
⑤吸入液がなくなったら，酸素を止めて接続を外す。吸入器は施設の基準に従って保管する。

5 手術前の準備

手術を安全に行い，術後すみやかな回復へ導くには，看護師は患者が手術前から身体的，精神的に良好な状態を保てるように援助する必要があります。外来または入院で手術が決定したら，手術オリエンテーションを計画的に行い，未知の経験への不安や緊張を和らげると同時に，患者が手術の準備や訓練に主体的に取り組めるように働きかけていきます。

（1）身体的準備

手術前処置は，感染，肺炎，腸閉塞，悪心・嘔吐などといった術後の合併症予防のために行います。一般的に行われている身体的準備は以下のことがあります。

- 腸管処置（下剤内服，浣腸，食事形態の変更）
- 全身の観察と保清（皮膚の保清，口腔内保清，臍処置）
- IDバンド・手術部位左右誤認防止バンドの装着

状況によっては，身体状況の改善のために，輸液，輸血，薬剤の投与が行われます。

（2）患者オリエンテーションの確認

第6章A「手術前の看護ケア」170ページ「1．手術オリエンテーション」を参照してください。

（3）手術の準備

- 手術申し込み状況の確認（手術室の確認，手術室入室時間・手術開始時間〈加刀時間〉の確認）
- 手術，輸血，身体抑制などの必要な承諾書や同意書の準備
- 輸血伝票の確認
- 診療記録・検査所見など，手術室に持っていく診療記録や結果の確認
- 手術前処置の指示の確認

（4）腸管処置（浣腸）

One Point　近年の術前腸管処置

術前腸管処置は，グリセリン浣腸による機械的処置のほかに，下剤内服（化学的処置）や食事形態の変更などの方法がある。近年はERAS（Enhanced Recovery After Surgery：術前回復強化）の普及で術前腸管処置を行わない施設も増え，下部消化管以外の手術では浣腸は行わないことがスタンダードである。腫瘍による閉塞などを認める場合は，腸管処置は禁忌となるため指示を確認する。

a. 目的

腸内容物を除去し，手術中の清潔区域の汚染を防ぎます。また，消化器系の手術では，術野の感染源を除去し，縫合不全やSSIを予防します。

b. 方法

ここではグリセリン浣腸について説明します。
①必要物品の準備（図表23）
②患者のプライバシーの保持に留意し，浣腸の目的と方法・施行時間について説明する。
③患者に左側臥位をとらせ，腰の下にビニールシートなどを敷く。力まないように口を開けゆっくり口呼吸するように促す。
④ディスポーザブル手袋を装着し，レクタルチューブ先端のキャップを外し，自分の前腕内側に直接浣腸液を垂らして心地よいと感じる温度であることを確認する。

図表23 グリセリン浣腸の必要物品

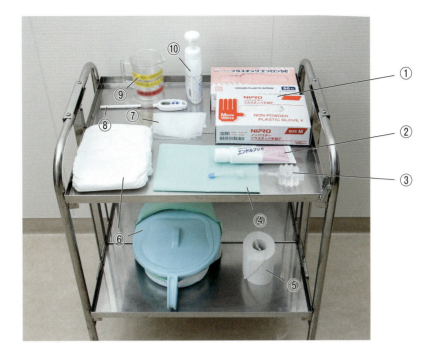

①ディスポーザブル手袋，エプロン
②潤滑剤
③レクタルチューブ
※挿入長さの目安とするために，レクタルチューブの6cmの目盛りにストッパーをスライドさせる
④汚染防止のビニールシート
⑤トイレットペーパー（ティッシュペーパー）
⑥患者の状態に応じた排泄用具（おむつ，差込便器，ポータブルトイレなど）
⑦ビニール袋
⑧温度計
⑨浣腸温め用カップ
⑩手指衛生剤
※グリセリン浣腸液は湯煎で40～41℃に温めておく。直腸温度（37.5～38.0℃）より低い場合，腸壁の血管収縮による血圧上昇や悪寒が生じる可能性がある。43℃以上の場合，熱傷による腸粘膜損傷の可能性がある。そのため，必ず温度計を用いて準備する必要がある[1]。

> **One Point** グリセリン浣腸液は絶対に温めるの？
>
> 「一般的に，浣腸液が直腸温より低温すぎると末梢血管の収縮により血圧上昇を招き，高温すぎると粘膜損傷を招くおそれがある」[2]といわれている。しかし，グリセリン浣腸液を，適温とされている40～41℃に調節しようとしても，グリセリン浣腸器の表面に触れただけでは，内用液が適温に調節できているかどうかわからない。実施直前に，実施者が，自分の前腕内側に直接内用液を垂らして温度の確認を行うが，人の温度感覚だけでは適切な温度調節は難しい。
>
> グリセリン浣腸液に関する明確なエビデンスはいまだ報告されていないが，最近の実験では，適温とされている温度より，やや低い温度でも，刺激性の面から問題ないことがわかってきている。温度を高く調節しすぎたことによる直腸粘膜の損傷を招くことを避けるために，浣腸液を温めず，冷たくない温度で実施したほうがよいとの考え方もある。

図表24　浣腸挿入時の体位

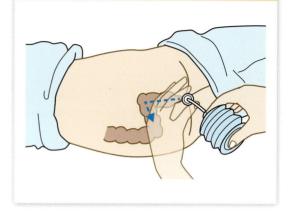

⑤挿入を円滑に行うために，レクタルチューブ先端に浣腸液を塗る。粘膜の強い乾燥などにより挿入が困難な場合には潤滑剤を使用する。

⑥6cmの目盛りに合わせたストッパーを片手で固定しながらレクタルチューブを肛門からゆっくりと5cm程度挿入する。このとき，ストッパーが直腸内に入りこまないよう，目視しながら行う。

> **One Point** 浣腸施行時の安全な挿入長さと体位
>
> 成人では肛門管の長さは4～5cm程度である。肛門管部より口側は，物理的刺激に弱い単層円柱上皮細胞の直腸粘膜へと移行し，肛門縁から約5～6cmのところで直腸は背側に急角度に曲がるため，5cm以上の挿入は避ける。また，解剖学的に浣腸液が流れやすい体位は左側臥位であり（図表24），立位による浣腸は，粘膜損傷や穿孔の危険性が高いため，避けなければならない[3]。

⑦静かに容器を握り，浣腸液60mLに対して20秒程度を目安に注入する。

急速に注入したり注入圧が高すぎたりすると，腸管の急速な拡張と直腸内圧の上昇が起こり，その機械的刺激作用のため強い便意を生じ浣腸液のみ排泄され排便が不良となってしまう。また，腸管損傷の原因となる可能性や，腹痛，悪心，気分不快をもたらしてしまう可能性もあるため，ゆっくりと注入する必要がある。

⑧注入後，肛門をティッシュで押さえながらレクタルチューブを抜去する。

⑨グリセリン浣腸後は，便意が強まってから排泄をするよう促す。しかし，直ちに排便作用を認める可能性もあるため，患者がいつでも排泄できる環境を整える。状況によっては差込便器やポータブルトイレで排泄介助を行う。

⑩患者の状態や排便状態を観察する。

直腸の刺激は，迷走神経反射が起こり，脈拍数低下，血圧低下などのショック様の症状が生じる可能性があることを留意し，状況に応じて排泄時，歩行時の付き添いの検討を行い転倒予防に努める必要がある[4]。

> **One Point　グリセリン注入後は我慢が必要？**
>
> グリセリン注入後，浣腸液による腸蠕動亢進や便の軟化のため，3分程度浣腸液を貯留させてから排便するよう記載されていることが多い。しかし，浣腸液による腸蠕動亢進や便の軟化について明確な裏づけデータはない。便の軟化作用を検討するための，グリセリン浣腸液に浸漬した便の重量を測定した実験において，便の重量は1〜3分では差をみとめず，10分の浸漬でわずかに重量が増加した。グリセリン注入後，3分程度では便は軟化しないため，我慢を強いることは患者にとって苦痛である。いつでも排泄できる環境で実施する必要がある。

■文献

1) 茶園実香監：ひと目でわかるスーパービジュアル看護技術．成美堂出版，p244，2015．
2) 日本看護技術学会技術研究成果検討委員会グリセリン浣腸班：グリセリン浣腸Q&A. Q8, 2015．
3) 文献1) p245
4) 文献1) p246
5) 坪井良子・松田たみ子編：考える基礎看護技術Ⅱ．廣川書店，2002．
6) 日本看護技術学会技術研究成果検討委員会グリセリン浣腸班：グリセリン浣腸Q&A. 2015．
7) 武田利明：グリセリン浣腸は「温めない」，患者に「がまんさせない」．エキスパートナース．30（1）：52-53, 2014．
8) 武田利明・及川正広・小山奈都子：グリセリン浣腸の作用に関する実証的研究．岩手県立大学看護学部紀要．12：95-100, 2010．

6　呼吸訓練

　医療技術の進歩により，ハイリスク患者，高齢者へと手術適応が拡大しています。

　全身麻酔を施行する患者は，麻酔時の影響や，手術侵襲，創痛など多くの要因により呼吸器合併症を引き起こす可能性があります。術後の呼吸器合併症は，呼吸機能の低下ばかりでなく最悪の場合死に至らしめることもあります。そのため，全身麻酔下の手術目的で入院してきた患者には，呼吸訓練の負荷により循環動態など，身体に影響を及ぼさない場合は呼吸訓練の導入をすすめています。特に手術侵襲が大きな患者，肺切除術による換気面積の減少する患者，術前から心肺予備力の低下している患者，喫煙者へは呼吸訓練を促し呼吸器合併症予防に努める必要があります。

　呼吸訓練としては，①深呼吸訓練，②吸入療法，③呼吸機能回復訓練器の使用，④咳嗽訓練といった方法があります。これらの呼吸訓練で肺換気量の増加，肺機能低下の改善あるいは上昇を期待します。

　呼吸訓練の開始時期は早期に行うことが望ましいですが，術前入院期間は短いため，術前の外来通院で手術オリエンテーションを行い，同時に呼吸訓練も指導します。訓練は，患者の身体状況をアセスメントし，負荷が加わりすぎず，かつ効果的に行えるようにします。また，患者の精神状況，理解力，年齢を考慮した指導が必要です。

（1）呼吸機能の術前評価

　全身麻酔の手術後では肺活量（VC）や機能的残気量（FRC）が低下します。一方，酸素消費量は20％増加し，これに呼吸器合併症や感染症・発熱などが加わることにより酸素消費量は増加してきます。そのため，肺機能検査や呼吸器合併症につながる個々のリスクファクターを把握し，患者の呼吸機能を術前に評価していくことが大切です。呼吸機能の評価をもとに，禁煙や呼吸訓練の必要性を患者と共有しながら指導していくことで，術後の呼吸器合併症の予防に努めます[1]。

a. 肺機能検査の見方（図表25）

　周手術期における肺機能検査は，手術の適応や手術方法の選択のために行い，一般的にスパイロメーターという機械を使用して測定します。患者にとっては苦痛な呼吸を要求されることも多く，患者の意思や感情に左右されることもあるため，医療者の十分な説明と患者の協力が必要です。

b. 呼吸機能評価の視点

①拘束性換気障害の有無

　肺線維症，胸膜疾患などの肺が拡張しにくい状態では，深呼吸が十分に行えず肺が小さくなった状態で呼吸するため無気肺を合併しやすい。

②閉塞性換気障害の有無

図表25　スパイログラムと換気障害の分類

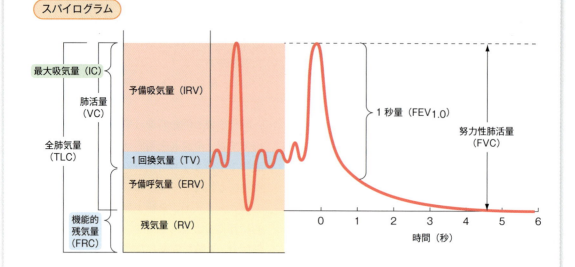

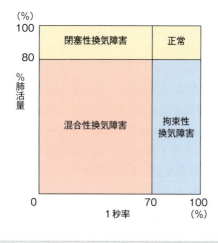

- 肺活量(VC)：十分に息を吸って，ゆっくりと限界まで吐き出した量
- 努力性肺活量(FVC)：十分に息を吸って一気に限界まで吐き出した量
- 1秒量(FEV1.0)：努力性肺活量(FVC)のうち，最初の1秒間に吐き出した量
- ％肺活量(％VC)：年齢，性別，身長から計算した予測肺活量の何％にあたるか(実測肺活量÷予測肺活量×100)→80％以下で拘束性換気障害
- 1秒率(FEV1.0％)：努力性肺活量(FVC)の何％を1秒間に吐き出せたか(1秒量÷努力肺活量×100)→70％以下で閉塞性換気障害

　気管支喘息，慢性気管支炎，肺気腫などの息が吐きづらい状態，かつ，速い呼気ができない状態の場合，痰をうまく喀出できず，気道内に分泌物が貯留することにより，肺炎や無気肺を合併しやすくなる。
③術式
　術後の呼吸機能低下の原因には横隔膜の機能障害があるとされている。横隔膜に影響をうける胸腹部の手術の場合，術後の肺活量は術前より40〜60％減少し，術前のレベルまで回復するのに1週間以上かかるとされている[2]。また，手術部位(食道がん・大血管手術など)によっては術操作による反回神経損傷により，咳嗽反射が減弱し，気道内分泌物を喀出しづらくなる。
④気道内分泌物の量や粘度
　量が多い場合や粘性が強い場合は，喀出しきれておらず気道浄化が図れていない可能性がある。
⑤動脈血ガス分析のデータ
　・動脈血酸素分圧(PaO_2)：85〜100mmHg
　・動脈血炭酸ガス分圧($PaCO_2$)：35〜

40mmHg
- 動脈血酸素飽和度(SaO_2)：95～100%，pH：7.35～7.45

⑥自覚症状（息切れや呼吸困難感）の有無

⑦喫煙歴，禁煙歴

　喫煙により，気道粘膜の繊毛運動の低下や末梢気道の機能低下，気道内分泌物の増加がみられるとされており，術後呼吸器合併症の危険因子となる。また，ニコチンにより血管の収縮が起こり末梢血管抵抗が増加するほかに，心拍数，酸素消費量の増加を引き起こすため，術後の呼吸機能だけでなく，循環動態にも影響を及ぼす可能性が考えられる。過去に喫煙の習慣があっても禁煙歴が長い場合は，喫煙による影響は軽減される（本項「（2）禁煙指導」参照）。

⑧肥満の有無

　胸郭が厚い脂肪でおおわれているため肺の拡張が障害される。仰臥位では重い腹壁により腹腔内圧が上昇，横隔膜が押し上げられ換気障害が悪化する。BMI25を超えていると，リスクが増えると言われている。

⑨年齢

　加齢に伴い，呼吸機能は低下し呼吸器系のさまざまな疾患に罹患している患者が増える。特に70歳以上では，術後合併症の発生は10倍に上昇すると言われている[3]。

⑩胸郭変形の有無

（2）禁煙指導

　まず，喫煙患者に禁煙の必要性とともに，喫煙の有害性を説明し賛同を得ます。禁煙は外来通院時から行います。急な禁煙が不可能な患者には喫煙本数を減らし，禁煙できるように指導します。また禁煙外来通院や禁煙補助剤（ニコチンガム・ニコチンパッチ）の使用を行うこともあります。術後の呼吸器合併症のリスクを減らすためには最低でも術前4週間の禁煙が必要とされています。ただし，気道の繊毛運動の回復には6週間以上の禁煙を要し，禁煙期間が長期なほど喫煙による影響が軽減されるため，できるだけ速やかに禁煙がはじめられるような指導が必要です[2]。禁煙期間別の影響は以下の通りです。

①6か月以上前：免疫機能の回復
②6週間前以上：繊毛運動の回復
③2週間前：痰の減少
④1週間前：ニコチン血中濃度が減少し循環器系の負担軽減
⑤18時間以内：一酸化炭素の血中濃度が低下する。そのため，酸素運搬能が上昇

（3）深呼吸訓練

a. 深呼吸訓練の目的

- 換気の改善
- 肺・胸郭拡張不全の改善
- 呼吸仕事率の改善
- 効果的な咳嗽の強化
- 呼吸筋の強化
- 横隔膜呼吸への矯正
- 胸郭可動性の維持増大
- 筋緊張の緩和

b. 腹式呼吸の方法

①仰向けに寝て，全身の力を抜きリラックスする。
②片方の手を胸に，もう一方の手をお腹の上に置く。
③お腹に置いた手を押し上げるようにして鼻から息を吸う。
④お腹を引っ込めるように息を口から吐きだす。胸に置いた手は動かないように気をつけ，お腹を静かに圧迫していくことで呼気を誘導していく。

　この練習を1分間繰り返し行い，2分間休憩することを1セットとし，1回に3セット，1日3回練習をする。

> **One Point　深呼吸の意味**
>
> 深呼吸を意識的に行うことにより，肺を効果的に膨らませ酸素を多く取り組むことができる。また，傷口の回復にも役立ち，リラックスできるという利点もある。

(4) 吸入療法

139ページ「4.吸入療法」を参照してください。

(5) 呼吸機能回復訓練器を用いた指導

インセンティブスパイロメトリー（図表26，以下，IS）は，外科手術後の無気肺の予防と治療を目的に，長い深呼吸を持続させるための呼吸訓練器具の総称です[4]。

深呼吸練習や咳嗽練習に比べ訓練の成果が認識できるため，患者も意欲的に取り組むことができます。ISは吸気容量を増大させるボリュームタイプと，吸気流量を増大させるフロータイプに分類されます。種類はいくつかありますが，無気肺予防には容量型が適しており，ここでは，適切な吸気流量でゆっくり深吸気が行えるボリュームタイプのコーチII®について述べます。

a. 目的

深吸気をゆっくり長く持続させることで吸気容量を増やします。

b. 方法

①マウスピースをつけたチューブを伸ばし，本体の吸気ポートにつなぐ。
②目標の吸気量に黄色いレバーを合わせる。
③ハンドル部分を持ち，息をゆっくりと吐きだす。
④マウスピースを加え，ゆっくりと深く息を吸う。黄色のボールができる限りニコニコマークに入るように吸気を調整する。
⑤これ以上吸い込まない状態になったらそのまま息を止める。黄色い円柱が下に降りたら，口からマウスピースを外し，ゆっくり息を吐き出す。

(6) 咳嗽訓練（ハッフィング）

痰の貯留は呼吸器合併症の要因となるため，術前より排痰の必要性を理解し，患者自らが効果的な咳嗽が行えるように指導していく必要があります。しかし，術後の創部痛により咳嗽が効果的に行えないことが予測されます。そのため，疼痛がある患者には「ハッフィング」という方法が安楽です。

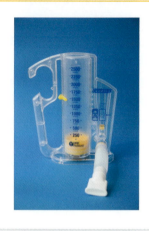

図表26 インセンティブスパイロメトリー

ハッフィングとは，最大吸気位から「ハー」と勢い良く発声することで，声門を開き，気管支内の痰を移動させる方法です。咳より排痰の力は弱いですが，創部痛がある患者や循環動態が不安定な患者にも施行できます。

創部痛は手術患者にとって避けられないものです。咳嗽訓練と同時に，術前より創部の位置や大きさをイメージさせ，創部を手で圧迫したり，創部の上にクッションを抱えて行うことや，鎮痛薬を適宜使用できることを説明することで，患者の創部痛への不安が軽減されます。

a. 目的

呼気を素速く呼出させる強制呼気法であり，咳嗽に近い効果が得られます。また，咳嗽が困難な場合や声門閉鎖が不完全であっても同等な効果が得られます。

b. 方法（図表27）

①座位の姿勢が排痰しやすいが，術後などを想定し側臥位，仰臥位でも訓練を励行する。
②深呼吸し，最大吸気時に1～2秒息をこらえる。
③腹筋を使用し腹をへこませながら，「はーーーーっ」と発声し勢い良く吐き出す。
④息の続く患者は「はーっ，はーっ」「はっ，はっ，はっ」と何回かに分けて発声してもよい。

c. 禁忌

COPD，肺の弾力性が低下している患者は禁忌

図表27 ハッフィング方法

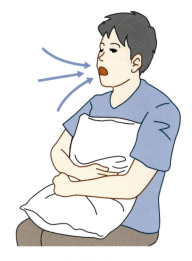
深呼吸する

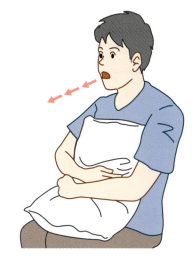
「はっはっ」あるいは「はーっ」と息を吐く

です。

■ 文献

1）井上順一郎他：食道癌患者における積極的な術前呼吸リハビリテーションと術後呼吸器合併症との関係．理学療法学．38（3）：201-206，2011．
2）田沼明：開胸・開腹術における周術期呼吸リハビリテーション．リハビリテーション医学．53（2）：115-118，2016．
3）玉木彰：外科手術前後の呼吸リハビリテーション．理学療法兵庫．17：1-7，2011．
4）相馬一亥・岡本和文編：救急・集中治療15巻臨時増刊号．総合医学社，2003．

7 呼吸理学療法

（1）体位ドレナージ（体位排痰法）

体位ドレナージとは，気道内分泌物が貯留した位置と重力を利用して，分泌物貯留部位が上方となるように体位をとり気管まで分泌物を移動させることです。また，患側の上側の血流量が減少し，下側の健側の血流量増加により酸素化が改善（換気血流比不均衡分布の改善）することが期待されます。しかし，患者に意識障害がある場合や術直後のラインやチューブが挿入された状況では，施行できる体位が制限されたり，頭低位などの体位では患者の苦痛を伴うことがあるため[1]，**図表28**のような修正された体位をとります。

> **One Point　効果的な排痰を行うためには？**
>
> 手術後患者の多くは換気量・機能的残気量・咳嗽力の低下を起こす。さらに気道内の乾燥によって気道内分泌物の粘性が増し，創部痛なども加わり排痰困難となる患者は多い。これらのことから，体位ドレナージに加えて，スクイージングやハッフィングなどを併用したり，吸入薬や去痰薬の使用，鎮痛薬の使用や創部の圧迫による除痛を同時に行うなど，患者の状態をみながら総合的に行っていく必要がある。

a.　目的
- 貯留した気道分泌物の除去
- 肺胞の喚起血流比の改善
- 機能的残気量の正常化

b.　方法
- 1体位3〜15分
- 禁忌の場合を十分に理解したうえで，患者の身体アセスメントを行い実施する。

①聴診・触診・胸部X線写真により痰貯留部位の

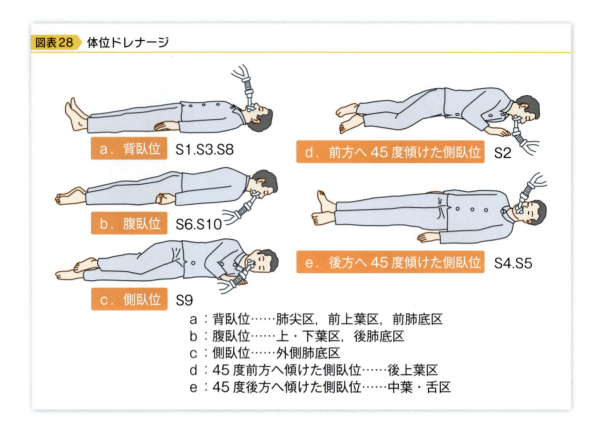

図表28 体位ドレナージ

a：背臥位……肺尖区，前上葉区，前肺底区
b：腹臥位……上・下葉区，後肺底区
c：側臥位……外側肺底区
d：45度前方へ傾けた側臥位……後上葉区
e：45度後方へ傾けた側臥位……中葉・舌区

確認し，体位を決定する。
②痰の貯留している部位が最上部になるよう体位を整える。
③胸部圧迫法（スクイージング）などを併用して，痰を中枢気道まで移動させる。
④痰が中枢気道まで移動したらハッフィングや咳嗽を促し，痰を喀出させる。
⑤喀出困難な場合は吸引し，除去する。
⑥終了後，患者の全身状態・体位排痰法の効果をアセスメントし，終了する。

c. 禁忌
・出血傾向
・不安定な循環動態
・頭部外傷後
・頭蓋内圧亢進症状，頭蓋内圧20 mmHg以上
・心原性肺水腫
・肺塞栓
・ドレナージされていない膿胸・胸水
・気管支胸腔瘻
・誤嚥のリスクがある患者
・肋骨骨折

（2）胸部圧迫法（スクイージング）

a. 目的

呼気流速を高めることで，呼気量の増大とその後の吸気量の増大を目指せます。また，痰の移動を促進させる効果もあります。

b. 方法

胸郭に両手を置き呼気に合わせて胸郭の動きの向きに圧迫します。体位ドレナージと併用すると効果的です。

c. 禁忌
・体位ドレナージの禁忌参照
・胸部術後，骨粗鬆症，PEEP 5 cm以下（肺胞が虚脱することがある）
・経管栄養注入後2時間以内

（3）その他の方法

痰貯留部位の胸壁を，呼気時に合わせて手をお椀のように丸くしながら「パカパカ」とリズミカ

ルに叩く軽叩法(パーカッション)や,呼気に合わせて呼気が小刻みに切れるように掌で振動を与える振動法(バイブレーション)があります。振動により喀痰の性状が変化し流動性が増すという考えや,繊毛運動を刺激し運搬能を強化するという説もありますが,科学的根拠を疑問視している報告もあります[1]。これらの方法は,術後の患者の場合,疼痛を助長させたり,高齢者や骨粗鬆症の患者の場合は骨折のリスクも高いため注意が必要です。

■ 文献
1) 佐野裕子:排痰テクニックとその留意点. 理学療法. 20(9):933-938, 2003.

8 吸引

吸引とは体内に貯留した分泌物や血液などの貯留部位にカテーテルを挿入し,外力を加えて体外に排出することをいいます。気道内分泌物を排出させる一時的吸引と,貯留した血液や体液を排泄させる持続吸引(153ページ「9.ドレナージ法」参照)があります。ここでは,一時的吸引である気管内吸引,口鼻腔内吸引について述べます。

(1) 気管内吸引

a. 目的
- 気道内分泌物の除去による換気の改善
- 挿管チューブの狭窄・閉塞の予防
- 呼吸器合併症の予防

b. 方法
①患者の状態について,主に以下の項目をアセスメントしたうえで行う。
- 疾患
- 意識レベル
- 呼吸/循環動態
- 胸部X線写真所見
- 肺雑音の有無
- 痰貯留部位

②必要物品を準備する(図表29)

③口腔内の分泌物を除去する。
④カフ上吸引を行い,カフ圧を確認する。
- カフ圧は通常25～35cmH$_2$O

⑤患者に吸引する旨を伝え,10～15秒以内で,できるだけ短時間で吸引する。
- 吸引時間が延長すると,気道内圧が低下し,低酸素血症や無気肺を起こす危険性がある。特に,循環動態の不安定な患者は,低酸素状態により,不整脈の出現や血圧・脈拍の変動が起こりやすくなる。それらを予防するために,吸引時間を最小限にし,吸引前後には十分な酸素供給を行う必要がある。人工呼吸器装着中の患者の場合には,吸引前後で高濃度100%の酸素吸入モードの使用もできる。ジャクソンリースを用いる方法もあるが,安定した吸入酸素濃度,換気量の観点からも,人工呼吸器のモードを用いたほうが安全である。

> **One Point 吸引時間**
>
> 1回の吸引操作では10秒以上の陰圧をかけないこと,またカテーテル挿入開始から終了までの時間は15秒以内にすることが推奨されている。
> 吸引を短時間で施行するためには,医療者の準備と患者の準備が必要である。医療者の準備として,吸入療法や呼吸理学療法を併用することや,使用物品を不足なく準備する必要がある。患者の準備としては,大変苦痛を伴う行為であるため,患者に吸引する必要性を十分に伝え,了承を得ることが重要である。患者とのコミュニケーションを十分にとることにより,吸引時の体動を最小限にすることができ短時間で行える。

- 気管吸引は開放式吸引と閉鎖式吸引がある。開放式では,気管チューブと人工呼吸器の連結を外して気管内を吸引するが,閉鎖式では,気管チューブ,吸引カテーテル,人工呼吸器を連結させた状態で吸引できる。呼吸器回路着脱による肺胞虚脱により著しい低酸素状態を引き起こす可能性がある場合や,吸引頻度が高い場合,気道分泌物から病原菌が検出されている場合などは閉鎖式吸引を行う。

図表29　気管内吸引の必要物品

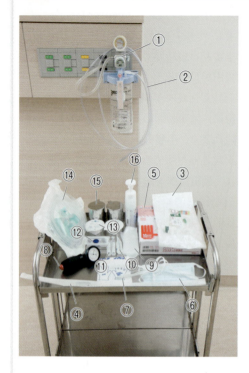

① 吸引装置
※吸引圧を150mmHgに設定しておく。ただし患者の状態により吸引圧を調整する。150mmHg以上は気管壁の繊毛上皮を剥離する。
② 延長チューブ
③ 閉鎖式サクションセット
④ 吸引用カテーテル（開放式吸引時）
※挿管チューブの太さに合わせて選択するが，吸引用カテーテルは挿管チューブの1/2以下の太さ（成人の場合10～12Fr）とする。太すぎると吸引圧をかけたときに外気が挿管チューブ内に流入せず，密封状態となることで，肺内の空気を吸引してしまう。
⑤ エプロン，ディスポーザブル手袋
⑥ マスク
⑦ 準滅菌手袋（開放式吸引時）
⑧ カフ圧計
⑨ ビニール袋
⑩ 滅菌蒸留水（洗浄用）
⑪ 滅菌蒸留水（閉鎖式サクションセット用，ディスポ製品）
⑫ タッチトロールコネクター
⑬ 拭き綿
⑭ ジャクソンリース
⑮ 吸引コップ
⑯ 手指衛生剤

◆開放式吸引
・吸引器からの延長チューブをタッチトロールコネクターに接続する。
・準滅菌手袋を装着し，カテーテルを清潔に取り出しタッチトロールコネクターに接続する。
・洗浄用の滅菌蒸留水を吸引する。
・呼吸器回路をはずしたら，カテーテルを挿入し，「クルクル」と回しながら引き抜き吸引する。
・回路を接続する。
・拭き綿でカテーテルを拭き取り，カテーテル内，延長チューブ内腔を滅菌蒸留水で洗浄する。
・カテーテルは基本的にディスポーザブルであり破棄する。

◆閉鎖式吸引（図表30）
・吸引器からの延長チューブをコントロールバルブのサクションアダプターに接続する。
・コントロールバルブを回転させてロックを解除する。
・カテーテルを挿入後，コントロールバルブを押し吸引しながら，カテーテル先端にある黒いマーカーが見えるまで引き抜く。
・洗浄液注入ポートに滅菌蒸留水（ディスポ製品or10mL程度吸い上げたシリンジ）を装着し，コントロールバルブを押し吸引圧をかけながらゆっくり注入し，カテーテル内，延長チューブ内腔を洗浄する。
・コントロールバルブを回してロックする。

図表30 閉鎖式サクションセットの構造

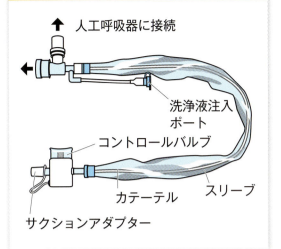

図表31 気道の解剖

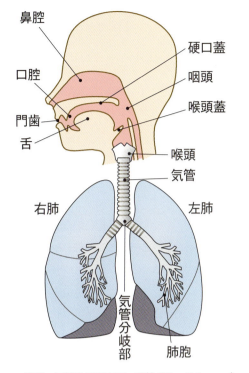

・門歯～気管分岐部まで　男性22～24cm，女性20～22cm
・喉頭～気管分岐部まで　約10～12cm
・鼻腔～咽頭後壁　約15～20cm
・口腔～咽頭後壁　約10～13cm

> **One Point　カテーテル挿入の長さ（気管内吸引）**
>
> 挿管チューブ挿入長さから末梢気管支に向かって3～5cm程度挿入したところが目安になる。また，気道の解剖（図表31）を十分に理解したうえで挿入の長さを決めていく必要がある。
> 吸引用カテーテルを挿入し抵抗を感じた所は気管分岐部のため，そこから1cm引き抜き吸引圧をかける。気管分岐部には迷走神経終末があり，刺激により不整脈・徐脈・血圧低下などの迷走神経反射を起こす可能性があるため注意が必要。

⑥吸引中のモニターに示す値や患者の状態を十分に観察しながら行う。
⑦吸引終了後，全身状態を観察する（項目は149ページ参照）。また，痰の量・性状・色調・粘性，吸引による肺音の変化を観察し，吸引前後の評価をする。

（2）口鼻腔内吸引

a. 目的
・口腔・鼻腔内分泌物の除去による気道の確保
・気管内へのたれこみによる誤嚥性肺炎の予防

b. 方法
①患者の状態についてアセスメントしたうえで行う（149ページ「（1）気管内吸引」参照）。
②必要物品を準備する。
③吸引用カテーテルを準備し，タッチトロールコネクターに接続する。
④患者に吸引する旨を伝え，患者に口を開けてもらい吸引する（カテーテル挿入の長さは 図表31 を参考にする）。自力で開口できない患者や挿管患者にはバイトブロックを使用する。
⑤カテーテルは拭き綿で外側についている分泌物をふき取り，水道水で十分通水する。
⑥吸引中のモニターに示す値や患者の状態を十分に観察しながら行う。
⑦吸引終了後，全身状態を観察する（項目は149ページ参照）。また，痰の量・性状・色調・粘性，吸引による肺音の変化を観察し，吸引前後の評価をする。

図表32 排液バック(吸引器)の種類

受動的ドレナージ	シラスコン®閉鎖式排液バック 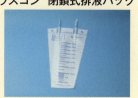	・主に膵液や胆汁などの排液に使用される。
	メラDバック®1000 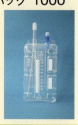	・消化器や泌尿器などの術後に使用される。
	シラスコン排液バック® 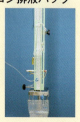	・脳外科術後，頭蓋内圧コントロールを目的に留置される。 ・以下のような方法で設定圧を調整する。 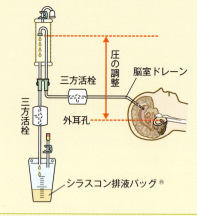
	チェスト・ドレーン・バック® 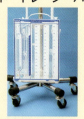	・主に胸腔ドレナージで使用される。 ・吸引装置と接続し吸引圧を調整することで，－20cmH₂Oまでの陰圧を持続的にかけることができる。
能動的ドレナージ（持続吸引）	メラサキューム® （電動式低圧吸引器） 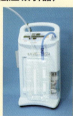	・メラDバック®やメラアクアシール®と接続し，設定吸引圧で持続吸引できる。 ・主に胸腔ドレナージで使用される。 　その場合，メラDバック®は，排液ボトルと水封ボトルが同一のため，胸腔内圧の変動によって排液が胸腔内に逆流する可能性があるため，メラアクアシール®を使用するほうが望ましい。

能動的ドレナージ（持続吸引）	SBバック® 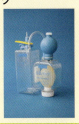	・吸引ボトルのバルーンを膨らませることで，バルーンが元に戻る収縮力を利用して陰圧をかける。 ・整形外科術後などで使用される。
	クリオドレーンバック® 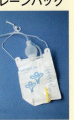	・ゴム球をワンプッシュすることで陰圧をかけられる。 ・超低圧で刺激が少なく，腹腔内または皮下用として使用される。
	J-vac®スタンダード型 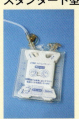	・ばねの反発力を利用して陰圧をかけられる。 ・脳神経，消化器，泌尿器，乳房などの術後に幅広く使用される。
能動的ドレナージ（間欠持続吸引）	メラサキューム®（電動式低圧吸引器） 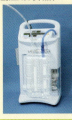	・メラDバック®やメラアクアシール®と接続し，設定吸引圧，吸引時間・休止時間（分，秒単位）を設定することで間欠的に吸引できる。 ・主にイレウスチューブのような消化管液の排液に使用される。

> **One Point** 口鼻腔吸引時のカテーテル挿入のコツ
>
> ・開口反射が誘発されるKポイント（臼歯の奥から舌根部側にはいったところ）を刺激する。
> ・口蓋垂は嘔吐反射が誘発されるため触れないように挿入する。
> ・鼻甲介にカテーテルがあたらないように，やや下向き加減に挿入する。また，後屈することにより気道がまっすぐになりやすくカテーテルは挿入しやすくなる。

c. 禁忌

鼻腔内吸引を行う場合，肝不全などの出血傾向の患者や抗凝固療法を行っている患者は鼻出血のリスクが高いため禁忌。

■ 文献

1) 日本呼吸療法医学会気管吸引ガイドライン改訂ワーキンググループ：気管吸引ガイドライン2013（成人で人工気道を有する患者のための）．2013．

9 ドレナージ法

ドレナージとは，体内に貯留した液体を，創部や他の腔から体外へ排出（誘導）することをいい，ドレーンとはドレナージを行うための導管をいいます。

a. 目的

- 治療的ドレナージ：貯留した体液を排出させて治癒を促す。
- 予防的ドレナージ：体液の貯留が予測される場合に，あらかじめ排出させることで，感染の予防や，腸管吻合部や頭蓋内圧亢進予防などの減圧を目指す。
- 情報的ドレナージ：術後の出血や縫合不全などの異常を早期発見する。

b. 方法

- 開放式ドレナージ：ドレーン端を開放したままガーゼで覆い，毛細管現象を利用してドレナージを行う方法（もしくはガーゼではなくパウチで覆う半開放式ドレナージ）。逆行性感染の危険性が高いことから，CDCのガイドラインなどでは推奨されていない。
- 閉鎖式ドレナージ：ドレーンを排液バックや吸引器に接続することで外界との交通をつくらない方法。閉鎖式ドレナージは，受動的ドレナージと能動的ドレナージに分けられる（図表32）。

①受動的ドレナージ

- サイフォンの原理を利用した方法で，ドレーン留置部位と排液バックの高さを変えることで生じる圧力を利用して排液を促す。そのため，必ず排液バックは留置部位よりも低い位置を保つ必要がある。

②能動的ドレナージ

- 排液バック（吸引器）に接続して陰圧をかけることで排液を促す。
- 排液バック（吸引器）の種類によって方法はさまざまで，持続吸引と間欠持続吸引に分けることができる。

③ドレーンの固定方法

ドレーンの管理については，第6章B「手術直後の看護ケア」187ページ「6．ドレーン管理」を参照。

10 栄養管理

周手術期は手術侵襲に伴う代謝亢進により必要栄養量が増加します。また，手術によって消化吸収機能が変化し，栄養障害を起こしやすくなります。栄養障害は，以下のような術後の合併症の増加，予後の悪化につながるため，栄養障害のある患者や，術後に栄養障害を起こすリスクの高い患者には，術前から栄養療法を行うことが望ましいとされています。

- 創傷治癒の遅れ
- 免疫力の低下，感染防御力の低下
- 呼吸筋の低下による肺合併症の増加
- 低蛋白血症による浮腫・腹水，循環動態の異常
- 消化管回復の遅延

（1）栄養状態のアセスメント

栄養状態のアセスメントツールはさまざまありますが，主観的包括的栄養評価（SGA）は広く用いられています。SGAは，患者・家族および看護師の主観による評価で，病歴の問診と身体検査で行える簡便な方法です。SGAで栄養障害があると判断された場合，もしくはSGAが不可能な場合は，血液や尿の検査値，身体計測値など客観的なデータをもとに客観的栄養評価（ODA）を実施します。

1）主観的包括的栄養評価（SGA）

- 体重の変化
- 食事摂取量，摂取内容の変化
- 嘔吐や下痢などの消化器症状の有無
- 活動の状況
- 問診から聞く身体状況（食事摂取に影響する口腔内の変化など）

2）客観的栄養評価（ODA）

- 体重減少の具体的な割合
- 皮下脂肪の厚さなどの身体計測値
- 血液生化学検査
- 尿生化学検査

3）評価

SGA，ODAの結果を総合して，主観的に「栄養状態良好」「中等度の栄養不良または栄養不良のリスクあり」「高度の栄養不良」の3段階に分類します。

> **Key word** SGA, ODA
>
> SGA（subjective global assessment：主観的包括的栄養評価）とはsubjective（主観的）にglobal（包括的）に患者の栄養状態をassessment（評価）する方法である。
> ODA（objective data assessment：客観的栄養評価）はSGAに対して，数値で表される栄養評価方法をいう。

（2）術前の介入

栄養アセスメントにて中等度以上の栄養不良をみとめた患者には，術前から栄養療法を行います。

1）経口摂取が可能な場合
- 患者の疾患や全身状態に応じて免疫賦活栄養剤などの摂取が検討される。

2）経口摂取が不可能な場合
- 経鼻胃管による経腸栄養を行う場合もある。
- 術後に経口摂取が困難になると予測される疾患や術式の患者には，胃ろうや空腸ろうの造設が検討される。
- 胃ろうや空腸ろうを退院後も自宅にて管理する必要がある患者には，術前から説明を行い，受け止めや家族の協力体制の確認が必要となる。

（3）術後の介入
a. 食事の介助

1）食事の開始時期・内容
- 患者の術式や全身状態を考慮しながら，術後はできるだけ早期から食事が開始される。
- 術後早期は麻酔や安静臥床の影響などで腸蠕動が鈍くなっているため，排ガスの確認や腹部の聴診にて腸蠕動の再開を確認することが大切である。
- 術前の禁飲食期間や術後のストレス反応にて消化吸収能が落ちていることが予測されるため，流動食や3分粥などの食事から開始されることもある。

2）食事をするための準備・環境調整
- 術後の活動制限などで，自分で手洗いができない患者には，ウエットティッシュやおしぼりなどを準備し，手指を清潔にする。
- 歯磨きなどの口腔ケアは爽快感が増し，食欲がわくことにつながる。
- 痛みや体位による苦痛はできるだけ食事前に対処し，適切な姿勢で食事がとれるようにする。
- 排泄物など食事の雰囲気を害するようなものが目に触れたり，臭気を感じたりしないような配慮をする。
- 嚥下障害をみとめる患者の場合は，嚥下に集中して食事ができるように，テレビなどを一時中断したり，カーテンなどを引いたりする。

3）食事中，食後の観察
- 侵襲の大きな手術の後は，頭部挙上するだけでも心臓に負担がかかる。そのため食事を開始するときは循環動態に十分に注意し，可動範囲をアセスメントしたうえで，生理的に食事に適した体位や工夫が必要になる。
- 悪心・腹痛・腹部膨満感・胃部不快感などといった消化器症状の有無を観察する。
- 口腔内が汚れていると舌苔が生じて味覚が低下したり，唾液分泌が低下したりして食事摂取の障害になる。また，口腔内に細菌が繁殖すると，誤嚥性肺炎の原因になるので，食前・食後の含嗽，口腔内清拭，歯磨きは必ず行う。食後のケアまでが一連の援助過程となる。

4）心理的支援
栄養についての知識や健康状態を促進する食事構成に対する認識は，患者の食事摂取行動への重要な影響因子となります。

術後は治療や予防を目的に摂取エネルギー，特定の食品や栄養などが制限あるいは付加されることもあります。制限内容によっては好物が食べられなくなったり，好みの味付けができなかったりするので食事に対する満足感が得られにくく，継続していくことが困難な場合も多くあります。

患者自身が治療や予防に対する食事制限の意義を認め，納得して意欲的に取り組めるように十分に話し合いながら実施していくことが大切です。

また経管栄養などを行っている場合には経口摂取ができない苦痛をよく理解し，食事が栄養補給の意味合いだけにならないように，何を摂取しているか，形などを示して説明することも大切です。

b. 経管栄養法

経管栄養法は，手術後嚥下障害や消化管に何らかの障害があり，経口摂取ができない，もしくは十分でない場合が適応となります。また，経静脈栄養に比べ，消化吸収が生理的で代謝上の合併症が少なく，消化管の機能が維持できるなどの利点があります。

経管栄養法には，胃・十二指腸へ経鼻的に管を挿入する経鼻栄養法や胃に栄養ろうを造設する胃ろう法などがあります。経鼻胃管は，気管への誤挿入が生じた場合，相当量の水や栄養剤の投与により，死に至る危険もあるため，挿入時，投与時には十分な確認が必要です。ここでは，経鼻胃管の挿入について説明します。

■胃管の挿入

①目的と方法を患者に説明し了解を得る。
②開始前に十分に喀痰喀出を促しておく。
　実施前に喀痰を排出し，咳嗽によるチューブ挿入困難を防止するとともに，呼吸器合併症のリスクを低める。
③体位を半座位にする。
　上半身を挙上することで注入物の逆流・誤嚥を防止し，呼吸器合併症を予防する。
④患者に適したサイズのチューブ，他必要物品を準備する。
　必要物品：チューブ，潤滑剤，注射器，聴診器，イリゲーター
⑤チューブの先端に潤滑剤をつけ，入れる鼻と反対側に頸部を回旋させ，鼻骨の下方に向けて静かに挿入する。
　反対側に頸部を回旋することで入れた側の咽頭が広がり，そのままその側の食道に入りやすくなる。これは，チューブが咽頭部を斜めに走って反対側の食道入口部に入ると喉頭蓋を圧迫し，より嚥下困難状態に陥るためである。
⑥12〜15 cm（咽頭までの長さ）入れたら，患者に声をかけ，患者の嚥下運動に合わせて奥に進めていく。
　激しい咳嗽，呼吸困難など，気管への誤挿入の兆しがみられた場合は直ちにチューブを抜去する。意識障害患者，咳嗽反射が減弱している患者では明確ではないので特に注意が必要である。
⑦鼻腔から50〜60cmまで挿入したら，シリンジを引き胃内容物の逆流を確認する。また，チューブの端（体外）に空気を5mL程度入れた注射器を接続し，一気に注入して心窩部で気泡音を聴取し，チューブ先端が胃内に入っていることを確認する。

One Point 胃管の先端位置の確認方法

気泡音の聴取は，挿入されていることを確認できる確実な方法ではないため，X線や吸引した胃内容物のpH測定などを含めた複数の方法で，胃内に挿入されていることを確認することが必要である。

多くの場合チューブを留置しておくが，舌の動きなどでチューブが抜けたり，口腔・咽頭でとぐろを巻いていたりすることがあるので，栄養剤投与の前には毎回複数の方法で胃内に入っているか確認する。

胃管先端位置の確認方法には次のような方法があるが，施設によって実行可能な方法はさまざまであるため，施設のとり決めに準じて，確実な方法で確認することが望ましい。

・X線
・胃内容物の吸引
・pH測定
・CO_2検知器
・挿入長（固定位置の確認）
・口腔内の胃管位置　等

> **One Point　消化の確認**
>
> 流動物（前回の食事）の引け具合で消化の程度をアセスメントし，食事の遅延や1回量，注入速度の変更などを検討する。

⑧チューブの長さが変わらぬよう，固定する。
⑨医師がX線にて，胃管の位置を確認する。
⑩胃管が確実に胃内に挿入されていることが確認できたら，投与を開始する。注入速度は下痢防止，停滞による逆流防止のため100mL/30分程度が推奨されているが，長期に経鼻経管栄養を行っている患者などでは400〜600mLを30〜60分程度で注入することもある。

> **One Point　経管栄養施行時の注意点**
>
> 循環器系にリスクがある場合，急速な注入は循環に負荷を与える可能性がある。健康成人でも，流動食500 mLを一気飲み（急速注入）した場合は，ゆっくり飲んだ（均等摂取）場合に比べ，摂取から5分以内の心拍数，PRP，左室駆出分画が有意に増加する。
> 一方で低速注入による弊害も見逃せない。カテーテルに長時間つながれることで，同一体位による局所圧迫が褥瘡発生の原因となることもある。
> 長期で経鼻経管栄養を使用しており，今後，経口による十分な栄養摂取が望めない場合は，胃ろうの造設も検討する。胃ろうの場合はゼリータイプの栄養剤を使用することで，急速注入による下痢を防止できる。

⑪下痢防止のためには投与速度を調整する。
　浸透圧を下げる目的で白湯と栄養剤を混合することはしない。また，栄養剤を温める必要はない。室温保存された栄養剤はそのまま投与する。
⑫終了後は微温湯を注入し，チューブ内が不潔になったり閉塞したりするのを防ぐ。
　経口摂取の可能性を判断し，むやみに経管栄養を長期化させないようにすることが大切です。

（4）嚥下障害患者の経口摂取

詳細は第8章A「嚥下障害のある患者の看護ケア」を参照してください。

■ **文献**

1) 日本静脈経腸栄養学会：静脈経腸栄養ガイドライン 第3版. pp222-225, 照林社, 2014.
2) 東口高志：実践！ 臨床栄養 第4版. pp88-99, 医学書院, 2014.
3) 雨海照祥：臨床栄養別冊　JCNセレクト2　ワンステップアップ栄養アセスメント基礎編. pp72-77, 医歯薬出版, 2010.
4) 医療事故調査・支援センター　一般社団法人日本医療安全調査機構：医療事故の再発防止に向けた提言　第6号　栄養剤投与目的に行われた胃管挿入に係る死亡事例の分析. 一般社団法人日本医療安全調査機構, 2018.

11　運動療法

手術適応患者には多くの高齢者が含まれます。術前に下肢筋力の低下が認められる患者や，補助具を使用し日常生活を送っている患者も多くいます。

侵襲の大きな手術になれば，術後の臥床時間が長くなります。臥床時間が長いと，運動能力低下，血圧調節の障害，心拍数の増加，筋力低下・骨格筋量の低下，呼吸機能低下，カルシウム・窒素の負のバランス，血漿蛋白の減少・循環血液量減少といった弊害をもたらします。これらの弊害は廃用症候群といい，高齢のために運動能力の低下をきたしている患者では顕著に現れ，入院の長期化や術後合併症の増加，ADL，QOLの低下につながります。

術後の早期リハビリは廃用症候群を予防することを目的としています。術後の急性期は全身状態が不安定なためアセスメントを十分に行ったうえで施行します。術後は体位変換，関節可動域の保持，良肢位（図表33）の保持を励行すると同時に，筋力の保持も行います。

図表33 良肢位

関節	良肢位
肩	60～70度側方挙上，30～45度内分回し（肘を曲げて手が口に届く）
肘	80～90度屈曲，右は回内回外中間位（箸を持つ肢位） 左は軽い回外位（茶碗を持つ肢位）
手	20～30度背屈位，橈尺は0度，手指はボールを握る肢位
股	10～20度屈曲，15～20度外転，0～5度外旋
膝	10～20度屈曲
足	0度か軽度尖足位

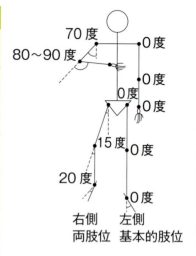

術後の経過が良好で，意識のある患者やベッド上リハビリテーションが可能な患者は，自動運動を取り入れます。また，自動運動が不可能な患者には他動運動を取り入れます。

（1）自動運動

自動運動は，運動の方法を患者が理解できれば1人で行うことができます。自動運動は関節可動域の保持ばかりでなく，筋力低下の予防，血液循環の改善，筋線維の短縮や萎縮予防になります。また，深呼吸が上手にできない患者などは，ラジオ体操の要領で上肢の運動を取り入れることで，胸郭が広がり深呼吸が効果的にできるようになり，呼吸機能の改善にもつながります。ドレーン・チューブ類が挿入されベッド上安静であっても，看護師が見守り患者が運動時に注意して行うことができれば，実施を推奨します。

また，手術患者にはベッド上で可能な自動運動（例：肩関節の屈曲・伸展・外転・内転，膝関節の屈曲・伸展，足関節の背屈・底屈，腰上げ運動など）を術前指導で行います。患者はこれらの自動運動が可能になることで，回復しているという実感をもつことができ，術後の離床に前向きに取り組めます。

（2）他動運動

他動運動（図表34）は自動運動に比べ，筋力の回復効果は少ないですが，血液循環の改善，筋線維の短縮・萎縮の予防の効果があります。意識障害や鎮静患者，自力で運動の困難な患者に施行します。特に意識障害がある患者や，鎮静中の患者は感覚が鈍くなっているため，施行者は以下の点を注意して行います。

- 関節の運動は1つの関節に対して，1度に数回行う。
- 感覚障害・筋緊張が失われている患者は，過度な運動により関節を損傷する可能性がある。
- 関節可動域の正常範囲を把握する。
- 可動域が制限されている場合は，無理な抵抗は与えずほんの少しだけ押し返すようにし，徐々に可動範囲を広げていく。
- 患者の全身状態・表情をよく観察しながら行う。痛みを我慢してしまう患者もいるため，患者の表情を読み取ることも必要である。
- 患者の手足を手の平全体で包むように持つ。
- 患者が不安を抱かないように声をかけながら，ゆっくりと行う。

図表34　主な他動運動（仰臥位でするもの）

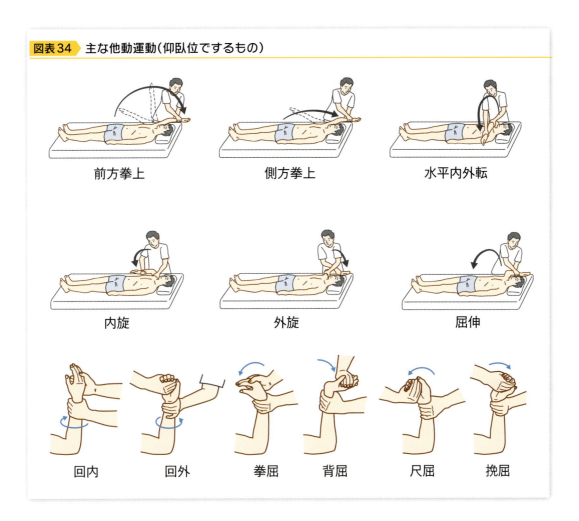

（3）器械運動

自動運動や他動運動の他に特殊な器械を使用したベッド上での運動もあります。代表例は，持続的他動運動器機（CPM）（図表35）です。この適応は主に人工関節置換術後，膝靱帯再建術後，膝関節受動術後の関節可動域訓練が必要な患者などです。

その目的は，ベッド上不動による合併症（拘縮，結合織萎縮，治癒障害，静脈血栓症等）の予防や関節治癒過程の促進などがあげられます。CPMは，患者の体型（大腿，膝下，膝関節軸線の高さ，足関節の内転・外転および高さ）により調整が可能で，伸展・屈曲運動範囲，角度の設定，タイマーの設定が可能といった特徴があります。設定は医師の指示で行い，関節可動域の改善に伴い，設定を変更していきます。

関節内に炎症が起きていたり，疼痛が強かったりする場合や膝蓋靱帯を損傷，伸展保持が必要な場合は，禁忌となりますので注意が必要です。CPM使用による合併症は関節内後出血です。看護師は，患者の訓練開始後，疼痛の程度，患肢の状態に問題がないか観察します。訓練中は患者がスイッチを持ち，施行中に疼痛や異常がある場合は，CPMを止めて連絡するよう患者指導をします。

■文献

1）小松由佳：身につけたい早期離床の視点．看護技術．59（12）：6-11，2013．

| 図表35 | 持続的他動運動器機(CPM：Continuous Passive Motion) |

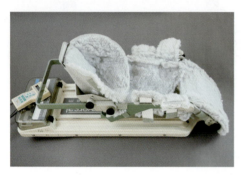

CPMは，持続的に同じ角度，速さで他動運動ができる。複数の患者が使用するので，タオルを敷くなどして，交差感染予防に努める必要がある。

12 リラクセーション

患者は，疾患や治療，それらに伴う疼痛や制限，また治療を受けるための環境など，さまざまなストレッサーが絡み合い，物理的・心理的ストレスにさらされています。ストレスは自律神経系に作用し，不安感や緊張・恐怖感の増大などの心理的反応や，患者の素因によって高血圧や消化器潰瘍・脳出血などの身体的反応を引き起こす要因とされています。リラクセーションは，ストレスが患者に与えるダメージを減らし，心身ともにリラックスした状態に導くための看護技術です。

リラクセーションにはさまざまな方法があります。リラクセーションを施行するにあたっては，それが患者にとって有効かどうか，施行中・施行後に観察・評価し，患者に合ったリラクセーションを施行することが重要です。

リラクセーションの目的は以下のとおりです。

◆自律神経系の活動の低減
・呼吸状態の安定(呼吸数の低下・深い呼吸)
・循環動態の安定(心拍数の低下・血圧の低下・末梢循環の改善)
・筋緊張の緩和
・ホルモンバランスの安定・代謝エネルギーの低下

◆精神的安定
・不安感や緊張の軽減
・興奮状態の改善
・不眠の改善

◆疼痛の緩和

ここでは，リラクセーションを施行するにあたっての準備と，よく用いられているリラクセーションの方法について述べます。

(1)リラクセーションを施行するための準備

1)患者に同意を得る

「気分転換に音楽でも聞いてみませんか」「深呼吸をして身体の筋肉を緩めると血液の循環が良くなって，痛みが和らぎますよ」など，患者に合わせて簡単にリラクセーションの主旨と効果を説明します。

2)環境整備

なるべく静かな環境をつくります。リラクセーションに集中できるような空間をつくることは効果を高めるために重要です。大部屋やICUなど，ある程度の物理的騒音が避けられない状況でも，カーテンを閉めるなどの工夫をします。反対に，部屋の患者全員を対象とするのも1つの方法です。

3)姿勢を調整する

患者が安楽な姿勢となるように，体位を調整します。

(2)リラクセーションの方法

リラクセーションにはさまざまな方法があります。これらを単独で行うこともありますが，状況に応じていくつかを併用して行うことも効果的です。

a. 呼吸法

呼吸法には胸式呼吸と腹式呼吸がありますが，リラクセーションにおける呼吸法は，基本的には広義の腹式呼吸ですので，ここでは腹式呼吸について説明します。

1）目的

ストレスや緊張で交感神経が優位になっている状態から，深呼吸を行うことで，副交感神経の働きを優位にさせます。

> **One Point 腹式呼吸**
>
> 腹式呼吸は最大の呼吸筋である横隔膜を利用する呼吸法である。横隔膜の上下運動により効果的な呼吸を行うことができる。

2）方法

① 仰臥位となり，両膝を立てる。
② 意識的に息を大きく吸い，続けて息を大きく吐く。
③ 鼻から息を吸いながら1から4まで数え，お腹を膨らませる。
④ そこで少し息を止め，1から7まで数える。はじめは1から2まで数え，徐々に増やしていく。
⑤ 口から息を吐きながら1から8まで数え，お腹をゆっくりしぼませるようにする。
⑥ これを数回繰り返す（1分間くらい）。

3）実施のポイント

- 呼気には吸気の2倍の時間をかけて行う。
  呼気時には自律神経のうち副交感神経が優位となり，逆に吸気時には交感神経が優位となることが解明されている。よって吸気よりも呼気を延長させることによって副交感神経系の働きを優位にし，心身をリラックスした状態へと導くことができる。
- 息を吐くときは，唇を前に突き出すようにして，ゆっくりと吐く。

4）注意事項

- 手術後の患者や，心疾患のある患者では，場合よっては息を止めることで循環動態へ影響を及ぼす可能性があるため，患者の適応を十分にアセスメントし，患者に合った深呼吸法を実施する。

b. 音楽療法

音楽がもっている心理的・生理的・社会的働きを利用して行われる治療・リハビリテーション・保健活動などを総括的に表現した言葉で，幅広い内容を含んでいます。

音楽療法は，受動的音楽療法（音楽鑑賞を主とする），能動的音楽療法（楽器の演奏や歌を歌うことを主とする）の2種類に分類されます。ここでは，受動的音楽療法について説明します。

1）目的

音楽療法は，リラクセーションの他にマスキング効果（医療者の会話や機会音など物理的雑音の緩和）や，有意義な刺激を与える（時間の手がかり・退屈の緩和など）ことが期待されます。

> **One Point 音楽療法のエビデンス**
>
> 音楽のピッチとリズムは情動や感情をつかさどる大脳辺縁系に影響する。大脳辺縁系への影響によって精神生理学的反応が生じるとされている。また，人間のもつ基本的な振動パターンに調和する音楽の振動は，全身の治療をもたらし機能を回復するともいわれている。

2）方法

患者の好みの音楽を選びます。
① 同質の原理：患者の気分とテンポにあった音楽を流す。
② 水準戦法：患者の気分を変えるために異質の音楽を流し，望ましい情動状態・リラックス状態へと導く。

3）実施時のポイント

- 何のために音楽療法を使用するのかを明確にする。
- 目的に応じた音楽を選曲する。患者が普段聴いていた音楽，患者がそのとき聴きたいと思っている音楽を考慮する。一般にはクラシックや自然環境音楽がよいとされている。
- 1日中同じ音楽を流し続けるのではなく，音楽を使う時間帯を考慮し，計画的に音楽を使

う。

4）注意事項

・他の患者に配慮し，音楽のボリュームやジャンルには気を配る。可能なら，ヘッドホン，イヤホンを利用する。
・音楽の選曲は患者個人の好みを考慮することが大切であるが，いくら個人が聴きたいと思っている音楽があるとしても状況によっては避けたほうがよい音楽もある。

> **One Point　体感音響装置によるリラクセーション**
>
> 音楽はもともと人に感動を与え，陶酔感，恍惚感などの効果がある。音楽による効果はスピーカーによって音だけで聞かせる（空気が伝わってくる音波）のではなく，振動として骨を通って聴覚系に伝播される「音」がより人をリラックスさせる。つまり振動を身体に体感させて（ボーンコンダクション）音楽を聴くリスニングシステムの効果に着目したのが体感音響装置を利用する方法である。体感音響装置は電気―機械振動変換機によって，特に音楽の低音域やリズム感が強調される。

c.　タッチング

人は，病んでいるときに，無意識にその場所に手を当て，さすったり，揉んだりする「手当て」を行ってきました。タッチングとは看護師が患者に触れることで，皮膚を介して末端の感覚器から各組織へと働きかけ，徐々に求心性に作用し心理的及び肉体的影響を及ぼすとされています。手術に伴う不安に対しては，治療的タッチが用いられます。この心身両面でのストレスからの解放がリラクセーションを導き，自然治癒力を高めていきます。

1）方法

患者の状態により方法は異なるが，不安を訴えるときに傍に付き添い手を握ったり，痛みや不快を訴える部位に手を当てたりマッサージを行う方法もあります。患者のニーズをアセスメントしながら行うことが大切です。

図表36　間欠的空気圧迫装置

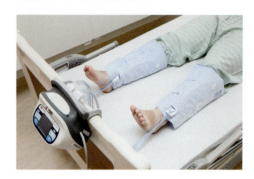

Kendall SCD™コンフォートスリーブ
（日本コヴィディエン株式会社）

■ 文献

1）荒川唱子・小板橋喜久代：看護にいかすリラクセーション技法．pp18-25，医学書院，2001．
2）山元恵子監：写真でわかる整形外科看護アドバンス．pp92-95，インターメディカ，2018．

13　血栓予防

手術後の合併症として，深部静脈血栓症・急性肺血栓塞栓症があります（本章D「手術後に起こりやすい合併症」参照）。発生機序から早期離床・早期歩行は必須です。さらに，間欠的圧迫装置の使用や，血栓形成の可能性がより予測される患者には弾性ストッキングや弾性包帯の購入を術前にすすめ，終日着用することを推奨しています。

術後看護では，これらの医療機器を有効に活用しながら，患者にも術後の早期離床の利点を説明し，ベッド上での足関節の自動運動や早期歩行を励行します。

（1）間欠的空気圧迫法

予防法の1つに下肢の間欠的圧迫法があります。ここでは間欠的空気圧迫装置1つ，SCD™を用いた例について述べます。原則として手術中から使用し，手術後にベッドサイド立位・歩行が可能になるまで使用します（図表36）。

この装置はディスポーザブルのスリーブを両下

肢に巻き，空気圧で圧迫することにより，静脈の血行を促進し，静脈血栓塞栓症の予防および血液のうっ滞や浮腫を軽減します。また簡便に使用でき，無侵襲の予防法であることが特徴です。

使用に際しては，手術の種類など目的により使い分けます。原則として，手術前あるいは手術中より装着を開始し，安静臥床中は終日装着します。離床が可能となってからも十分な歩行が可能となるまでは，少なくとも臥床時には装着を続けます。使用開始時に深部静脈血栓症の存在を否定できない場合や，手術後あるいは長期臥床後から装着する場合には，深部静脈血栓症の有無に配慮し，充分なインフォームド・コンセントのもとに使用し，肺血栓塞栓症の発症に注意を払います。また，圧迫による褥瘡形成や総腓骨神経麻痺に注意します。

(2) 弾性ストッキング・弾性包帯固定

1) 弾性ストッキング

弾性ストッキングは足首が16〜20mmHgの圧迫圧で，サイズがしっかり合った弾性ストッキングを使用します。着用が容易で不快感が少ないなどからハイソックス・タイプがストッキング・タイプより推奨されます。

弾性ストッキングが足の形に合わない場合や下肢の手術や病変のためにストッキングが使用できない場合には，弾性包帯を使用します。入院中は，術前術後はもちろん，静脈血栓塞栓症のリスクが続く限り終日着用します。

2) 弾性包帯

弾性ストッキングが足のサイズに合わない場合や下肢の手術や病変のためにストッキングが使用できない場合には，弾性包帯の使用を考慮します（図表37）。弾性包帯は綿やゴム素材でできています。よく伸縮するため，関節可動の広い部位や圧迫を要する場合に適しています。弾性包帯は筋収縮期と弛緩期との圧差が少ないため，一定の圧をかけられます。

巻き方は，包帯と体表の間に隙間ができないよう，1/2から1/3ほど重なるように均一な感覚でらせん状に体表を転がすように巻きます。関節

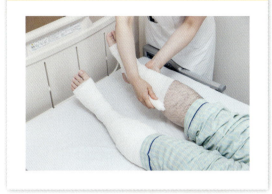

図表37　弾性包帯

部位は屈伸が障害されないように巻きます。弾性包帯を使用している患者は血液循環状態や神経障害も観察します。

巻きはじめ，巻き終わりは同一部位に包帯を2重3重に重ねて巻きます。帯尾の端を三角に折り返すことは圧迫の不均衡が発生するため必要ありません。

(3) 下肢血流増加のための下肢自動運動

手術後の早期離床・早期歩行は血流の停滞を予防し，血栓予防効果が認められています。このため，早期離床・早期歩行は静脈血栓塞栓症予防の基本となります。早期離床が困難な患者は間欠的圧迫装置や弾性ストッキングと併用して，ベッド上での足関節の自動運動（図表38）を励行します。下肢の血流は，下肢筋肉のポンプ能により循環するため，ベッド上で下肢の筋肉を収縮・弛緩する運動を行い，手術前から患者を指導します。また，手術後は創痛も伴うため，十分な除痛を計り施行していきましょう。

患者に声をかけながら行うなど，患者と時間（朝・昼・晩）を決めてともに行うことで，患者の術後合併症予防への意識づけ，早期離床への意欲につながるようにしましょう。また，これらの運動を行うときは身体アセスメントを行い，異常時はすぐに中断するよう指導しておくことも必要です。さらに，運動時は深呼吸を行い，運動による急激な血圧上昇を予防することも大切です。

図表38 下肢自動運動

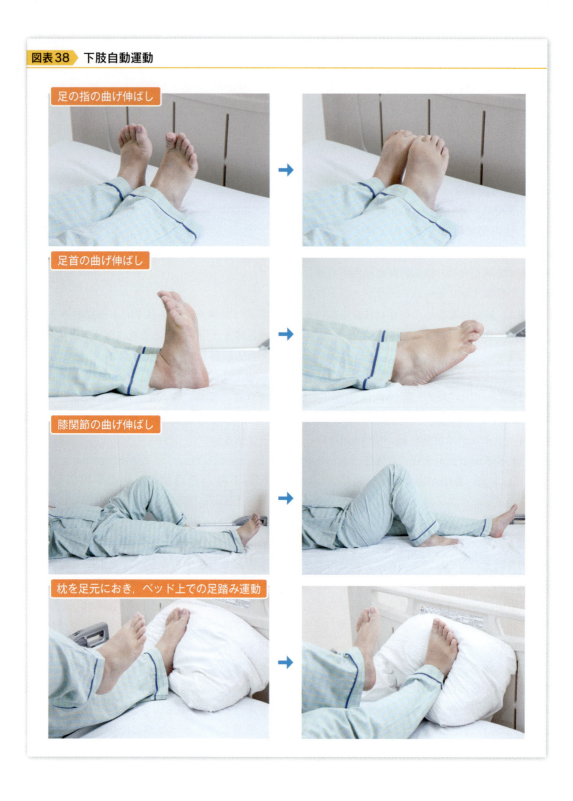

足の指の曲げ伸ばし

足首の曲げ伸ばし

膝関節の曲げ伸ばし

枕を足元におき，ベッド上での足踏み運動

■ 文献
1) 合同研究班参加学会：肺血栓塞栓症および深部静脈血栓症の診断，治療，予防に関するガイドライン（2017年改訂版）．

14 褥瘡予防

褥瘡とは，長い時間にわたって軟部組織に圧迫

図表39　褥瘡発生要因の概念図

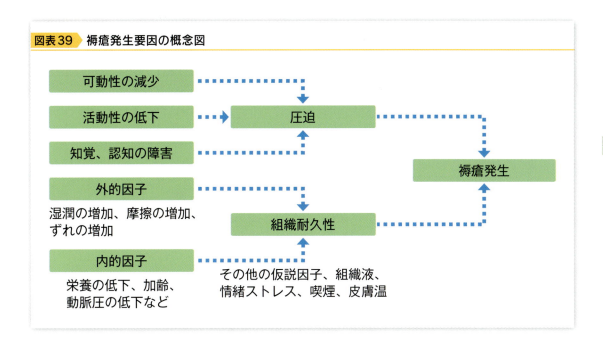

が加わり，その結果，局所に循環障害が起こり壊死や潰瘍をきたした状態をいいます。褥瘡は一度できてしまうと，その治癒に長い時間がかかり，患者のQOLを著しく低下させます。そのため褥瘡ケアは，予防に努めることが最も重要となります。

周手術期の患者は，手術中の同一体位や，術後の安静臥床にて，褥瘡の発生リスクが高くなります。

褥瘡発生の最も大きな要因は「圧迫」ですが，その他「ずれ」「摩擦」「湿潤」などが局所の要因としては大きいとされています（図表39）。「圧迫」は骨に近いほど，大きく圧がかかります。したがって骨突出部では，目に見える皮膚よりも，見えない深部の軟部組織のほうに大きな力が加わっており，血行障害が生じやすくなります。そのため，骨突出部位は褥瘡発生の好発部位となりますので，観察・アセスメントにより除圧に努めることが大切です。

（1）褥瘡アセスメント

褥瘡の把握は入院時から行います。入院後72時間以内に，褥瘡対策に関する診療計画書を医師とともに作成します。日常生活自立度の低い患者や，すでに褥瘡が形成されている患者は，褥瘡対策チーム専任医師と専任看護師が計画書を確認し，必要があれば追加の計画を立てます。

褥瘡の要因のアセスメントを的確に行うために，さまざまなアセスメントツールやスケールが考案されています。ここでは「ブレーデン・スケール」について説明します。ブレーデン・スケールは図表39に示した概念図から，日常の看護業務のなかで観察できる6項目を抽出して作成された「褥創発生危険度チェック・リスト」（図表40）です。

Key word　褥瘡対策チーム

今日では入院基本料の算定において，褥瘡対策のための体制の充実が求められ，各施設において褥瘡対策チームがつくられている。一般には，褥瘡対策チームを構成する専門職は，医師，看護師，薬剤師，管理栄養士，理学療法士，作業療法士，言語聴覚士，医療ソーシャルワーカー，ケアマネジャーなどだが，専任の医師と皮膚・排泄ケア認定看護師など褥瘡看護に関する臨床経験のある専任の看護師が必要であり，自立度の低い患者や褥瘡のある患者については，診療計画書を記載することが算定要件の1つとなっている。

図表40 褥瘡発生の予測スケール

褥瘡発生危険度チェック・リスト（日本語版 Braden Scale）
Braden Scale for Predicting Pressure Sore Risk

患者氏名　　　　　　　　　評価者氏名　　　　　　　　　評価日

	1	2	3	4	/	/	/	/
知覚の認知 圧迫による不快感に対して適切に対応できる能力	1. 全く知覚なし 痛みに対する反応（うめく、避ける、つかむ等）なし。この反応は、意識レベルの低下や鎮静による。あるいは体のおおよそ全面にわたり痛覚の障害がある。	2. 重度の障害あり 痛みにのみ反応する。不快感を伝える時には、うめくことや身の置き場なく動くことしかできない。あるいは知覚障害があり、体の1/2以上にわたり痛みや不快感の感じ方が完全ではない。	3. 軽度の障害あり 呼びかけに反応する。しかし不快感や体位変換のニードを伝えることが、いつもできるとは限らない。あるいはいくぶん知覚障害があり、四肢の1、2本において痛みや不快感の感じ方が完全ではない部位がある。	4. 障害なし 呼びかけに反応する。知覚欠損はなく、痛みや不快感を訴えることができる。				
湿潤 皮膚が湿潤にさらされる程度	1. 常に湿っている 皮膚は汗や尿などのために、ほとんどいつも湿っている。患者を移動したり、体位変換するごとに湿気が認められる。	2. たいてい湿っている 皮膚はいつもではないが、しばしば湿っている。各勤務時間中に少なくとも1回は寝衣寝具を交換しなければならない。	3. 時々湿っている 皮膚は時々湿っている。定期的な交換以外に、1日1回程度、寝衣寝具を追加して交換する必要がある。	4. めったに湿っていない 皮膚は通常乾燥している。定期的に寝衣寝具を交換すればよい。				
活動性 行動の範囲	1. 臥床 寝たきりの状態である。	2. 座位可能 ほとんど、または全く歩けない。自力で体重を支えられなかったり、椅子や車椅子に座るときは、介助が必要であったりする。	3. 時々歩行可能 介助の有無にかかわらず、日中ときどき歩くが、非常に短い距離に限られる。各勤務時間中にほとんどの時間を床上で過ごす。	4. 歩行可能 起きている間は少なくとも1日2回は部屋の外を歩く。そして少なくとも2時間に1回は室内を歩く。				
可動性 体位を変えたり整えたりできる能力	1. 全く体動なし 介助なしでは、体幹または四肢を少しも動かさない。	2. 非常に限られる 時々体幹または四肢を少し動かす。しかし、しばしば自力で動かしたり、または有効な（圧迫を除去するような）体動はしない。	3. やや限られる 少しの動きではあるが、しばしば自力で体幹または四肢を動かす。	4. 自由に体動する 介助なしで頻回にかつ適切な（体位を変えるような）体動をする。				
栄養状態 普段の食事摂取状況	1. 不良 決して全量摂取しない。めったに出された食事の1/3以上を食べない。蛋白質・乳製品は1日2皿（カップ）分以下の摂取である。水分摂取が不足している。消化体栄養剤（半消化体、経腸栄養剤）の補充はない。あるいは、絶食であったり、透明な流動食（お茶、ジュース等）なら摂取したりする。または、末梢点滴を5日間以上続けている。	2. やや不良 めったに全量摂取しない。普段は出された食事の約1/2しか食べない。蛋白質・乳製品は1日3皿（カップ）分の摂取である。時々消化体栄養剤（半消化体、経腸栄養剤）を摂取することもある。あるいは、流動食や経管栄養を受けているがその量は1日必要摂取量以下である。	3. 良好 たいていは1日3回以上食事をし、1食につき半分以上は食べる。蛋白質・乳製品を1日4皿（カップ）分以上摂取する。時々食事を拒否することもあるが、勧めれば通常補食する。あるいは、栄養的におおよそ整った経管栄養や高カロリー輸液を受けている。	4. 非常に良好 毎食おおよそ食べる。通常は蛋白質・乳製品を1日4皿（カップ）分以上摂取する。時々間食（おやつ）を食べる。補食する必要はない。				
摩擦とずれ	1. 問題あり 移動のためには中等度から最大限の介助を要する。シーツでこすれずに体を動かすことは不可能である。しばしば床上や椅子の上でずり落ち、全面介助で何度も元の位置に戻すことが必要となる。痙攣、拘縮、振戦は持続的に摩擦を引き起こす。	2. 潜在的に問題あり 弱々しく動く。または最小限の介助が必要である。移動時皮膚は、ある程度シーツや椅子、抑制帯、補助具などにこすれている可能性がある。たいがいの時間は、椅子や床上で比較的よい体位を保つことができる。	3. 問題なし 自力で椅子や床上を動き、移動中十分に体を支える筋力を備えている。いつでも椅子や床上で良い体位を保つことができる。					

合計点

- Copyright : Barbara Braden and Nancy Bergstrom 1988 訳：真田弘美（金沢大学医療技術短期大学部）／大岡みち子（North West Community Hospital, IL, U.S.A.）
- 日本語版 Braden Scale 出典：「日本語版 Braden Scale の信頼性と妥当性の検討」（金沢大学医療技術短期大学部紀要　第15巻（1991）102頁

※合計点の評価〈褥瘡発生の危険性—上記参考文献による〉
14点以下で危険性が発生。適切な対応が要求される。

1）ブレーデン・スケールの使い方

- 採点時期

  通常は寝たきり（可動性，活動性が2点以下）になったら採点をはじめるが，ICUでは入室時，手術を受ける患者は術後1日目が妥当といわれている。

- 採点頻度

  急性期は48時間ごととされているが，状態に変化があったときは随時採点する。

- 採点時の注意

  24～48時間以内の情報をもとにアセスメントを行う。栄養状態に関しては，1週間の状態をアセスメントする。

- 褥瘡発生の危険点

  日本では，病院では14点以下，施設や在宅では16点以下になると褥瘡が発生しやすいといわれている。

2）ブレーデン・スケールの各項目について

- 知覚の認知

  圧迫による不快感に対して，適切に反応できるかをみる項目である。「あるいは」の表現で2つの構成要素に分かれており，意識レベルと皮膚の知覚を示している。2つの構成要素の得点に差があるときは，低い点数を選ぶ。

- 湿潤

  皮膚が湿度にさらされる頻度をみる項目である。失禁だけでなく，発汗，ドレーンからの排液による湿潤も含む。寝衣寝具の表現のなかにはオムツなども含む。

- 活動性

  行動範囲をみる項目である。圧迫が取り除かれる時間だけでなく，動くことにより血流の回復を図ることもみる。介助の種類や量よりも，動いている時間と回数の測定が必要になる。

- 可動性

  体位を変える能力を示し，骨突出部の圧迫を取り除くために位置を変える力と本人の動機も含んでいる。つまり，介助者が体位変換させることは含まれない。

- 栄養状態

  普段の食事摂取状況をみる項目で，1日だけでなく，1週間の継続した状態をみて判断する。「あるいは」の表現で2つの構成要素に分かれるので，自分で食事を摂取することと，点滴・経管栄養または高カロリー輸液などで摂ることに分けられている。しかし，点滴などは人間の栄養摂取方法として最適とはいえないので，3段階までで判断する。特に理解しにくい表現として，文中の1皿（1カップ）とは，その人が普段1人前として摂る量を示している。2つの要素間に差のあるときは，主となる栄養摂取方法を選ぶ。

- 摩擦とずれ

  摩擦とは，皮膚が寝具・寝衣に擦れることをいう。ずれとは，筋肉が骨から強い外力で引き伸ばされることをいう。しかし，摩擦とずれは原因を区別しにくいので，1つの項目として取り扱っている。これらはベッドからずり落ちる頻度，動きに対して必要な介助の量，シーツなどで擦れる頻度の3つで評価する。

（2）周手術期の褥瘡予防について

「圧迫に関する要因」と「組織耐久性の要因」が複雑に関係しています。

特に，全身麻酔手術後患者では，以下の要因により，褥瘡発生のリスク状態にあるといえます。ブレーデン・スケールで，どの項目の点数が一番低いか確認することにより，どの要因に真っ先に介入すべきであるかが明確になります。

術後，循環動態が不安定になる可能性が高い患者や，厳密な安静保持が必要な患者，るいそう・低栄養・貧血のある患者に対しては，術前より全身を観察し，体圧分散用具を用意するなど，除圧の方法を検討します。

1）圧迫に関する要因

- 知覚の認知の低下：全身麻酔，鎮痛薬使用
- 活動性の低下：創痛，ドレーン・輸液ライン・膀胱カテーテル留置，術後の安静，麻酔や鎮痛薬による鎮静

- 可動性の低下：創痛，ドレーン・輸液ライン・膀胱カテーテル留置，術後の安静，麻酔や鎮痛薬による鎮静

2）組織耐久性の要因
①外的要因
- 摩擦とずれ：離床，体位変換
- 湿潤：術後発熱による発汗，ドレーンの排液

②内的要因
- 栄養状態の低下：疾患に伴う術前からの食事摂取量の低下，手術侵襲に伴う異化亢進，手術後の経口摂取の制限（消化管手術の場合）
- その他の内的要因：基礎疾患，貧血，低血圧，低酸素血症，加齢，低アルブミン血症

（3）褥瘡予防の実際

1）体位変換
- 仰臥位では，仙骨に圧力がかかるのを予防するために，あまり膝を曲げないようにする。
- 側臥位では大転子部に骨突出があるが，殿部には骨がないので，半側臥位（30度）としたほうが，骨突出部の圧迫が少なくてすむ。
- ベッドを頭側挙上した場合は，仙骨部のずれが生じやすくなる。まず膝を曲げてから，頭を挙上するようにする。自力で姿勢が保持できない場合，挙上は30度とし，それ以上行う場合には，こまめに姿勢を整えるか，連続して長時間同じ姿勢をしないようにする。
- 基本的には2時間を超えない範囲で体位変換を行うが，体圧分散寝具や骨突出の具合によって個人差はある。

2）体圧分散用具
- エアマット
  全身的な減圧を図る。圧を分散させるためには，エアをいっぱいにせず，底付きしない程度まで圧を落とす。蒸れて皮膚が湿潤しやすくなるので，吸湿性・通気性のあるシーツ・寝衣を選択する。
- アクトンマット（アクションパッド）
  弾力性のあるゼリーのようなマットで，仙骨部や頭部，踵部など，褥瘡好発部位の下に敷いて使用する。手術室などで使われる。

3）栄養
- 手術患者は，手術侵襲の影響で必要エネルギー量が増加するほか，異化亢進状態となるため，筋蛋白の融解と，蛋白質の合成抑制が起こる。低アルブミン血症が持続すると浮腫の原因にもなり，皮膚の脆弱性にもつながる。消化管手術の場合は経口摂取の制限があるので，患者の状態に応じて経腸栄養剤の補助的な追加も検討する。

4）スキンケア
- 清拭時には，身体の皮膚をくまなく観察し，褥瘡好発部位の皮膚は強くこすらないように気をつける。
- 失禁のある患者に対しては，失禁対策を行うと同時に，皮膚の保清に努める。陰部洗浄や清拭後，軟膏やクリームなどを用いて皮膚の保護を行う。
- 圧迫による発赤が認められている部位では，マッサージ，アルコール塗布，消毒薬の塗布は禁忌である。

5）皮膚の発赤発見時の対処
圧迫を解除して30分経過後も認められる皮膚の発赤はⅠ度の褥瘡となります。まだこの段階であれば，速やかな治癒の可能性もあるので，早期発見・対処が重要です。しかし，骨突出部では，深部で褥瘡が進行している場合もあり，皮膚の発赤が軽減していても油断せずに観察を続けます。
- 除圧：体圧分散用具の使用，あてものの工夫，体位変換の徹底
- ドレッシング：フィルムドレッシング，ハイドロコロイドドレッシングの貼付
- 継続的な観察と評価

■文献
1）日本褥瘡学会教育委員会ガイドライン改訂委員会：褥瘡予防・管理ガイドライン（第4版）．日本褥瘡学会誌．17（4）：487-557，2015．
2）日本静脈経腸栄養学会編：静脈経腸栄養ガイドライン第3版．pp352-353，照林社，2014．

第6章

手術前・手術後に行う看護ケア

A ≫ 手術前の看護ケア

B ≫ 手術直後の看護ケア―手術後24時間

C ≫ ベッド上安静から離床に向けた看護ケア

D ≫ セルフケアの支援

E ≫ 転倒・転落予防

F ≫ せん妄予防ケア

Part VI Section A 手術前の看護ケア

> **View**
> 看護師は，手術前から患者または家族に指導を行います。指導の内容は，手術のイメージづくりから退院後の生活指導などがあります。在院日数が短くなり，入院翌日に手術となることが多く，術前の外来から手術に向けた準備が必要です。患者が安心して手術を受け，合併症を予防し早期退院することを目標に，クリニカルパスなどを用いて入院前の外来からオリエンテーションを行います。

Key word　クリニカルパス
一定の疾患をもつ患者に対して，検査や処置，食事，安静度，退院指導など，その実施内容や順序をルーチンとして示したスケジュール表のこと。

1 手術オリエンテーション

手術などの治療方針は，外来で説明され決定します。看護師は手術の方針が確認された時点で患者または家族に手術オリエンテーションをはじめます。

患者・家族は，手術を受ける意思決定をしたとはいえ，迷いや気持ちの揺れを体験していることは少なくありません。看護師にとって，手術オリエンテーションは，患者・家族への情報提供だけでなく，情報収集や信頼関係構築のための重要な機会ともいえます。看護師は患者の表情や言動を見逃さず，そばに寄り添い，話を傾聴する姿勢が必要です。治療方針をふまえて，看護師は患者の術前の情報をアセスメントし，術中・術後の患者の状態を予測して看護を行います。

手術オリエンテーションの目的は，患者・家族が術前から退院までの流れを知り，イメージをつくることで，手術に対する不安を軽減し，手術前から退院後の生活に向けて，正しい知識をもって自己の健康管理を行うことです。

そのためまず患者・家族にはパンフレットやDVDなどの視覚教材を視聴していただきます。そして医療者からの説明に先立って，疑問や知りたいことを考えておいていただくようにします。説明内容が多い場合や，呼吸訓練など評価が必要な場合は，看護師が継続的に介入します。

手術オリエンテーションで説明する内容には次の項目があります。

（1）自己の健康管理について

手術を万全な状態で迎えるには，日ごろからの健康管理が重要です。特に，身体侵襲が大きい手術やボディイメージの変容が予測される手術を受ける患者の場合，術前・術後に起こり得る身体の変化や日常生活にどのような健康管理が必要となるのかを知り，些細な体調の変化（体重，血圧，排便習慣など）にも患者自身が気づけるよう術前から健康管理をする必要があります。

そして手術後，退院後も必要な健康管理行動は，術前から指導をはじめ，患者が日ごろの生活に取

図表1 成人における血圧値の分類（mmHg）

分類		収縮期血圧		拡張期血圧
正常域血圧	至適血圧	<120	かつ	<80
	正常血圧	120〜129	かつ/または	80〜84
	正常高値血圧	130〜139	かつ/または	85〜89
高血圧	Ⅰ度高血圧	140〜159	かつ/または	90〜99
	Ⅱ度高血圧	160〜179	かつ/または	100〜109
	Ⅲ度高血圧	≧180	かつ/または	≧110
	（孤立性）収縮期高血圧	≧140	かつ	<90

（日本高血圧学会高血圧治療ガイドライン作成委員会編：高血圧治療ガイドライン2014. p19, 日本高血圧学会, 2014.）

り込み，習慣として行えるようにします。

a. 血圧測定

血圧の測定は，健康状態の変化をつかむのにとても大切です。

血圧は，心臓から拍出された血液が，血管の壁に押付けられる圧力を意味します。血圧が高すぎると心臓と血管の負荷が大きくなり，負担になります。また高血圧は自覚症状がないことが多く，血圧を測定しないとわからないため，毎日自分で血圧を測りその推移を観察することが重要です。そのため，血圧の推移を把握する必要がある場合は，術前より指導します。

> **One Point　高血圧にも段階がある**
>
> 日本高血圧学会「高血圧ガイドライン2014」では，高血圧をⅠ度・Ⅱ度・Ⅲ度の3段階に分けている（図表1）。これは，治療を必要とするレベルであることを明確にしたもの。正常高値というのは，「高血圧の一歩手前で，注意が必要なレベル」という意味で，高血圧予備軍の段階である。また，（孤立性）収縮期高血圧とは，収縮期血圧だけが特に高いもので，動脈硬化の進んだ高齢者に多くみられる。

◆手順

①1日の同じ時間，同じ動作の後に測定する。
②めまいなどの症状があるときは追加測定をする。
③測定器の方法に従って測定する。
④測定結果を記録用紙に記録する。

b. 感染予防

術前は風邪をひかないように，うがいや手洗いをこまめに行うようにします。また，全身麻酔を受ける患者は，気管挿管により術後に誤嚥性肺炎や人工呼吸器関連肺炎（ventilator associated pneumonia：VAP）を起こす可能性があります。術前から口腔内の清浄化を図り，虫歯は手術前に治療するよう指導します。

（2）疾患についての知識

病名や手術方法について，看護師は医師の説明を補足し，患者・家族が理解できるように支援します。患者・家族は，手術の必要性について医師から説明を受けますが，手術の受け止めや理解度には個人差があります。手術前後に日常生活にどのような健康管理が必要になるのか，手術後の早期回復と社会生活復帰をどのように目指してい

くのかを，患者の実際の生活からイメージできるように具体的な内容で説明します。また，患者・家族の手術前の気持ちはその時々で変化することを念頭において看護にあたることが必要です。必要に応じて，医師からの説明の場を再度調整し，患者や家族の不安の軽減に努めます。

（3）術前練習

低侵襲医療など医学の進歩により，手術は安全に行われるようになり，ハイリスク患者や高齢者へと手術適応が拡大しています。しかし，手術が身体にとって大きな負担であることに変わりありません。術前練習は術中・術後の苦痛緩和および術後合併症を予防する目的で，呼吸訓練，含嗽訓練，咳嗽訓練などを行います。また，全身状態の改善，術後合併症の予防のためには早期離床が効果的です。術前より早期離床の効果をわかりやすい言葉で説明し，疼痛を最小限にする離床の方法を練習しておくことが重要です。

術前練習の目標は，患者が術後の回復促進や合併症予防のための行動を術後に行う必要性と行動の具体的方法を理解し，その行動を実際に実施できるようになることです。そのため，術前練習は，患者が「自分が術後にこういう状態になる」とイメージできるよう促しながら，患者になぜ術前練習を行うのかという目的，必要性とその方法をわかりやすく説明し練習を行うことが重要です。こうした術前練習は，手術に向けた身体的準備の1つですが，患者は術前練習を実施するなかで，術後の自分の状態を想像し，さらに行動できるようになることで自信を得ます。このため，術前練習は手術に向けた心理的準備であるともいえます。

術前練習の方法は，身体面のアセスメントの結果から，どのような練習が必要かを考えます。たとえば，全身麻酔の手術では，呼吸器合併症の発生を防ぎ，速やかに回復できるように，手術の前から深呼吸練習，咳嗽方法の練習などの指導を行います。深呼吸練習，咳嗽訓練の詳細については第5章G「治療・処置施行時の介助」145ページ「（3）深呼吸訓練」，146ページ「（6）咳嗽訓練」を参照してください。

> **Key word　低侵襲医療**
> 手術・検査などに伴う痛みや発熱，出血などをできるだけ少なくする医療。内視鏡やカテーテルなど，身体に対する侵襲度が低い医療機器を用いた診断・治療のこと。患者の負担が少なく，回復も早くなる。

（4）物品の準備の説明

手術，施設により異なりますが，次のように手術後使用する物品は，他の荷物と別にして手術後のベッドサイドに用意します。なお，貴重品は家族に持ち帰ってもらい，持ち物にはすべて記名するように説明します。

- ティッシュペーパー
- 下着（T字帯，オムツなど）
- 腹帯など
- 吸い飲みやストロー
- 歯磨きセット
- 電気かみそり（男性の場合）
- 踵のある履物
- バスタオル，タオル，ウエットティッシュなど
- めがね，時計，ラジオ等日常使用している物

この他に，呼吸訓練器具を用意した場合はその器具，弾性包帯か弾性ストッキング，義歯入れ（タッパーなど蓋つきのケース）なども用意します。

（5）手術前のケアについて説明

患者・家族に手術前にどのようなことが行われるかについて，一連の流れを説明します。高齢者などは，時間や処置の内容を忘れないように紙に明記して渡すなど，家族と一緒に説明を聞いていただきます。

◆入院時～3日前
- 臍処置について，詳細は第5章C「炎症と感染」62ページ「（2）術前の感染予防」参照。

◆前日
- 剃毛について，詳細は第5章C「炎症と感染」62ページ「（2）術前の感染予防」参照。
- シャワー浴または入浴について（洗髪，爪切り，マニキュア，ペディキュアやジェルネイ

図表2 術後の患者の状態（例）

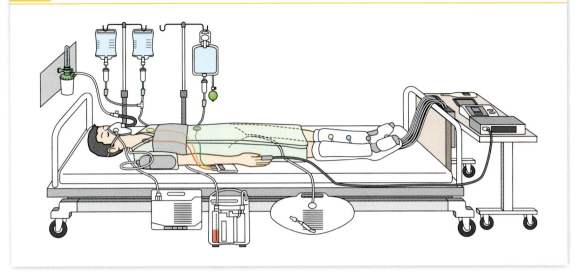

ル等も落とす）
- 内服薬の中止と再開について
- 前処置について（腸管処置，点滴など）
- 禁飲食の時間について
- 就寝前の服薬について（必要時，睡眠薬や下剤を飲む）
- 手術入室時間，手術開始時間について
- 家族や付添い人の来院時間，待機場所の説明

◆当日
- 更衣，前処置など
- 点滴などの有無
- 義歯，めがね，コンタクトレンズ，指輪は必ずはずす
- IDバンドなどの確認
- 手術部位やストーマなどに左右がある場合は，マーキングや手術部位左右誤認防止バンドの装着の確認
- 髪の長い患者はまとめ結髪する（ピンは使用しない）
- 手術室の入室方法
- 家族や付添い人などの待機時間，待機場所

◆その他
- ICUの入室方法，退室時期など
- 家族や付添い人の面会時間について

（6）手術後の状態について

手術後にはどのような状態になるのか，説明します。管や器具の使用目的や装着期間などについて説明します。

手術や悪性疾患の受け止めについて，受容の途中や危機状態にある患者では，大まかに説明し，痛みやつらい場合の対処方法がきちんとあることを伝え，安心感を得られるようにします。患者の受け止めによっては，実際に機器や器具を見せたり，術後室やICUを案内したりし，術後の状態のイメージができるように介入します（図表2）。説明が必要な機器や器具には次のようなものがあります。

①人工呼吸器，酸素マスク
②心電図モニター
③酸素モニター
④血圧モニター
⑤ドレーン（管）
　・目的，位置，数，どの程度で外れるかなど
⑥膀胱留置カテーテル
　・挿入期間の目安
　・管を抜いた後の尿量測定の有無
　・トイレへの歩行や尿量測定は，体力が戻るまでは看護師が介助することなど
⑦点滴

・目的，挿入期間の目安など
⑧食事
・手術で食事を中止している場合は，いつごろから食事開始となるかなど
⑨安静について
・身体の向きを変えるなど，何かしたいことがある場合は，すぐに看護師を呼ぶこと
・どの程度身体を自由に動かせるか
・離床のすすめ方
⑩下肢静脈血栓予防について
・間欠的空気圧迫装置の装着
・弾性包帯，弾性ストッキングの使用
⑪術後せん妄について
・術後せん妄は認知症と違い，回復可能であること
・過活動せん妄が発生した場合には，安全確保のため身体抑制や薬物療法を行うこともあること

（7）術後合併症について

患者が術前練習に意欲的に取り組めるように，手術後に起こりうる合併症とその予防方法について説明します。

入院前，喫煙していた患者へは，痰の分泌を少しでも少なくするために，禁煙をぜひ守るよう説明します。

全身麻酔の術後合併症は次のようなものがあります。
①無気肺
②肺炎
③術後イレウス
④縫合不全

詳細は第5章D「手術後に起こりやすい合併症」を参照してください。

（8）早期離床の必要性について

手術後早い時期から治療上の制限の範囲内で，適度な活動をすることはさまざまな良い効果をもたらすことを説明します。安静や活動の制限については，クリニカルパスやリハビリテーションプログラムにそって医師や看護師が日々説明をし

ますが，どの程度動いて良いのかわからなかったら，いつでも看護師に確認するよう伝えます。

a. 早期離床の目的

1）肺合併症の予防
起き上がることで横隔膜が下がり，肺が広がり肺胞でのガス交換が促進され無気肺を予防します。また，離床によって酸素消費量を増加させることで呼吸運動を促し，腹圧がかかりやすくなり，気道内分泌物の排出を促します。

2）静脈血栓の予防
足に力を入れて動かすことで，足からの血液の戻りが良くなり，血栓ができたりむくんだりすることを予防します。

3）創傷治癒の促進
身体を動かすことで血液の循環が良くなり，傷口への酸素・栄養の供給が増え，創傷治癒が促進されます。

4）腸管麻痺の予防
身体を動かすことで麻酔によって低下していた腸の運動を回復させ，悪心や嘔吐，腸閉塞などの合併症を予防します。消化管運動の促進によって胃管などが早期に抜け，経口摂取が可能となります。

5）排尿障害を予防する。
腹圧がかかり，自然排尿が促進されます。

6）筋力低下の予防
身体を動かし筋肉を使うことで筋力低下を最小限にし，関節が固まってしまうことを予防します。

7）精神活動の促進・術後せん妄の予防
活動範囲を広げさまざまな刺激を受けることで，回復への意欲を高めます。気分転換が図られ，ストレスが軽減されます。運動と休息のバランスが取れ，生活リズムが整います。

（9）創傷について

予定される手術での傷の位置・大きさは医師が説明します。その説明に補足して，抜糸の目安や，創傷の保護の方法について説明します。

多くの手術創はフィルムドレッシング，ガーゼなどで保護されています。患者には傷口を直接

手で触れたりしないよう説明します。また血液などがガーゼから漏れ出していたり，ガーゼがはがれたりしたらすぐに知らせるように伝えます。

術後早期に退院する場合は，創傷の手当て方法や，資材の使い方などパンフレットを渡し，帰宅しても手順通り行えるか，習熟度を確認しながら計画的にオリエンテーションを進めます。

(10) 安全の確保について

患者誤認を防ぐための名前の確認方法や，転倒・転落予防について説明します。家族の協力が得られれば，術後の面会時間を増やすことで患者の精神的不安が軽減し，意欲のアップやせん妄の予防になることなどを説明します。

2 術前の情報収集とアセスメント

(1) 術前アセスメント

看護師は手術が確定している患者の術前の身体的・心理的・社会的状況を把握することで手術が円滑かつ安全に行われるように援助します。また，患者が合併症を起こさずに経過しスムーズに退院するためにも，手術前の情報収集およびアセスメントが重要です。

(2) 情報収集の内容（図表3）

◆身体面
- 現病歴
- 既往歴，内服薬
- アレルギー，過敏症
- 身体症状（運動障害，知覚・感覚障害など）
- 栄養状態，体型・体格

◆精神面
- 手術の受け止め
- 不安の程度

◆家族やキーパーソンの有無や関係など

◆社会的，経済的な問題

(3) 情報収集の方法

- 手術前検査
- 入院時のアナムネーゼ，フィジカルアセスメント
- 手術オリエンテーション
- 手術前訪問

(4) 手術前検査

手術前検査の目的は以下のとおりです。
- 患者の体調を手術に向けて整える
- 手術の危険性を把握する
- 術後経過を予測し術後管理に役立てる

在院日数の短縮に伴い，術前検査は入院前に外来で行うことが多くなっています。検査結果は医師より患者に説明されますが，看護師は患者の理解度を確認し，説明を補足するなどして，患者が不安なくスムーズに検査を受けられるように援助します。

3 心理的状況の情報収集

手術に向けて患者は疼痛や手術創，未知の体験に対する不安や恐怖を大なり小なり知覚しています。

看護師は手術前の患者の心理的状況の特徴を理解したうえで，コミュニケーションを図り，以下についての把握に努めます。
- 不安の内容や程度を把握する
- コーピング行動の傾向を知る
- 家族関係・サポートシステム・依存関係
- 社会的役割行動
- 患者の疾患や手術に対する受け止め，ひいては生命観や人生観を知る

A 手術前の看護ケア

図表3　術前患者の身体アセスメント

アセスメント因子	重要な情報	推測される術後の問題
危険度の高い既往歴	・動脈硬化に伴う心臓疾患はないか ・腎疾患に罹患していないか ・高血圧，糖尿病はないか ・慢性呼吸器疾患はないか ・代謝性疾患はないか ・内分泌系疾患はないか ・悪性過高熱の危険はないか	①心拍出量低下・高血糖・腎不全・無気肺・肺炎・電解質平衡異常
手術に影響する薬物を服用していないか，薬物への反応はどうか	・降圧薬を服用していないか ・ジギタリス剤を服用していないか ・抗うつ薬を服用していないか ・副腎皮質ステロイド剤を服用していないか ・利尿薬は服用していないか ・その他常用薬はないか ・特定の薬物はアレルギー反応を示したか（ピリン，ヨード剤）	①薬物が中断されることによる生体の変化 ②術後せん妄 ③アナフィラキシーショック
肺機能	・1日20本以上の喫煙習慣があるか ・手術前1週間は禁煙したか ・気道内分泌物の量および粘稠度 ・一酸化炭素ヘモグロビン（HbCO）が10％以上か ・拘束性障害か閉塞性障害があるか ・肺活量　　　　　　予測値の70％以上 ・1秒率　　　　　　　〃　75％以上 ・最大換気量　　　　　〃　70％以上 ・残気率　　　　　　　〃　45％以上 ・機能的残気率　　　　〃　85％以上 ・換気予備率　　　　　〃　80％以上 ・有効肺胞換気率　　　〃　45％以上 ・静脈混合　　　　　　〃　30％以上 ・肥満，胸郭の変形はないか ・息切れの程度（Hugh-Jonesの分類）は ・喫煙量，期間は ・動脈血ガス分析のデータは正常範囲か 　[Pao_2 85〜100mmHg, $Paco_2$ 35〜40mmHg, Sao_2 95〜100％, pH7.35〜7.45]	①術後肺合併症（気道清浄化の問題）
心機能	・虚血性心疾患はないか ・心胸郭比（CTR）は50％以内か ・不整脈はないか（ST上昇，冠性Tはあらわれていないか） ・NYHAの重症度分類は ・拡張期血圧は95mmHg以下か ・心悸亢進，呼吸困難，息切れはないか ・心拍数，脈拍数，頸静脈怒張は	①心拍出量減少 ②循環動態の不安定
止血機構・貧血の状態	・ヘモグロビンは10g/dL以上か　[14〜16g/dL] ・ヘマトクリット値は40％以上か　[40〜48％] ・出血時間は　[デューク法1〜3分] ・凝固時間は　[5〜15分] ・血小板は6万/mm^3以下になっていないか　[20万〜50万mm^3] ・プロトロンビン時間は　[11〜15秒] ・部分トロンボプラスチン時間は　[25〜40秒] ・フィブリノーゲンは　[200〜400mg/dL] ・プラスミン活性は　[ユーグロブリン溶解時間120分以上] ・フィブリン分解産物は　[血液10μg/mL以下]	①貧血に伴う低酸素状態 ②創出血 ③DIC，血栓形成 ④ショック

※[　]内は正常値を示す。

栄養・水分・電解質のバランス	・消化管からの水分, 電解質の喪失はないか (下痢, 嘔吐, ろう孔から) ・栄養補給の方法は適切か (経口的, 経管的, 経静脈的) ・予測される療養期間は ・1か月間の体重減少の率は ・水分出納のバランスは維持されているか ・ナトリウム, カリウムは正常範囲か 　[ナトリウム142mEq/L, カリウム5mEq/L] ・血漿蛋白は6.0g/dL以上か (4.0g/dL以下では手術禁忌) 　[6.7〜8.3g/dL] ・血漿アルブミンは2.5g/dL以上か　[3.8〜5.1g/dL] ・皮膚のつや, 浮腫, 倦怠, 無気力などの臨床症状はあるか ・カウプ指数：30以上か	①体液量不足 ②電解質平衡異常 ③アシドーシス (代謝性, 呼吸性) ④アルカローシス (代謝性, 呼吸性) ⑤浮腫 ⑥低栄養による創傷治癒遅延
腎機能	・1日の尿量は700mL以上あるか ・尿比重は1.012以上か ・フィッシュバーグ濃縮試験が1.016以上か ・PSP排泄試験の15分値が25％以上か (15分値が10％以下, 120分値が40％以下のときは危険度が高い) 　[15分値：25％以上, 60分値：50％以上, 120分値：55％以上] ・GFRは120〜127mL/分/1.73m^{2}以上か 　[男127mL/分/1.73m^2, 女120mL/分/1.73m^2] ・前立腺肥大による排尿障害はないか ・血尿は ・蛋白, 糖の定性結果は	①腎不全 ②排尿障害 ③尿閉 ④尿路感染
肝機能	・血中アルブミン濃度が2.5g/dL以下では手術の危険が高い 　[3.8〜5.1g/dL] ・黄疸指数は　[4〜6] ・血清ビリルビン値は　[0.5〜1mg/dL] ・ASTは　[5〜40単位] ・ALTは　[0〜35単位] ・アルカリフォスファターゼ　[Bodan-sky法1.5〜4単位]	①肝機能障害 ②肝不全
免疫能力, 感染防御	・梅毒血清反応は ・HBs抗原HBs抗体, HBe抗原HBe抗体は ・CRP反応は ・白血球数は　[5000〜8000/mm^3] ・緑膿菌の検出 ・その他感染症の既往は	①感染
感覚, 運動能力	・聴力障害・視力障害・知覚障害……部位と程度 ・ADL, 障害部位 ・生活動作のセルフケアの程度	①セルフケア不足 ②身体可動性の障害 ③活動耐性の低下 ④術後回復遅延 ⑤ADL低下
意識, 認知, コミュニケーション	・意識レベル (3-3-9度方式 (Japan Coma Scale)) ・理解力, 自己管理能力 ・意志伝達の能力, 障害の要因は	①認知機能障害 ②術後せん妄
粘膜, 皮膚	・過敏性, 被刺激性 (消毒液, 絆創膏に対して) ・特定の資材に対するアレルギー反応	①皮膚, 粘膜統合性の障害 ②アナフィラキシーショック
前処置・前与薬への反応	・下剤, 浣腸による効果は ・脱水を伴っていないか ・鎮静, 鎮痛効果は ・血圧低下, 呼吸抑制はないか	①悪心 ②血圧低下 ③口渇

(富田幾枝編：新看護観察のキーポイントシリーズ　急性期・周手術期Ⅰ. pp71-73, 中央法規出版, 2011. を一部改変)

[患者が心配すること(D. L. カーネパリ)]
❶ 痛みと不快
❷ 真実を告げられていないのではないかという恐れ
❸ 身体イメージが変化すること，身体に損傷(切除，切開，切除)が加わること
❹ 死に対する恐れ
❺ 人生の計画の挫折(職業，人生の楽しみ)
❻ 麻酔によってコントロールされる恐れ

(富田幾枝編：新看護観察のキーポイントシリーズ　急性期・周手術期Ⅰ．p57，中央法規出版，2011．)

4 社会的経済的状況への介入

　入院時のアナムネーゼ聴取により，経済的状況に問題があれば医療ソーシャルワーカー(MSW)と連携を取ります。疾患や術式によって受けられる社会保障制度や医療費の助成内容が異なるので，早めに確認を取ります。
　また侵襲の大きな手術や高齢者では，術後著しく身体機能の低下がみられることがあるので，早期から在宅療養に必要な情報を収集しておくことも重要です。
　詳細は第9章E「社会資源の活用」を参照してください。

5 手術当日の看護ケア―病棟看護師から手術室看護師への引き継ぎ

　手術当日は，発熱の有無，気分不快がないことを確認して術前処置を開始します。発熱がある場合は，医師に報告し，指示を受けます。
　浣腸は，排便を試みてから行います。浣腸後の気分不快に注意して必要時ナースコールを押すことを患者に説明します。
　そして手術当日の患者の心理を理解して，安全に手術室看護師に引き継ぐようにします。患者は不安・恐怖・手術にかける期待など，複雑な心理状態におかれています。看護師はこのような患者の心理状態を認識して，緊張する患者・家族が安心できるように声かけしながら，手術室に案内します。患者が安心して手術を受けられるように，患者の情報を正しく病棟看護師から手術室看護師，医師に引き継ぐことが看護師の責務です。

(1)手術経過と患者心理

　手術を目前にした患者は「全身麻酔から回復できるか」「予定していた手術ができるだろうか」という両面の不安を抱えて手術室に向かいます。
　手術終了直後の患者は，医師や看護師から「手術が終わりましたよ」と声をかけられると「麻酔から覚めた」と認識し，「手術は終わったのですか」と確認します。家族と面会し「手術，終わったよ，大丈夫だよ」と声をかけられると，患者は安心して再び眠りに入りますが，ときには痛みを訴え鎮痛薬を使用して眠りに入ります。
　手術翌日は，患者は全身麻酔からの回復時の状況は覚えていないこともあります。しかし，家族が側にいたことや，手術が終わったと言われたことは，ほぼ全員の患者が認識しています。
　このように患者は全身麻酔の回復に関する恐怖や不安，手術の結果に対する強い期待をもって手術に臨んでいます。

(2)病棟から手術室までの処置と引継ぎ

1)手術室に行く前に患者に確認すること
・手術着に更衣しているか
・IDバンドを装着しているか
・手術部位左右誤認防止バンドの装着やマーキングがされているか
・尿意・便意はないか
・指輪・時計・入れ歯など身につけている貴金属類を外したか
・化粧(マニュキュアやジェルネイル・口紅など)をしていないか
・家族はそろっているか，貴重品は家族に預けたか

2）手術室に行く前に病棟での確認事項
- 手術患者に間違いはないか
- 手術室はどこか
- 手術の時間はいつか
- 手術承諾書・輸血承諾書などの必要な承諾書はそろっているか
- 輸血伝票はそろっているか

3）手術室看護師への引継ぎ事項
手術室看護師とともに病院指定の記録や電子カルテに基づいて次の引継ぎを行います。

- 患者氏名
  患者自身にフルネームを名乗ってもらい，IDバンドと相違はないか確認する。
- 年齢・病名・感染症の有無
  患者に病名が告知されていなかった場合は記録用紙を指差して伝えるなど配慮する。
- 手術部位の左右やマーキングなど
  患者自身に左右や手術部位を言ってもらい，記録用紙，手術部位左右誤認防止バンドやマーキングと共に確認する。
- 既往症などの特記事項
- 輸血伝票の確認
- 手術承諾書・輸血承諾書の確認
- 持参物の確認

（3）術後ベッドと周辺機器

術後ベッドの作成とその周辺環境を準備する目的は，合併症の予防と異常の早期発見のためです。術後ベッドの必要物品は手術に伴う呼吸・循環動態の変動や，安静制限，ドレーン・カテーテルの種類や数によって決まります。これに患者の術前の酸素化や栄養状態，既往症から起こりうる事態を予測して物品を追加します。このため，手術前の患者のアセスメントや術式が理解できていなければ，術後ベッドや周辺機器の選択など，環境準備はできません。

a. ベッド周辺の医療機器の準備

手術方式や既往歴から手術侵襲を予測して準備します。心機能に影響を及ぼす手術や体液の喪失が多い手術，生命に危険な不整脈がある患者，低酸素が予測される患者の場合は，一般的に準備する医療機器に加えて，必要な医療機器を追加で準備する必要があります。

1）一般的な手術後の周辺機器
- モニター類（心電図・パルスオキシメーターなど）
- 酸素フロメーター
- 吸引器（吸引セット）
- 血圧計
- 体温計
- 聴診器
- 点滴架台
- 間欠的空気圧迫装置

2）患者の術式や病状に応じて準備する医療機器
- CCOモニター
- 間欠的自動血圧計
- 低圧持続吸引器
- 脳圧測定器（脳質ドレナージ架台）
- ミルキング鉗子

b. 術後のベッドの準備

術後ベッドは，患者が手術終了後に臥床するベッドです。手術方式や患者の状態により必要物品は異なりますが，基本的な術後ベッドは，低体温からの回復や褥瘡予防，良肢位保持に必要な器具，ドレーン鉗子，点滴架台，酸素ボンベなどが必要となります。

1）基本的な術後ベッド
- 通常のベッドシーツ
- 横シーツ
- 防水シーツ
- 点滴架台
- 酸素ボンベ
- ドレーン鉗子

2）患者の状態に応じて準備する付属品
- 体圧分散寝具
  長時間手術に加え，手術後体位変換禁止の場合（循環動態変動の激しい心臓外科術後など）は褥瘡予防のために体圧分散寝具を使用する。
- 良肢位保持枕
- 電気毛布
  術後低体温からの回復に使用する場合があり低温熱傷には注意する。

■ 文献

1) 山勢博彰・山勢善江編：看護実践のための根拠がわかる　成人看護技術－急性・クリティカルケア看護　第2版. メヂカルフレンド社, 2015.
2) 足羽孝子・伊藤真理編著：術前術後ケア ポイント80－チェックリスト＆図解でサクッと理解！. メディカ出版, 2013.
3) 石塚睦子編著：よくわかる　周手術期看護. 学研メディカル秀潤社, 2017.

Part VI Section B

手術直後の看護ケア
―手術後24時間

View >>>

手術後の看護ケアは，手術という「侵襲」により生じる術後合併症を予防し，悪化させない看護ケアを行うことが重要です。手術後の生体変化を理解して看護ケアにつなげることで，患者の回復を支援することができます。ここでは，手術の直後から24時間後までの看護ケアのポイントを整理し，どのように合併症を予防し，対処していくか解説していきます。

1 手術患者を受け入れる準備

手術後のアセスメントは，手術前からはじまっています。患者の既往歴や術前の全身状態，手術の術式や侵襲などから，術後に起こりうる合併症や身体的変化，看護問題を，総合的に評価します。これらはカルテに記述し，外来，病棟，手術室，ICUとで情報を共有します。

(1) 術前の評価を把握する

1) 手術前の情報

予測される合併症や看護問題の術前評価は術後管理に役立ちます。緊急手術では，手術前の情報が少ないため手術中の所見や家族から情報を得ることも重要です。

2) 手術中の情報（図表1）

外科医，麻酔科医，手術室看護師など術中の情報は，記録や申し送りで共有し，術後の看護ケアにいかします。

(2) 手術室での経過を把握する

1) 手術終了から回復室まで

全身麻酔での手術では，手術の終了とともに鎮静薬や筋弛緩薬を中止し，覚醒を促します。ICUには未覚醒で気管挿管したまま直接帰室することもあります。人工呼吸器が離脱できると判断されると手術室内の回復室で気管チューブを抜去します。その後，意識レベル・循環動態・呼吸状態などが落ち着いたら病棟に移動します。

2) 回復室から病棟まで

術後に患者を搬送する際，術後ベッドに準備した酸素ボンベ・換気マスク・ドレーン鉗子・点滴架台などの物品を使用します。酸素ボンベは残量がないと移動時の事故につながるため，残量が十分かを使用前に確認します。

手術後の患者は，意識・呼吸・循環が不安定なため，移動用の生体モニターでモニタリングしながら移動します。移動の際に異常が起きていないか確認することも大切です。

3) 術後のベッド周囲の環境の準備（図表2）

手術後の患者は多数の点滴ラインやドレーン類が挿入されています。それぞれの目的を把握して，術後は観察を行います。また，異常が起きたらすぐに対応できるように術後のベッド周囲の医療機器は整理整頓しておきます。

(3) 術後指示の確認

1) 術後の治療計画の確認

輸液，抗生物質，輸血の指示や，術式やプロト

図表1　手術情報チェックリスト

項目	ポイント
外科医師からの情報	
診断，術式	術後管理の方法が変わるために重要です。
術中所見，残った病変	もし残存した病変があれば再手術となることもあります。
創部	創面からの出血・浸出，フィルムドレッシング材を入室時に観察します。場合にはよっては創部を縫合できず，減張縫合，VAC などで一次閉鎖してくることもあります。
ドレーンの種類と位置	術後管理の最重要ポイントです。ドレーンは留置部の排液の量，性状を知る手がかりになります。管理方法，医師への報告基準を確認しておきます。部位によっては血液が貯留して排液されないこともあるので，各種データの推移を同時にアセスメントすることが必要です。
執刀医からの要望	意外と重要なポイントです。腸管吻合に不安がある，止血に不安がある，安静度制限（頭部正中位，頭部挙上，体交制限）などの情報を得ておくことで，術後の管理に注意することができます。
麻酔科医師からの麻酔（鎮痛），術中の情報	
麻酔の維持	吸入麻酔なのか，静脈麻酔なのか，筋弛緩薬の投与時間を聞いておくと，覚醒までに時間がかかりそうなのかの判断になります。
鎮痛方法	術後の疼痛管理において重要です。経静脈なのか，硬膜外なのか，神経ブロックかが術後の鎮痛の参考になります。
インアウト/術中の水分出納	術前，術中の出血量，輸液，輸血の種類と量を確認します。術後に出血，血圧や尿量低下をきたした際の参考になります。
術中合併症と治療	術中に血圧低下，不整脈，アレルギーなど合併症が生じていないかと同時に薬剤治療を行なっている場合には病棟で継続して観察します。
最終検査データ	血液データなどから低酸素血症，貧血，電解質異常などはないかをチェックをします。
手術室看護師からの情報	
手術中の体位	手術操作を容易にするために長時間の手術体位をとります。これにより皮膚や神経障害が発症しやすくなるため術中体位を把握することは重要です。
皮膚の障害	長時間の同一部位への耐圧集中や末梢循環不全などの要因により，手術中には褥瘡が発生しやすいです。入室時にも必ず皮膚の観察を行います。また，摩擦予防シールや耐圧分散パッドを使用していることもあります。
神経麻痺	神経は外部からの圧迫，牽引により損傷します。神経の圧迫や牽引のないよう良肢位で行われますが，覚醒時に神経症状（痺れ，筋力低下，知覚の変化）がないか観察します。
術後のバイタルサイン	回復室で不穏である，疼痛が強いなど，術後の看護援助に必要な情報があれば引き継いでおきます。

（真弓俊彦編：増刊 レジデントノート 「知りたい」に答える！ICU での重症患者管理. 13 (10), 2011. を参考に作成）

コールによって行う化学療法の指示などを確認します。

2）バイタルサインに関する指示の確認

手術後はバイタルサインが変動しやすく，どこまで経過観察とするのか，どうなったら対処を検討するのかなどは手術後の管理方法により異なります。そのため，医師にバイタルサインの報告基準を確認しておきます。

3）安静制限の確認

手術後は手術部位への血流維持や出血予防の目

図表2　一般的な手術後の患者

項目	名称	説明
モニタリング	①心電図モニター	循環器合併症のリスクがある患者で心拍数, 不整脈を観察します
	②SpO₂モニター	術後は呼吸器合併症が最も多く, SpO₂を測定して呼吸状態を評価します
	③動脈圧ライン	持続的に動脈圧を計測でき, 動脈血の採血によるガス分析も可能です
入っていくもの	④点滴	末梢静脈や中心静脈から体液バランスに合わせて点滴, 輸血が投与されます
	⑤酸素吸入	術後の呼吸状態を見て, 数日後まで酸素が投与されます
出てくるもの	⑥膀胱留置カテーテル	手術後の尿量を把握し, 水分出納の評価に役立てます
	⑦胃管	麻薬の使用などによる嘔吐を予防するため留置されます
	⑧ドレーン	手術式に応じて各種ドレーンが留置されてきます
その他	⑨手術創部	創部の状況は入室後できるだけ早く観察しましょう
	⑩フットポンプ	深部静脈血栓を予防するため, 装着禁忌の患者以外で使用されます

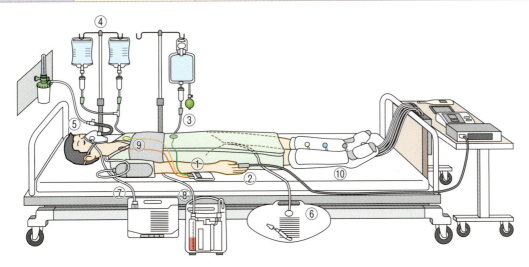

的で, 安静制限があることがあります. 医師に頭部挙上や側臥位への体位変換などの制限を確認します.

4) 手術室からの引継ぎと手術記録からのアセスメント

病棟看護師は手術室看護師から手術終了の連絡を受け, 手術室にベッド(ストレッチャー)・酸素ボンベ・マスク・電気毛布などを準備し患者を迎えに行きます. 病棟看護師は患者のリストバンド(IDバンド)を見て, 担当の患者であることを確認します. 患者に手術が終了し病棟に移動することを伝え, ベッドあるいはストレッチャーに安全・安楽に移動します. その後, 手術室看護師から以下について引き継ぎ, 病棟でのアセスメントにいかします.

◆患者氏名

患者自身にフルネームを名乗ってもらい, リストバンド(IDバンド)と相違はないか確認する.

◆術後診断名・術式

患者に施行された術式を把握することで, 予測される症状・合併症予防に努める. また, 術後疼痛も術式により異なるため, 強い痛みが出現する可能性があり, 効果的な鎮痛薬の使用につなげるためにも術式をよく理解する.

◆創部

創面からの出血の有無や，創の大きさ，部位を把握する。フィルムドレッシング材の場合は直接創部が透けてみえるので，創の状態を観察する。移動中も患者が安楽な体位をとれるよう援助する。咳嗽や体位変換の一時的な刺激により患者の創痛は出現する。咳嗽時など介助者は創部を圧迫し振動が伝わるのを予防する。

◆ドレーンの位置・本数

術式によりドレーンの位置や本数は異なる。ドレーンの挿入部位を把握しておくことは各々のドレーンからの排液物の正常・異常を知る手段である。部位によってはドレーンからの出血量が正確な情報とならないこともある。特に骨盤腔・後腹膜内・腹膜・縦隔内・胸腔内・口腔内などは腔内に血液が貯留し排液されないためである。術直後は出血のリスクが最も高いため注意する。

◆術後皮膚異常の有無

術中の同一体位や非生理的体位は神経損傷や皮膚障害を起こす可能性がある。手術室では長時間の同一圧迫や末梢組織の虚血・皮膚の湿潤による褥瘡の予防が重要な看護である。手術中の皮膚異常の有無を確認する。

◆術中経過

術中の患者状態の変化や不整脈の出現などがあった場合は，どのような状況下で起こったのか，帰室後もそれらの変化が出現する可能性があるのかをアセスメントする。

◆水分出納バランス

手術中に使用された輸液量や，尿量，出血量を把握しておく。手術当日は手術侵襲により血管透過性が亢進し，血管外へ漏出した細胞外液によりむくみを引き起こす。サードスペースに貯留した水分は通常術後1日目から2日目に血管内に移行し尿量が増大する。手術中に輸液が大量に行われた場合，血管内に水分が戻る際，身体がそれらに対応できず，うっ血性心不全を引き起こす場合があるため，術中の水分出納バランスの把握は重要となる。

◆輸血の使用状況

大量輸血を施行した患者は出血傾向や高カリウム血症・低体温・呼吸不全を引き起こす可能性がある。

◆最終バイタルサイン

手術記事からも上記は把握することが可能であるため，引継ぎは簡便かつ要領よく行い，患者を少しでも早く環境の整った部屋へ移送します。

2 意識レベルのアセスメント

手術後は意識レベルをアセスメントすることで，麻酔からの覚醒を確認します。

1）意識レベルの観察

JCSやGCS，RASSを用いて意識レベルのアセスメントを行います。意識障害が麻酔薬の影響であれば次第に意識レベルは改善しますが，高齢者や肝腎障害のある患者では，麻酔薬の代謝排泄障害により，麻酔からの覚醒が遅延する場合があります。

意識障害が遷延する場合，手術中の頭蓋内病変の発症や術後せん妄を考慮する必要があります。瞳孔所見や四肢の運動/知覚異常などの神経学的所見を観察し，総合的なアセスメントを行います。

2）看護ケア

意識障害のある患者は，咳嗽反射の低下，不顕性誤嚥などの呼吸器合併症をきたす場合があります。排痰の援助，誤嚥を予防する体位に調整することで，これらの合併症を予防します。

3 呼吸管理

手術後には機能的残気量が30％以上低下するため，1秒量や努力性肺活量が大きく低下します。その他にも手術後には呼吸障害の要因が多数あり，術後に生じる最も頻度の高い合併症とされています。術後に起きやすい低換気状態と低酸素状態への看護ケアについて触れていきます。

(1) 低換気（呼吸抑制・気道閉塞）

1）原因と主な症状

　手術中の鎮静薬，鎮痛薬による中枢性神経抑制，くも膜下麻酔による呼吸筋麻痺，手術操作による横隔膜神経の麻痺などで呼吸運動が抑制されることで低換気状態となります。また，舌根沈下や分泌物による気道閉塞や狭窄，声門浮腫なども原因となります。

　低換気状態では$PaCO_2$が45mmHg以上の高二酸化炭素血症となり，呼吸性アシドーシスになることがあります。呼吸音の減弱，異常呼吸音が聴取され，呼吸困難，チアノーゼ，意識レベル低下などをきたします。

2）注意点

　低換気状態は，必ずしも低酸素血症を伴わないためSpO_2のモニタリングだけでは見逃すことがあります。麻酔からの覚醒状況，フィジカルアセスメント，血液ガス分析などから総合的に判断する必要があります。

3）看護ケア

　上記の理由から手術後の呼吸状態の観察はとても重要で，呼吸数，パターン，胸郭の動きや舌根沈下などがないか観察します。麻酔による呼吸抑制が疑われる際には，原因薬剤・治療の中止を検討しなければなりません。気道閉塞や狭窄が疑われたら気道確保を行い，呼吸困難感がある患者には適切な酸素投与，吸引介助，ポジショニングを実施します。

4）気道狭窄への対処方法

　術後の気道狭窄には，原因をアセスメントし，図表3のように対応します。

> **One Point　高齢者の呼吸器合併症**
>
> 　高齢者は成人より筋力が低下しているため，舌根沈下しやすい特徴がある。また，加齢で肝臓機能が低下していると，薬剤代謝・排泄遅延のため麻酔からの覚醒遅延や呼吸抑制が遷延することがある。さらにCOPDのある患者へ酸素投与を行う際には，CO_2ナルコーシスにも注意が必要である。

(2) 低酸素

1）原因と主な症状

　手術侵襲に伴う肺うっ血・胸水，気道分泌物による無気肺，術後の肺炎などで酸素摂取量が減少するとPaO_2が60mmHg以下の低酸素状態になります。低酸素状態では，各臓器への酸素供給が減少するため創傷治癒の遷延などにつながります。

2）注意点

　低酸素状態となると，呼吸受容器が刺激され呼吸仕事量が増加し，努力様の呼吸パターンを呈します。呼吸補助筋の使用の有無を観察します。

3）看護ケア

　術後は，呼吸状態を観察する際に，患者に深呼吸を促します。低酸素状態を回避するため，酸素の供給量を増やし，消費量を減らすようにケアを行います。例えば，体位ドレナージや咳嗽，吸引による排痰や深呼吸は酸素供給量を増加させます。また，疼痛を緩和し，体温を調節することは酸素消費量の減少につながります。

> **Key word　呼吸補助筋**
>
> 　深い努力呼吸を行う際に，呼吸を補助する筋群。吸息時には胸鎖乳突筋，斜角筋，小胸筋が収縮し，胸骨，第1～5肋骨を挙上する。呼息時には腹筋と内肋間筋が収縮し，胸腔内圧が上昇する。
>
> 　努力呼吸とは，これらの筋群を使用した呼吸パターンを意味し，呼吸不全の評価に活用できる。

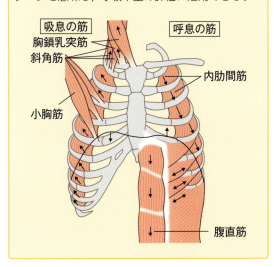

図表3 気道狭窄の原因と対応

原因	主な対応
舌根沈下	頭部後屈・下顎挙上 経鼻エアウェイ挿入
分泌物の貯留	口腔内・鼻腔吸引
咽頭・声帯浮腫の浮腫	ステロイド投与
上記の対応で改善しない呼吸不全	人工呼吸器の装着

4 循環管理

手術後には出血や脱水による循環血液量の減少，不整脈や心筋虚血による心拍出量の低下などさまざまな要因で低血圧が生じます。そのほかにも，急性心不全，深部静脈血栓症などの合併症があり，これらを予防する看護ケアについてみていきます。

（1）術後の低血圧

1）原因と主な症状

手術操作による生体侵襲はサードスペースへの水分移動，術後出血などにより循環血液量は減少し，血圧低下をきたします。また，不整脈や自律神経作用による心拍出量や脈拍数の低下，体温上昇による末梢血管抵抗の低下といった要因でも低血圧をきたします。低血圧をきたすと，末梢循環不全の徴候（チアノーゼ，冷感，浮腫）が現れます。

低血圧症状で特に早期対応が必要なものに，脳血流低下による意識混濁，腎血流低下による尿量低下や電解質異常があります。

2）注意点

術後24時間は出血量をこまめに観察し，検査データ（ヘモグロビン，血小板，ヘマトクリット）

とあわせて術後出血の評価を行います。

3）看護ケア

手術中の水分出納や心電図（脈拍数・不整脈），血圧，四肢の末梢温，尿量などをモニタリングすることで，循環不全を予測することが重要になります。循環血液量のモニタリングには，各種パラメーターを使用することで評価することもあります。また，脱水時の簡易検査として輸液反応テストも有効です。適切なアセスメントを行い，早期に対応することで循環不全を改善させます。

（2）急性心不全

1）原因と主な症状

心ポンプ機能や腎機能が低下している患者では，手術に伴う過量の輸液，利尿期にサードスペースから血管内に水分移動が起きた際に急性心不全を起こすことがあります。術後には，肺うっ血を伴う左心不全に注意が必要です。肺水腫のある場合には，ピンク色の泡沫状の分泌物や低酸素血症となることがあります。

2）看護ケア

肺うっ血を伴う場合には，非侵襲的陽圧換気（NPPV）や手術後に人工呼吸器から離脱せずに陽圧換気を行う場合があります。肺うっ血を伴う患者では，座位をとり横隔膜の収縮域を広げることで呼吸困難感が改善することがあります。過剰なケアを避けて酸素消費量を減らし，安楽な体位で休息を優先させるようなケアが必要です。

（3）深部静脈血栓症

1）原因と主な症状

長時間の安静臥床や循環血液量の減少による静

> **Key word 輸液反応テスト（passive legs raising：PLR）**
>
> 血圧低下時に下肢挙上体位をとることにより，輸液への反応性を評価する方法。下肢挙上により下肢の静脈還流量が増加し，300～500mL分の輸液負荷に相当する。この方法をPLRと呼び，簡便な評価方法として広まっている。

脈血のうっ滞，血液凝固能の亢進により，下腿静脈や腸骨静脈に血栓が生じます。血栓が肺動脈に移動すると，肺梗塞をきたすため重篤な合併症となります。下肢の腫脹や痛み，ホーマンズ徴候（足関節を屈曲させると腓腹筋部分に疼痛が生じる）を観察します。また肺梗塞では呼吸状態の悪化，胸部痛を伴います。

2）看護ケア

静脈血栓症には早期離床，弾性ストッキング，間欠的空気圧迫法などの予防方法があります。

◆早期離床

下肢の筋ポンプ機能を活性化させ，静脈のうっ滞を改善させます。

◆弾性ストッキング

静脈の総断面積を減少させることで静脈還流速度が上昇し，うっ滞が改善します。

◆間欠的空気圧迫法

下肢に巻いたカフに空気を間欠的に送入し，静脈還流速度が上昇し静脈のうっ滞が改善します。安静臥床中は終日装着し，十分な歩行が可能となるまで装着を続けます。

5 感染予防対策

周手術期の感染予防対策は手術部位感染（surgical site infection：SSI）の予防と，手術部位以外の感染を予防することになります。手術後には免疫力の低下，高血糖，ストロイド，低酸素などが要因となり感染リスクが高いと言えます。詳しい説明は第5章C「炎症と感染」を参照してください。

6 ドレーン管理

体内に貯留した血液や滲出液などを排液するために手術中にドレーンを留置します。排液の量や性状を観察することで，異常の早期発見につながります。さらにドレーンには感染，計画外の抜去などリスクもあり適切な管理が必要です。詳細は第5章G「治療・処置施行時の介助」を参照してください。

1）挿入部位（先端部位）の確認

ドレーン先端位置を確認し，異常の早期発見に役立てます。挿入部位によって排液バッグをどこに置くのか，吸引圧はどれくらいかけるのかなど確認をしておきます。

2）ドレーンの観察

術式に応じて，ドレーン挿入部位の正常な排液を確認し，量や性状の変化を観察します。

手術直後は，ドレーンチューブをミルキングすることで血液の凝固による閉塞予防に努めます。

血性の排液が急激に増加した場合や，淡血性から急激に血性に性状が変化した場合には，術後再出血を起こしている可能性が高いといえます。バイタルサインを観察し，速やかに対処する必要があります。

3）ドレーンの管理（図表4，図表5）

◆ドレーン管理のポイント

- ドレナージバッグには先端位置がわかるように挿入部位を記入する。
- 逆行性感染を予防するため，原則としてドレナージバッグは刺入部より低い位置に設置する。
- 移動時は逆流防止のため，チューブをクランプする。
- 体位変換やリハビリテーション実施後には，コネクターの緩み，刺入部の縫合のほつれ，テープ固定がずれていないか確認する。
- 不要なドレーンは早急に抜去し，感染を予防する。

■文献

1）真弓俊彦編：増刊 レジデントノート「知りたい」に答える！ICUでの重症患者管理．13（10），2011．
2）国公立大学付属病院感染対策協議会編：病院感染対策ガイドライン 第2版．じほう，2015．
3）肺血栓塞栓症/深部静脈血栓症（静脈血栓塞栓症）予防ガイドライン作成委員会編：肺血栓塞栓症/深部静脈血栓症（静脈血栓塞栓症）予防ガイドライン．メディカルフロントインターナショナルリミテッド，2004．

図表4 ドレーンのテープ固定の方法

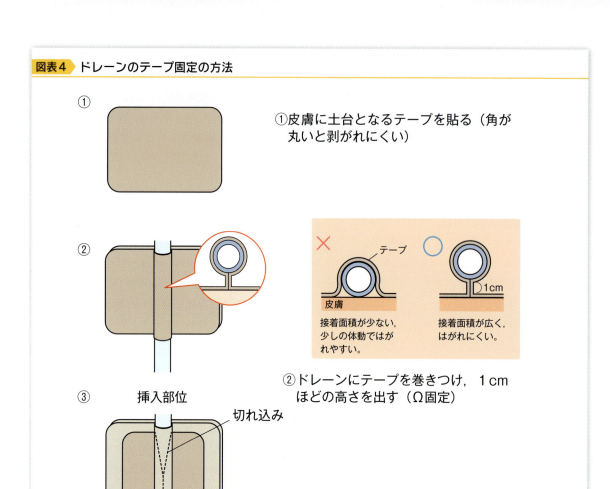

図表5 ドレーンの固定方法

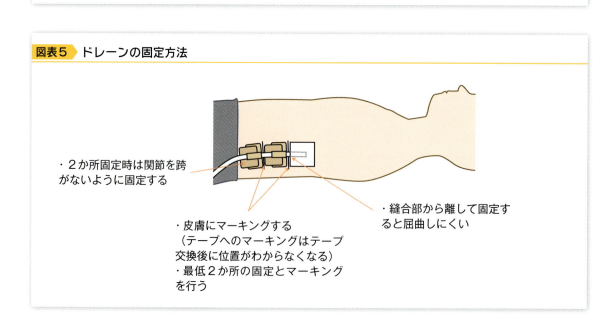

7 疼痛管理

手術患者の痛みの原因は，創部や手術侵襲が及んだ部位の痛み，膀胱留置カテーテル挿入部の違和感，ドレーン留置などによる刺激，長時間同一体位による筋肉痛，精神的苦痛などがあげられます。麻酔から覚醒し，まだもうろうとしている状態，消灯後の夜間暗闇の中などでは，患者はどのように対応してよいかわからず，苦痛を我慢して過ごしてしまうこともあります。また，「痛みは我慢するもの」「鎮痛薬を使用すると傷の治りが悪くなる」「薬はなるべく使わないほうが身体に良い」という誤解があり，効果的な疼痛緩和を妨げてしまうこともあります。看護師は適切に疼痛のアセスメントを行うとともに，疼痛緩和の必要性と効果的な疼痛緩和方法を説明し，苦痛の緩和に努める必要があります。

1）疼痛のアセスメント項目
① 疼痛の性状：部位，範囲，程度（numerical rating scale：以下NRS）など活用，パターン，出現タイミング，持続時間，経時的変化，増悪・緩和因子，体動など日常生活への影響
② 患者の様子：意識レベル，眉間のしわなど苦痛様の表情，息ごらえ，唸る，ため息をつく，力の入った硬い姿勢，創部を抑えながら動く，冷汗，顔面蒼白など
③ チューブなどの違和感：膀胱留置カテーテル，胃管，硬膜外留置カテーテル，各種ドレーン
④ 使用した鎮痛薬：効果の程度，持続時間，副作用（眠気・悪心・胃部不快感など）
⑤ 循環：血圧の上昇，頻脈，不整脈
⑥ 呼吸：浅呼吸，頻呼吸，酸素化の低下
⑦ 精神的苦痛，不安，不眠など

2）術後痛の特徴
・手術に伴う急性痛であり術後24時間以内が最も強い。
・持続痛とともに体動などにより容易に突出痛が出現する。
・創部の治癒とともに疼痛の程度は軽減する。
・術中体位や術後の長時間同一体位による筋肉痛様の痛みなども出現する。
・疼痛により体動できないことによる悪循環が生じる。
・疼痛の程度は個人差が大きい。
・不安や精神的苦痛などに影響を受け疼痛の程度は増悪する。
・術直後はもうろうとした状態であり，患者自身で適切な対処行動をとることができず，疼痛が増悪する可能性がある。

3）術後痛による影響
・呼吸器：咳嗽力の低下，浅い呼吸などが要因の無気肺や低酸素血症
・循環器：交感神経の緊張に伴う頻脈，血圧上昇など
　血管の収縮による創部への酸素供給低下に関連した創治癒の遅延
　体動減少にともなう血栓症
・消化管：交感神経の緊張にともなう腸蠕動の低下など
・内分泌：カテコールアミンの分泌亢進など
・精神面：不安，恐れ，疲労，不眠など
・意識・認知：せん妄の発症
・行動面：早期離床の妨げ

特に高齢者の場合，元々生体反応が低下しており，それぞれのリスクはより高くなります。
すべての項目において，疼痛は患者の回復に悪影響を及ぼし，術後合併症の発生頻度が増加するため，術後痛の効果的な疼痛管理は早期退院を実現するためにも非常に重要です。

4）患者への説明の必要性
術前にオリエンテーションは行われていますが，覚醒時にも再度，説明します。痛みの悪循環に陥らないよう痛みは我慢せず鎮痛薬を使用すること，患者が使用可能な除痛手段などを説明します。

◆痛みの悪循環
疼痛による交感神経の刺激によりアドレナリンが分泌され，血管が収縮することで，組織への血液循環が滞り酸素不足が生じる。その結果，多く

の発痛物質が生じ，痛みをより強く感じることがある。この悪循環を放っておくと，痛みが慢性化し，手術創やドレーンの抜去部は治癒に必要な期間は過ぎているのに，痛みが何か月も続くなどといった慢性疼痛に転じることがある。慢性疼痛は薬剤のみではコントロールが難しく，日常生活にも支障がでてしまうため，手術後のこの時期にしっかりと疼痛コントロールを行うことは非常に重要である。

5）術後痛のコントロール方法

以前は，術後痛が発生してから鎮痛薬を投与する方法が一般的でしたが，近年は硬膜外投与や静脈投与での患者自己調節鎮痛法(patient controlled analgesia：PCA)が主流となっています。これは，持続的に鎮痛薬が投与されるほか，疼痛増悪時には患者が自分でボタンを押すことで鎮痛薬が投与されるシステムです(130ページ参照)。疼痛緩和の質は格段に向上しています。質の高い疼痛緩和が得られることで，患者の満足感が得られるほか，早期離床が可能となり呼吸器合併症や術後イレウス，廃用症候群などの術後合併症の予防も可能となり，入院期間の短縮にも貢献しています。当院では年間2,000人以上の患者が利用しています。高齢者の場合は，代謝などの影響から，内容薬剤を減量するなど配慮して使用しています。

手術の規模にもよりますが，術後痛の急性期である約3日間をPCAによって乗り越えた後は，一般的な非ステロイド性消炎鎮痛薬(点滴，内服，座薬)による疼痛コントロールに移行します。

・PCAに使用する薬剤
　オピオイド系鎮痛薬(フェンタニル®，モルヒネ)，局所麻酔薬(リドカイン)など
・PCAポンプの機能
　持続的な疼痛をコントロールするために鎮痛薬を持続投与する"ベース"投与と呼ばれる機能，ベースを投与しているけれど疼痛が緩和されない，もしくは身体を動かしたときなどに疼痛が出現した場合に，患者がボタンを押すことで鎮痛薬を追加使用できる"ボーラス"投与という機能が搭載されている。

また，過剰投与防止機能も搭載されており，1時間のボーラス上限回数や1回ボーラス投与したのちに再投与が可能になるまでの時間間隔が定められているため，患者の判断で使用しても安全なシステムである。

> **One Point　新しい術後鎮痛の考え方：多様式鎮痛法**
>
> PCAを用いたオピオイド投与は術後の鎮痛として有効であるが，薬剤量が増えると血圧低下や下肢知覚・運動障害，消化管機能の低下といった副作用が起こる可能性がある。
>
> 複数の鎮痛法，鎮痛薬を組み合わせる方法は，各薬剤を減量でき，副作用もおさえることができるためERAS®では多様式鎮痛法(multimodal analgesia)の考え方が適応されている。

6）PCA使用時の観察項目

・バイタルサインの経時的観察
・前記1)の項目
・PCA使用薬の副作用
　オピオイド：悪心・嘔吐，眠気，掻痒感，尿閉，呼吸抑制など
　局所麻酔薬：血圧低下など
・硬膜外カテーテルによる合併症の有無：刺入部からの浸出，硬膜外膿瘍や血腫形成による下肢麻痺
・効果的にPCAを使用できているか
・PCAで鎮痛効果が得られているか

7）看護ケア

①意識レベルや理解力など評価し，疼痛緩和の支援

先にも述べたように，術直後は全身麻酔から醒めたばかりで冷静な判断は難しいこと，また術当日の発熱などによりもうろうとしていることが多く，効果的にPCAを使用できないことも多くある。患者の意識レベルや年齢，理解力などに応じて，看護師がPCAのボーラス投与を代行するなど，効果的な疼痛緩和への支援が必要である。

②疼痛が緩和される安楽な体位の工夫

術直後は，心電図などのモニター類やドレーンなどチューブ類の拘束感により，患者は自身で体位変換することが困難である。

体位変換は，事前にPCAボーラスを使用してから行い，疼痛が緩和される体位をとれるよう工夫する。また，看護師が1人で体位変換すると，短時間で効果的な体位にすることは難しく，余計に疼痛が増悪することがある。できる限り看護師2人で行い，より短時間で効果的に安楽な体位となるようにする。

- 胸腹部創：仰臥位により創部皮膚が伸展するため疼痛が増悪する。軽度頭部挙上し，創部が引っ張られないよう工夫する
- 背部創：あて枕や抱き枕など使用し側臥位とし，創部がベッドマットに圧迫されないよう工夫する。

【注意点】
- 医師より体位変換の指示があることを確認する。
- ドレーンなどチューブ類が下敷きにならないよう注意が必要。

③胃管や膀胱留置カテーテルの固定の工夫

　胃管の固定によっては，管が引っ張られて鼻腔内で粘膜に当たってしまったり，膀胱留置カテーテルの固定が引っ張られ違和感が強くなったりすることがある。固定の位置・方法などにより疼痛が生じることもあるので，工夫が必要。

④チューブ類やモニター類，術衣やシーツのしわなどによる皮膚への刺激

　患者は疼痛や大事な管が抜けてしまったらという不安などから自力での体位変換は困難で，創部痛などから周囲に注意が払えず，チューブ類が身体の下敷きになってしまっても気がつかないことがある。長時間チューブが下敷きになり皮膚に圧迫されると，皮膚損傷による疼痛が生じる可能性がある。新たな疼痛を招かないよう，体位変換時には配慮が必要。

⑤緊張して強張った筋肉の緊張をほぐす

　大事な管が抜けてはいけないと緊張し，常に筋肉を緊張させ身体を動かさないこともある。体位変換をすすめるとともに，強張った筋肉を解すようなやわらかいマッサージを行うことにより，新たな疼痛の出現を予防する。

⑥病室環境の調整
- モニター音や間欠的空気圧迫法などの機器の音が続くこと，明るすぎるライトなどにイライラし，交感神経が刺激されて，疼痛を増悪させる可能性がある。スリープモードなどに設定するなど，できる限り静かに休息ができる環境をつくることも必要。
- 夜間，暗い病室に1人で横になっていると，まわりの様子がわからず不安が増強する場合がある。不安により疼痛を強く感じることもあるので，患者が自分の周囲を把握できる程度の明かりをつけるなど，患者が安心できる空間をつくることも疼痛緩和の工夫である。

⑦精神的苦痛の緩和

　手術は順調に終了したのか，病変はすべて切除できたのかなど，術直後の患者は大きな不安を抱えている。不安は疼痛を増悪させる要因ともなるので，患者の意識が戻り会話可能となった段階で，医師から患者に手術経過についての簡単な説明の機会が設けられるとよい。

8）術後症候群など

　たとえば，開胸手術などの際に肋間神経を処理した場合など，非ステロイド性消炎鎮痛薬や通常のPCAに使用される薬剤などではコントロールが困難なしびれなどを伴う痛み（神経障害性疼痛）が出現することがあります。その際には，非ステロイド性消炎鎮痛薬などのほかにしびれを緩和するための鎮痛補助薬が有効です。

■文献

1) 谷口英喜編：術後回復を促進させる 周術期実践マニュアル―患者さんにDREAMを提供できる周術期管理チームを目指して. 日本医療企画, 2017.
2) 川真田樹人編：新戦略に基づく麻酔・周術期医学 麻酔科医のための周術期の疼痛管理. 中山書店, 2014.

8 合併症の予防

近年,医療技術や看護が進歩し,手術の適応は拡大しています。複雑な合併症を抱えるハイリスク患者や90歳を超えるような高齢者が手術の適応となることがあります。手術可能と判断されても,高齢者は全般的に臓器の予備能は低下しているため,手術後の合併症のリスクは著しく高まります。術後の離床においては,患者の意思や気持ちに身体がついていかないこともあります。

特に,高齢者におけるリスクとして以下の内容があげられます。

- 予備能など個人差が大きい。
- 薬剤の副作用が強く出現する。
- 既往を多く抱えており,術後管理が難しい。
- 既往に応じて多種類の薬剤を使用しているため,新たな薬剤使用時など相互作用など特に注意が必要。
- 緊急手術ではより合併症のリスクは高くなる。
- 特に術後24時間では,呼吸器合併症やせん妄,褥瘡のリスクが高い。

ここでは,呼吸器合併症や褥瘡の予防ケアについて述べます。

(1) 呼吸器系合併症

呼吸器系合併症は,特に喫煙者や高齢者などでは高い頻度で発生します。場合によっては無気肺,肺炎となり生命の危機となることもありますが,綿密な観察,アセスメントに応じた適切な看護ケアにより,呼吸器系合併症は予防することができます(第5章D「手術後に起こりやすい合併症」,本章B「手術直後の看護ケア」184ページ「3.呼吸管理」参照)。

1) 呼吸器合併症の原因・要因

- 気管挿管による喉頭や気管への刺激→気管内分泌物の増加
- 全身麻酔の吸入麻酔薬による気道内への刺激→気管内分泌物の増加
- 長時間人工呼吸器使用による気道内乾燥→線毛運動の低下
- 創部痛→深呼吸・痰の喀出困難
- 体動減少→体位ドレナージの低下

特に高齢者は,気管内線毛運動の低下,呼吸筋の筋力低下に伴い咳嗽力の低下や深呼吸時の胸郭の広がりが阻害されており,リスクは高くなります。

2) 予防方法の振り返りを行う

全身麻酔の手術を受けた患者にとって麻酔による影響は避けられません。そのため,全身麻酔をかける患者には,術前から呼吸訓練を実施し,術後に行う合併症予防の方法を練習します。術後は,実際に患者が実施できるよう,一緒に練習するなどより具体的な指導が必要です。

- 深呼吸方法

  疼痛をコントロールした状態で行う。特に創の部位に合わせ,胸式呼吸や腹式呼吸を選ぶ。創部が動かないよう両手で創部を抱えるように押さえながら,深呼吸を行うと痛みを軽減できる。吸気後に数秒間息ごらえをすることで,細気管支の虚脱を改善させることもできる。

- 咳嗽方法

  疼痛をコントロールしたうえで,深呼吸同様に創部をなるべく動かさないように押さえ咳をする。

3) 痰貯留時の排痰ケアの実施

創部痛やチューブ類の拘束感などにより,深呼吸や咳嗽をはじめとした排痰ケアが効果的に行えないことがあります。また手術オリエンテーションを行っていても,患者は手術が終わった今の状況に精一杯で,この先の合併症予防にまで注意を向けることは困難です。看護師から予防法の実施を促し,排痰ケアを進めましょう。

◆覚醒している患者

①聴診にて分泌物の貯留している部位を確認し,体位ドレナージの方向を決定する。
②疼痛コントロールを実施。
③哈嗽により口のなかを湿らすと痰が喀出しやすくなる。

④深呼吸や咳嗽により，自己喀痰を促す。
⑤自己喀痰が困難な場合は，医師の指示に従い吸入療法を行い，気道内分泌物の粘稠度を低下させる必要がある。
⑥体位ドレナージや離床を促し，貯留物の移動を試み，自己喀痰を促す。
⑦喀痰困難な場合は口腔や鼻腔から吸引する。
⑧呼吸数やSpO$_2$，また聴診により排痰ケアの効果を評価する。

◆未覚醒や覚醒直後，意識レベルが低下している患者
①聴診にて分泌物の貯留している部位を確認し，体位ドレナージの方向を決定する。
②バイタルサインをモニタリングしながら吸引を施行し，気管内分泌物を除去する。
③吸引が困難な痰の粘稠度の場合は，医師の指示に従い吸入療法を行い，気道内分泌物の粘稠度を低下させる必要がある。

吸入療法や吸引方法，術前の呼吸訓練，呼吸理学療法，ドレナージ方法の詳細については，第5章G「治療・処置施行時の介助」参照。

(2) 循環器系合併症

第5章D「手術後に起こりやすい合併症」，本章B「手術直後の看護ケア」186ページ「4．循環管理」も参照してください。

1) 不整脈

全身麻酔や出血量，輸血や輸液量，電解質バランスの乱れなどが要因となり，術直後の循環動態は非常に不安定な状態にあります。特に高齢者の場合，加齢による心臓の弾性や膨張性の低下による心機能の低下や高血圧などの既往によりリスクは高まります。

心電図やバイタルサインのモニタリングなどのほか，術中からの出血量や輸液量，尿量やドレーン排液量，発汗などの水分の出納バランスを注意深く観察する必要があります。

2) 術後出血

ドレーンからの100mL/時間以上の出血や創部近辺の腫脹や血腫，創部に著しい痛みを訴える場合などは，術後出血の可能性があります。頻脈や血圧の低下といったバイタルサインへの影響が少ないうちに対処が行われるよう，早期発見し医師へ報告することが重要です。

3) 深部静脈血栓症・肺塞栓

血栓とは血液の凝固によってできる塊のことで，その塊によって血管の閉塞が起こっていることを血栓症と呼びます。術後に特に注意しなければならないのは，深部静脈血栓症と肺塞栓です。

手術侵襲による凝固能の亢進，水分出納バランスの乱れによる脱水などに加え，術後の長時間の安静により，特に血が滞りやすい腸骨から下腿静脈で発生しやすくなります。また，深部静脈血栓が形成されてしまった場合，術後の初回歩行時などにその血栓が剥がれ，血流に乗り肺動脈を閉塞させてしまい生命の危機となってしまう場合もあります。

予防法として，医師から禁忌の指示がなければ，術直後より間欠的空気圧迫法を初回歩行まで継続することが有効です。また，間欠的空気圧迫法が行えなかった場合は弾性ストッキングや弾性包帯など使用するとともに定期的に下肢の運動を行うよう促しましょう。

(3) 術後せん妄

手術侵襲などによるせん妄の直接因子を除去することはできませんが，促進因子はできるだけ改善していきましょう。たとえば，効果的な疼痛緩和，術後の生体反応に伴う苦痛の緩和（発熱のコントロール，発汗後の清拭），入眠への支援，拘束感を軽減するために不要なラインを除く，快適に過ごせるような環境の調整などです。

特に高齢者の場合，視力や聴力障害などもあわせもっていることが多く，術後に眼鏡や補聴器を外した状態のままでいることは，非常に不安なだけでなく，周囲環境の把握ができず，せん妄を助長する要因となりますので注意しましょう（第5章D「手術後に起こりやすい合併症」，本章F「せん妄予防ケア」参照）。

（4）褥瘡予防について

褥瘡は数時間で生じる可能性があります。特に高齢者では，皮下脂肪やコラーゲンの減少による皮膚の弾力性の低下や乾燥，末梢の血流不良，細胞分裂の遅延による創治癒の遅延，痛覚の鈍麻などにより，褥瘡形成のリスクが高まっています。

第5章G「治療・処置施行時の介助」164ページ「14. 褥瘡予防」も参照してください。

1）褥瘡予防

①呼吸ケアなどで側臥位など行う際も，腸骨など褥瘡好発部位が長時間圧迫されないよう，定期的に除圧を行う。

②同一体位による圧迫部位の観察
　褥瘡好発部位の皮膚に発赤や水泡，皮剥け，潰瘍形成などの有無。

③術後長時間ベッド上安静が予測される患者やリスクの高い患者は，術後ベッドに除圧マットを使用する。

④モニター類やドレーン・チューブ類の管理
　モニターのラインやドレーン・チューブ類が，身体の下敷きとなり皮膚に圧迫されることで，褥瘡が形成される場合がある。体位変換などの際にチューブ類の位置にも配慮が必要。特に高齢者は痛覚が鈍麻していることがあり，チューブ類が下敷きになっていても痛みを感じにくくなっているため，看護師に違和感や痛みを訴えない可能性があるのでより注意が必要。

⑤寝衣やシーツなどのしわ
　体位変換時は，身体の下になる寝衣やシーツなどのしわはしっかりと伸ばす。慣れない看護師が1人で体位変換を行うと，しわを伸ばすなど丁寧なケアができず，しわが残ったままとなり褥瘡のリスクは高まる。

■文献

1）日本緩和医療学会緩和医療ガイドライン作成委員会編：がん疼痛の薬物療法に関するガイドライン2014年版. 金原出版, 2014.

2）竹内登美子編：講義から実習へ 高齢者と成人の周手術期看護2　術中/術後の生体反応と急性期看護　第2版. 医歯薬出版, 2012.

3）竹末芳生・藤野智子編：術後ケアとドレーン管理のすべて. 照林社, 2016.

Part VI Section C ベッド上安静から離床に向けた看護ケア

View

手術手技の発達，低侵襲手術の発展により，手術時間が短縮され，手術創が小さくなるようになりました。このため，より早期からの離床が可能になっています。看護師は治療に必要な安静の指示がない限り，帰室直後より頭部挙上など離床に向けた援助を開始します。これは，安静による全身への弊害を起こさないためです。離床は，合併症の予防となることだけでなく，不要な排液を排出させ傷の治りも良くなります。また，離床が安全にすすんでいることを患者自身が実感し，かつ安心して行えることは，順調な回復過程を支援するうえで重要です。離床は，患者の覚醒とともに呼吸や循環動態の安定と創部の状態を確認しつつ，少しずつ活動範囲を広げていきます。

また，患者にも歯みがきや腰上げ，寝返りなどの協力を得ながら，患者自身が元の生活を取り戻す感覚を得られるように支援します。

1 時間経過ごとの看護ケアの実際

(1) 帰室後〜術翌日まで

手術室から帰室直後の患者は，麻酔からの覚醒も不十分で，術後の身体にどのようなカテーテルが挿入されているのか，どこにどのような傷があるかわからない状態です。患者の覚醒とともに，手術室から戻ってきていることや，現在の状態（ドレーンの挿入部位，装着されている医療機器など）を説明し，徐々に離床をすすめていく必要性を説明します。また，医師から治療上の安静指示がない限りはベッド上臥床の状態から15度→30度→45度という具合に，徐々にベッドの背もたれを起こしていきます。この際，血圧や脈拍の変化，疼痛の増強や悪心の有無，ドレーンからの出血の有無などを確認しながら行います。

> **One Point　離床する際のポイント**
>
> 患者の身体は，麻酔を開始した時点からほぼ同一体位を取っている。手術時間にもよるが，長時間臥床しているため，離床の際に臥床した状態から急に90度近い座位姿勢をとると，血圧が低下し眩暈やふらつきを感じることがある。ベッドの頭側をあげて身体を起こす際は，患者の自覚症状や全身状態を確認しながら，少しずつ身体を起こしていく必要がある。

(2) 術後1日目

24時間経過すると患者の全身状態は改善し，低侵襲手術などでは，翌朝には歩行できるようになります。また，消化器疾患や侵襲度の高い手術などを受けた患者を除いて，食事が開始となります。座位での食事に向けて，術直後から徐々に活動範囲を広げていく必要があります。

離床をすすめていく際の観察ポイントを 図表1

図表1　離床開始前のチェック項目

チェック項目	対応・考え方
□ ベッド上安静指示	離床ができない理由を医師に確認します。
□ 循環や呼吸は安定していますか？	循環や呼吸が安定しない理由をアセスメントし，治療後は状態が安定するのを待ちます。離床開始時は，モニタリングしながら慎重に行います。
□ 痛みや悪心，せん妄はコントロールされていますか？	痛みや悪心のアセスメント行い，制吐薬や鎮痛薬を使用します。せん妄がある場合は，意識障害の程度に合わせゆっくり離床を行います。
□ 術後の離床の説明に同意が得られていますか？ 術前の説明を忘れていた場合，再度説明し同意が得られましたか？	患者から離床の同意を得られない場合は理由を確認し，必要がある場合は医師に説明をしてもらいます。
□ ドレーンは入っていますか？	ドレーンが入っていても，安全に配慮しながら積極的に離床します。
□ ベッド上で上肢や下肢の自動運動を行いましたか？	起立性低血圧を予防するだけでなく，下肢静脈血栓予防や肺梗塞予防のために行います。
□ 立位時に眩暈やふらつきはありますか？	眩暈やふらつきを認める場合は，長時間の立位を避け，端座位やいす移乗時間を延ばしておくのも1つです。

にまとめました。痛みの増強がないか，ドレーンからの出血は増加していないかなどを確認しながら階段的に，徐々に離床をすすめます。

（3）術後2日目〜

術後は水分出納バランスがくずれやすく，立位時にふらつきを生じる患者もいます。歩行開始時は血圧や脈拍，眩暈やふらつきの症状，術後疼痛の増強などがないかを患者に確認しながら行います（図表2）。

図表2　離床のすすめ方

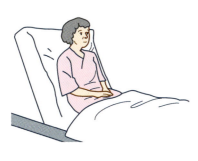

ベッド上で90度座位できましたか？	→	端座位は保持できますか？	→	立位時に眩暈やふらつきはありますか？
↓		↓		↓
90度座位できない場合は，理由をアセスメントします。90度座位が保てない場合は，できる範囲でベッドの背もたれを起こし，できるADLを実践します。		端座位が保持できない場合は，理由をアセスメントします。端座位が難しい場合は，リクライニング車いすを検討しましょう。		眩暈やふらつきを認める場合は，長時間の立位を避け，端座位やいす移乗時間を延ばすのも1つです。

Part VI Section D セルフケアの支援

> **View** >>>
> ここでは，術後の患者のセルフケアの支援としてそのポイントを解説します。
>
> 感染や，転倒転落，チューブ・ライン類の抜去などの事故を起こさず，患者の安全と尊厳を守りながらセルフケアを支援します。患者が気分をリフレッシュすることや，1つずつ自分でできることを増やすことで，患者自身が自分の生活を取り戻す感覚を掴み，自信につながります。

1 セルフケアの支援

(1) 清潔

術後の清潔ケアは，バイタルサインの変動に注意し，創部やドレーンの刺入部などを観察しながら行います。術後は発熱で汗をかいていることが多く，皮膚が汚れがちです。皮膚の清潔を保つことは，感染予防はもちろん新陳代謝を促すとともに，心身のリフレッシュになります。また，清潔さが保たれることは，自己のプライドや尊厳を保つうえでも大切なことです。患者の状態に合わせて，室温や掛け物の調整を行い，安全かつ安楽に施行できるようにアセスメントしながら実施しましょう。

a. 洗面

ベッド上安静の患者には，温タオルを渡し，できる範囲で自分で拭くことを促します。胃管などが挿入されている場合は抜けてしまわないように配慮します。爽快感が得られるように配慮しましょう。

b. 全身清拭

創の状態を確認すること，消毒薬を除去するために全身清拭を行います。

① 疼痛がコントロールされているか確認する。体動時に痛みの増強が予測される場合は，事前に鎮痛薬を使用する。

② 患者に清拭の目的と方法を説明し，なるべく複数の看護師で手早く行う。あらかじめどこの場所を拭くのかを説明し，患者に声をかけながら行う。

- 背部や殿部を清拭する際は看護師が肩や腰をしっかりと支える。ゆっくりと体位を変えるなどの工夫をして疼痛を最小限に抑えるようにする。
- 清拭時は，拭く場所以外の皮膚が露出しないようにする。
- 清拭と同時に全身の皮膚の状態を観察する。

> **One Point　皮膚の観察**
>
> 　術中の体位は，手術によってさまざまなため，背部のみに皮膚のトラブルがあるとは限らない。また，術中の多量の輸液によって浮腫になり，皮膚が傷つきやすくなっていることもある。テープかぶれやテープをはがす際の刺激，寝衣のしわなどで発赤が生じやすくなるので注意が必要である。

③ドレーンや点滴類が体位変換時に引っ張られていないか複数の看護師でお互いに声をかけながら，確認する。
④清拭後はシーツや衣類のしわを伸ばし，良肢位保持に努める。
⑤バイタルサインやドレーンの排液の状態を確認する。
  ・体動により溜まっていた体液が一挙に排出することがある。また，体動で新たに出血することがあるため，ドレーンの排液や性状に変化があった場合はバイタルサインを確認し，医師に報告する。

C. 口腔ケア

　ベッド上の安静制限のある患者で，意識が清明で手の可動域に制限がない場合はオーバーテーブルを準備し，歯みがきの準備を行います。

> **One Point　高齢者の口腔ケア**
>
> 　高齢者は，唾液分泌量が低下しているのに加え，術後は麻酔薬や内服薬の副作用によって口腔内が乾燥し，口腔内に乾燥と痂疲が生じていることがある。また，プラークが除去できていない場合は，プラーク内の菌を誤嚥して肺炎などを引き起こすリスクが高まる。歯がない場合や義歯装着の患者であっても，二次的合併症予防や生活リズムを獲得するために口腔ケアは重要である。

1）目的
・口腔内細菌の増殖を抑え，肺合併症の予防をする。
・口腔内の清潔，および齲歯，口腔内の炎症の予防。
・歯肉のブラッシングにより，血行を促す。
・口腔内異常の観察と処置を行う。
・口腔内，顔面，頸部を清拭し爽快感をえる。
・口腔内保清によって，唾液分泌を促し乾燥を予防する。
・規則正しい生活リズムの獲得。
・食欲の増進。

> **One Point　周手術期の口腔ケア**
>
> 　周手術期に適切な口腔ケアを行うことで，誤嚥性肺炎などの術後感染の減少や，化学療法中の口腔粘膜炎の軽減，それに伴う平均在院日数の短縮，投薬量の減量などさまざまな効果が報告されている。そのため2012（平成24）年度から診療報酬では，口腔に関連する合併症の予防に対する歯科の治療計画と管理量の算定が認められており，術前の歯科受診など，口腔機能管理の充実が重要とされている。

2）必要物品
・歯ブラシ，またはスポンジブラシ
・洗口液（刺激が少ないタイプまたは歯みがきペースト），保湿剤
・膿盆
・顔を拭く温タオル
・必要時吸引器

3）方法
・体位をファーラー位以上とし，患者に歯みがきをすることを伝え，準備物品を説明する。
・患者自身で歯みがきができない場合は，洗口液に歯ブラシを浸し，みがく部位を患者に説明しながらブラッシングを行う（歯がない場合は，柔らかいスポンジブラシを用いて，粘膜や歯肉，舌をみがく）。
・うがいができない患者の場合は，歯みがきペーストではなく，洗口液をスポンジブラシや歯ブラシにつけ，固く絞った状態でみがく。
・口腔内を観察し，必要があれば吸引を行う。
・ブラッシング同様保湿は重要。口腔内の乾燥が強い場合は，人工唾液スプレーの使用や

保湿剤を検討し、口唇の乾燥にはクリームを塗布する。
・口腔ケアが終了したことを患者に説明し、安楽な体位に戻す。

d. シャワー浴

シャワー浴が可能になったら、呼吸や循環状態に注意しながらシャワーを行います。シャワー浴は、循環に影響が大きいので初回はバイタルサインの変化をモニタリングする必要があります。また、立位や座位の保持が可能かアセスメントを安全に行います。挿入されているドレーンの種類によっては、挿入中は感染予防の点からシャワーの施行ができないことがあります。医師からシャワー浴の許可が出たら、創やドレーンなどの保護についても指示を確認しましょう。初回シャワーは、創部の観察方法を説明するために看護師が介助を行い短時間ですむようにします。抜糸後は、創部は清潔に保つために愛護的に石けん洗浄し、石けんが残らないように十分に流します。創部の痂疲は無理に擦ると再出血のリスクや感染を起こしやすくなるため、患者には痂疲をはがさないよう指導します。

術後、抜糸が行われたら、患者自身にも自分の創部を毎日観察し、発赤や痛み、かゆみなど感染徴候がある場合は医療者に報告するように指導します。

（2）整容

術後は全身管理が重要視され、整容まで注意が払われにくくなります。しかし、術直後より、患者自身で鏡を持ち整容することは、手術による身体の変化が起きていないかを患者自身が確認するだけでなく、元の生活に戻るための準備といえます。また、整容されている姿は、患者や家族にとっても、医療者が全身をよく観察し、清潔にしてくれている、大切にされていると感じることができ、信頼関係を構築するための援助ともいえます。

1）項目
・髭剃り
・整髪（ブラッシングや結髪）
・耳、鼻、爪、肌の手入れ
　耳や首に消毒や血液が残っていることがある。
・衣服を整える
　前ボタンが苦しくない程度に留まり、衣類がはだけていないか。
・その他
　ガーゼやテープは汚染していたり固定が剥がれていないか、ドレーンバッグは人の目につかないところに整理されているか。

（3）更衣

術後は、発汗や創部の消毒で寝衣が汚染されていることがあります。また、身体を清潔にするだけでなく、挿入されているカテーテルやドレーンが屈曲や抜去されないか観察しながら実施します。また、更衣は整容と同様に、元の生活に戻るための一歩と言えます。可能な限り早期に手術着から患者の寝衣に着替え、離床が安心して行えるように準備を整えます。

> **One Point　更衣をする際のポイント①**
>
> パジャマのズボンの紐やゴムが創部に当たると摩擦により、疼痛が生じる。また、ドレーンの固定テープが大腿近くにある場合や、ズボンを上げすぎるとドレーンが屈曲することがあるため注意する。
>
>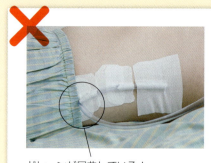
>
> ドレーンが屈曲している！

1）方法
- 患者にこれから更衣を行うことを説明し，ドアやカーテンを閉めてプライバシーに配慮する。
- 衣類を選択する。衣類は，ドレーンやカテーテルが挿入されている場合は，前開きタイプで身体に余裕のあるサイズを選択する。
- 体動によって創痛の悪化が予測される場合は，事前に鎮痛薬の投与を検討する。

2）上衣の着脱（臥床安静時の場合）
- 前ボタンを外し，点滴が挿入されている側の肘を曲げ，衣類の袖を外す。
- 袖を外した側の衣類を背中側に半分送り込み，新しい衣類の袖を通す。
- 患者に声をかけ，衣類の袖を外した側が上になるように側臥位になる。
- 側臥位で背部の皮膚の確認を十分に行い，古い衣類をさらに背中の下に送り込んでから，新しい衣類も背中の下に送り込む。
- 患者に仰臥位になることを説明する。
- 背中に衣類があることを説明し，身体の位置をずらさないようにして，患者の肩と腰を支えて反対向きにする。
- 古い衣類と，新しい衣類を背中から出し，横を向いたまま，古い衣類の袖をはずして，新しい衣類の袖を通す。

※麻痺がある，点滴が複数あるなど患者の状況により，どちらの袖から通すか（はずすか）判断する。

3）下衣の場合（臥床安静時の場合）
- 腰上げができる患者の場合は，膝を立て腰を上げるように説明する。ズボンを大腿から膝近くまで下ろしておく。力が入りにくい場合などは，ここで患者に腰をおろすよう説明し，ゆっくりと足から衣類を外すのを支援すると，負担が少なくてすむ。
- 腰上げができない場合は，側臥位になり半分ずつズボンを下す。すべてのズボンを脱いだ後，新しいズボンを膝近くまで上げておく。その後，側臥位になり，半分ずつズボンを持ち上げる。

> **One Point　更衣をする際のポイント②**
>
> 端座位や立位で更衣ができる患者の場合でも，術後は循環動態の変動や疼痛が悪化する可能性がある。ズボンを履く際に片足立ちになり，バランスを崩して転倒するリスクもある。離床の状況，バイタルサインの変化をみて，安全のために見守りが必要かどうか判断し，患者と共有しながら行う。また創の安静が必要な場合もあるため，医師に安静度を確認してから実施する。

（4）排泄

術後は，安静度や離床のすすみ具合によってはベッド上またはベッドサイドで排泄しなければならない場合もあります。排泄は，人間が生命を維持するための生理的欲求です。生理的な現象としてだけでなく，環境や心理的因子に大きく左右され，羞恥心を伴う行為でもあります。排泄については他人に迷惑をかけたくないと考える患者も多く，十分な配慮が求められます。同室している患者に対する臭いや音といった不快な影響に留意しつつ，気兼ねなく，安心して排泄が行えるような環境調整も必要です。また，術後の排便による努責で循環や呼吸に影響を及ぼす可能性もあります。排泄中も環境への配慮を行いながら，十分なモニタリングが大切です。また，食事をとっていないから排便がないということではなく，早期に腸蠕動が再開できるよう，医師に安静度を確認したうえで離床を開始，早期の経口摂取開始に向けましょう。

術後は，麻酔や安静臥床によって腸蠕動が低下する一方で，術前に内服していいた下剤で失禁することもあります。術直後からの離床拡大で腸蠕動の回復を行いつつ，内服薬などの調整を行って順調な排泄パターンになるように調整する必要があります。

a. 排泄の自立への援助

手術直後は，尿量は循環の指標として重要なアセスメントです。術後の状態が安定すれば感染予防や膀胱機能維持のために，離床開始とともに膀胱留置カテーテルは抜去します。離床にあわせて段階的な援助を行います。ただし泌尿器や骨

盤内以外の手術では、創や出血の観察の意味もあり、指示を確認しましょう。

以下に段階的なケアを示します。離床のすすみ具合で③からスタートすることもあります。

　①ベッド上での尿器・差し込み便器の使用
　　　　　　　↓
　②ポータブルトイレ使用
　　　　　　　↓
　③トイレ歩行付き添い(車いすや歩行器、杖を使用してトイレ歩行)
　　　　　　　↓
　④日中はトイレまで自立して歩行(夜間のみ付き添う場合もある)

b. 排泄時のケア

安静度やADLに合わせて、尿器や便器の使用や選択をします。プライバシーに配慮し、できるだけ1人で排泄ができる環境を整えます。しかし、認知症やせん妄など、1人での排泄時に転倒や転落するリスクが高い患者の場合は、患者に十分に説明し同席することがあります。

1) 排泄の介助方法：容器の選択
- 男性：尿道の解剖上、側臥位での排尿か端座位や立位で排尿を行う。前立腺肥大症の患者は、立位でないと排尿困難な場合がある。術前の排尿方法について確認し、安全な排尿方法の選択を行う。
- 女性：尿器を使用する場合は、尿漏れを防ぐため、恥骨上から陰部に縦長にトイレットペーパーを垂らすようにして尿の飛散や排尿音を防ぐ。

2) 体位を整える

排泄時に腹圧が加わり、排泄が容易になるような体勢を整えます(便器を使用する場合は、頭部挙上は30度程度が望ましいです。それ以上にすると殿部に便器の固いプラスチック部分が当たりやすく苦痛を伴います)。腰が上がらない場合は、いったん側臥位にした後に、便器を当てて便器を押さえながら患者に仰臥位になるように声をかけます。

c. 排泄後のケア

①排泄後は、できるだけ陰部洗浄し陰部を清潔にする(シャワートイレ使用でもよい)。
②女性は尿路感染が起きやすいため、前面から後面に向かって優しく拭き取る。
③患者が便器に触れない場合も、手洗いや手指消毒を行う。
④残尿感や排尿痛、肛門部痛の確認とともに、排泄物の量や性状を観察する。

d. 環境整備

大部屋やカーテンのみで区切られた部屋での排泄は、お互いに排尿音や臭いが気になります。部屋は食事をする場所でもあるため、排泄時の他の患者が気がかりとなり、尿意や便意を感じても我慢する患者がいます。そこで、以下のような工夫を行い、患者が安心して部屋で排泄ができるような工夫を行います。

- プライバシーを保つ。
- 排泄ケアに必要な物品を確実に準備し、途中で部屋を出入りすることがないようにする。
- 音楽やテレビの音量を少し上げ、排泄音をカバーする。
- 排泄後の臭いが充満しないように、消臭スプレーを使う。
- 排泄は術後の回復過程において大変重要であることを患者に説明する。

> **One Point　術後の排便コントロール**
>
> 術後は、全身麻酔や安静臥床によって腸の活動が低下し、時にガス貯留、イレウスの合併などにつながる。しかし、排泄パターンには個別差があるので、患者の排泄パターンに合わせたケアを考えることが大切である。

2　ADL拡大の援助

(1) 早期離床の目的

術後の患者は、呼吸や循環動態の安定を確認し、医師の特別な安静制限がない限りは、術直後より離床を開始します。

図表1　体位変換

腕の下や膝下，足底に枕やクッションを入れ，安楽なポジショニングをとる

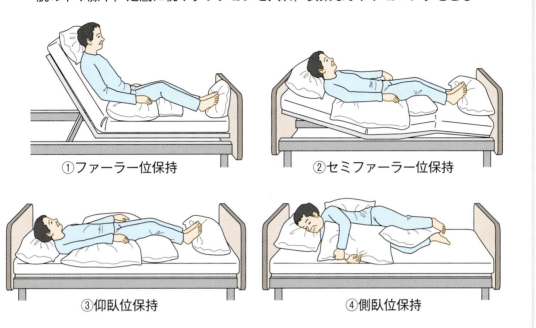

①ファーラー位保持　　②セミファーラー位保持
③仰臥位保持　　④側臥位保持

1）離床の目的

① 荷重側肺障害による無気肺予防，咳嗽力強化による排痰の促進などの呼吸器合併症予防
② 全身の循環動態安定
③ 胃腸の蠕動運動促進
④ せん妄予防
⑤ 関節拘縮や筋力低下の予防
⑥ 静脈血栓症の予防
⑦ 褥瘡予防
⑧ 回復を実感し，セルフケアの自立や早期退院に向けた意欲を高める

このように離床にはさまざまな効果があり，術後の重要なケアといえます。

（2）離床時期の目安

術後の離床は，医師の特別な安静制限の指示がない限りは，手術帰室直後より開始します。侵襲が大きい手術やドレーンからの出血が多いなど循環動態が不安定な患者は医師と相談をしながら慎重に進めます。

（3）離床に向けての準備

① 心の準備も大切。患者に身体を動かしても手術した箇所に影響がないことを説明する。
② 痛みの程度を確認し，鎮痛薬の使用を検討する。
③ 悪心の有無について確認する。
④ 安全への配慮として，カテーテルやドレーンの長さを確認し，離床する際に引っ張られないか，抜けないかを確認する。

a. 体位変換（図表1）

循環や呼吸が安定していることを確認し，帰室直後より体位変換を行います。術中の同一体位によって，荷重側肺障害をきたしている可能性や関節の痛みを伴う患者もいます。また，同一体位による皮膚障害を早期に発見するためにも帰室した直後から体位変換を行います。

整形外科や頭頸部疾患は，術後は厳密な体位制限を必要とする場合があります。医師に安静制限の内容を確認し，どこまで動かしてよいかを詳細に確認します。

b. ベッド上での四肢運動

患者の意識が清明で，疼痛や悪心が緩和されていれば，離床の目的を説明します。また，身体を急激に起こすのではなく，ベッド上でできる活動を少しずつすすめて末梢循環を整え，離床の際の循環動態の変動を予防します。

① 手足の屈伸運動
② 大腿四頭筋の収縮運動
③ ベッド上での腰上げ運動

c. ベッド上安静から上体を起こす練習

1）頭部挙上

頭部挙上の方法については本章C「ベッド上安静から離床に向けた看護ケア」195ページ「1．時間経過ごとの看護ケアの実際」参照してください。

2）端座位

端座位とは，ベッドサイドに腰掛けて，足をしっかりと床に設置する体位です。背面は背もたれから開放されています。端座位になる前に，背もたれに寄りかかっている状態での血圧や脈拍測定，呼吸回数などを測定しておきます。

患者にはベッド柵の掴む場所を伝え，柵を掴みながら自身の力で足を下げベッドの端に足を下ろすよう指導します。足を下した際に眩暈やふらつきの症状がないか確認しながら，血圧や脈拍を計測します。

端座位時は，患者の前側に看護師が立ち，患者の表情の変化にも注意します。

強い眩暈を自覚する場合は，患者の背中を支えながらゆっくりベッドに戻します。初回の端座位時は患者の側を離れず，5〜15分ごとに血圧や脈拍測定を行います。

> **One Point　離床をする際のポイント**
>
> 術前より不整脈をもつ患者や術後に不整脈を認める患者，侵襲の高い手術を受けた患者の場合は，モニターを装着した状態で離床をすすめる。
> 背面を開放する座位は，離床の効果が高いので，背面開放座位の効果を理解しておく。

3）起き上がり動作の練習

ベッド上で背もたれを使用することなく姿勢が安定するようになった場合や自分で体重を支えられるようになった場合は，座位から起き上がり練習を行います。自身で側臥位になり，ベッド柵を掴み下側になったほうの肘で押し上げるようにし，同時に下肢をベッドに下す反動で起き上がり練習します。

d. ベッドサイド足踏み練習

端座位や起き上がりが問題なく行えるようになったら，座った状態で足踏み運動を行います。

次に，介助しながらゆっくり立位を取ります。立位の安定を確認しましょう。血圧や脈拍を測定，自覚症状にも変化がなければ，立っている位置で足踏みを行います。

1セットを10回とし，一度に2〜3回行います。

e. 立位から歩行へ

1）立位

立位を取れる時間が長くなり，患者が足踏みを自信をもって行えるようになったら歩行を開始します。

2）歩行

患者の横に医療者がついて，1〜2歩程度歩きます。状態に変化がなければ歩行を開始します。点滴架台や歩行器につかまりながら歩行する際は，車輪が滑って先に進まないように看護師が患者の腰の辺りをしっかりと保持します。また，患者がバランスを崩し倒れそうになった場合は，患者のズボンのゴムベルト周囲を持ち体重を支えます。

■ 文献

1）森戸光彦他編：老年歯科医学．医歯薬出版，2015．

Part VI Section E 転倒・転落予防

View

周手術期は，入院による環境の変化や術後の身体状況の変化から転倒を起こしやすくなります。特に術後は，循環動態の変動や，疼痛，発熱，また，鎮痛薬や利尿薬，降圧薬などの薬物使用，多数のカテーテル挿入によって転倒・転落を起こすリスクが高くなります。転倒や転落を引き起こすと，患者は骨折や頭蓋内出血などによって，生命が危険にさらされる可能性も少なくありません。また，高齢者では転倒への恐怖からADLの拡大が遅れると機能の回復が遅れたり，ベッド上での生活となり，元の生活に戻ることができなくなります。

看護師は，患者が安心して回復過程を過ごし，自宅での療養生活をふまえた転倒・転落予防ができるように，継続的に患者の状況を把握し予防していく必要があります。ここでは，転倒・転落の原因や対策について述べます。

1 転倒・転落とは

転倒の定義は，日本転倒予防学会によると，「他人による外力，意識消失，脳卒中などにより突然発症した麻痺，転換発作によることなく，不注意によって，人が同一平面あるいはより低い平面に倒れること」[1]とあります。

一方，ICNP（看護実践国際分類）では
- 転倒：バランスを失って，足底と同一平面上に足底以外の身体部分が付いた場合
- 転落：高低差のある場所から地表面または静止位置まで落ちた場合

としています。

2 周手術期に転倒・転落を起こす原因

転倒や転落は他の医療事故と異なり，患者側の状態に関連して起こることが多いといえます。特に，周手術期では，身体の変化が大きく，患者の精神面も不安定でストレスが高いため転倒や転落のリスクが高まります。主な要因には下記のものがあります。

- 高齢者に多い歩行：歩行速度の低下，歩幅の短縮，両足支持期の延長，遊脚期での足の挙上の低下，歩幅の増大，腕の振りの減少，不安定な方向転換
- 転倒の既往
- 術後の出血による貧血
- 術前からの禁飲食による脱水
- 低酸素

- 臥床安静期間長期化による全身筋力低下や関節拘縮
- 疼痛
- 発熱による意識障害
- 薬剤(鎮痛薬，鎮静薬，降圧薬，麻酔薬，利尿薬，向精神薬)
- 認知力の低下(意識障害，術後せん妄，認知症)
- 視力障害や内耳障害
- 脳梗塞や糖尿病
- 肥満による姿勢保持の障害や動的バランス能力の障害，歩行パターンの変化
- 普段と違う衣類(裾の長い衣類，手術着)
- 患者の過信
- 術後発生した知覚や運動障害
- 排泄の切迫
- 術後のドレーンやカテーテル類の留置

3 転倒・転落のアセスメント

　入院時からアセスメントスコアシート(図表1)を活用し，個々のリスクに応じた対策を行いましょう。Ⅰ．状況因子，Ⅱ．病態・生理因子の他に薬剤の影響や頻回な排泄なども，転倒・転落に影響を及ぼします。スコアシートは記入して終わるのではなく，その情報を医療チームで共有し，具体的な対策にいかすことが大切です。また，周手術期は離床の進め方や術後合併症の有無や術後の安静度により，患者のリスクは変化しています。状態の変化に合わせ，各施設の転倒予防スコアシートを用いてスコアリングを行い，速やかな対応を医療チームで検討しましょう。

4 看護の実際

1)病室環境の確認
- ナースコールの位置や作動確認
- ベッド4点柵
- ベッドの高さを低床にする
- 床頭台の位置，ストッパー
- ベッド周囲や床頭台の整理整頓
- 照明

2)廊下の確認
- 段差の有無
- 廊下や通路に障害物がないか
- 濡れて滑りやすくなっていないか
- 照明

3)衣類の確認
- 動きやすい服装(裾が長くなっていないか，紐がほどけていないか)
- 靴(スリッパは禁止，サイズは合っているか，底は滑りやすくないか)

4)患者教育
- 服装や靴の選択について
- 歩き方や点滴架台，歩行器具の使用方法について
- ベッドやナースコールの位置について
- 眩暈や立ちくらみ，気分が悪い時の対処方法，しゃがみ方
- 排泄方法や排泄の介助や必要時排泄時の付き添いについて同意を得る
- 内服や薬剤使用後の副作用症状出現について
- 筋力トレーニングについて

■ 文献

1)山田実：高齢者のサルコペニアと転倒．日本転倒予防学雑誌．1(1)：5-9, 2014．

図表1　転倒転落のアセスメントスコアシートの例

転倒転落のアセスメントスコアシート

患者氏名＿＿＿＿＿＿＿＿＿＿＿＿　年齢＿＿＿＿＿歳

項　目	特　徴	評価スコア	評価日 /	/	/	/	/	/	/
Ⅰ．状況因子									
1．環境の変化	□緊急入院，転入 □初めての入院 □初めてのベット生活	1							
2．過去の既往患者特性	□転倒，転落既往 □意識消失の既往 □70歳以上	2							
3．治療による行動制限	□手術や治療後の安静制限 □身体に管類が留置されている	2							
Ⅱ．病態・生理因子									
1．運動機能低下	□座位・立位を保持する機能の低下 □体位変換・移動動作の機能低下 □日常生活動作に補助器具を使用 　装具，車椅子，杖，歩行器使用 □未発達	3							
2．運動機能に影響する身体症状	□貧血，起立性低血圧による脳虚血 □疼痛，発熱などによる下肢虚脱 □平衡感覚に影響する内耳症状	3							
3．感覚障害	□下肢知覚麻痺　　　（右・左） □視力障害　　　　　（右・左）	3							
	□聴力障害　　　　　（右・左）	1							
4．認知力低下	□意識障害（JCS　1～30） □不穏，せん妄，抑うつ □過信，理解力低下，認知症 □未発達	4							
Ⅲ．薬　　剤	□抗癌剤　　　□鎮痛，解熱剤 □麻薬　　　　□向精神薬 □睡眠剤　　　□利尿剤 □降圧剤　　　□緩下剤	それぞれ1							
Ⅳ．排　　泄	□尿・便失禁　□頻尿　□頻回な便意 □排泄介助が必要 □トイレまで距離がある □ポータブルトイレ使用	それぞれ2							
Ⅰ，Ⅱは該当項目1つでもあれば，スコアとなる。 Ⅲ，Ⅳは項目のチェック数にスコアを加算する。		合計							
		危険度							
		サイン							

【危険度と評価スコア】
危険度Ⅰ（0～5点）：転倒転落を起こす可能性がある
危険度Ⅱ（6～15点）：転倒転落を起こしやすい
危険度Ⅲ（16点以上）：転倒転落をよく起こす

Part VI Section

せん妄予防ケア

> **View >>>**
> せん妄には，予防的な介入の重要性が指摘されており，多職種チームによる非薬物療法がせん妄の予防と期間短縮に効果があるとされています。非薬物療法では看護師が役割を発揮する部分が大きく，せん妄のリスクを評価して，早期から介入を行うことが大切です。せん妄の危険因子を整理し，具体的なせん妄予防ケアについてみていきます。

1 せん妄の要因とアセスメント

手術後のせん妄の特徴や症状については第5章D「手術後に起こりやすい合併症」84ページ「7.術後せん妄」を参照してください。

（1）せん妄の危険因子

高齢者や中枢神経系の既往歴があるというような，せん妄に対しての脆弱性のことを①準備因子と呼びます。65歳以上では1歳上がるごとに約2％発症率が増加すると言われています。入院や手術後には，疼痛や新たな環境へのストレスなどが加わり，これらのことを②促進因子と呼びます。促進因子単独ではせん妄を発症しないことには留意が必要です。せん妄は疾患や薬剤の影響で発症しますが，このような単一で意識障害の原因になるものを③直接因子と呼びます（図表1，コラム）。

図表1　せん妄の要因

①準備因子	②促進因子	③直接因子
せん妄になりやすい素質	せん妄を発症した際に悪化・遷延させる要素	せん妄を引き起こす疾患・薬剤などの要素
●高齢 ●既存の認知機能障害 　・認知症 　・軽度の認知障害 ●脳虚血や脳梗塞の既往 ●せん妄の既往 ●アルコール依存	●身体的な苦痛 　・疼痛 　・呼吸困難 　・安静の制限 ●環境への不適応 　・緊急入院 　・室内の環境 　・意思疎通の困難 　・家族など重要他者からの隔離 ●身体拘束 　・各種ライン類への接続 　・身体抑制 ●睡眠障害	●重症疾患 　・感染症（敗血症） 　・ショック 　・重症度スコアの上昇 ●低酸素／貧血 ●中枢神経／電解質異常 ●せん妄をきたしやすい薬剤 　・ベンゾジアゼピン系薬剤 　・ステロイド 　・抗パーキンソン病薬など

図表2　せん妄の予防ケア

要因	ケアの目的	ケアの具体例
身体的な苦痛	生理的ニーズの充足	・疼痛の把握，適切な鎮痛コントロール ・呼吸困難を軽減させるケア（排痰，体位調整，酸素投与） ・悪心の把握，制吐薬の投与
環境への不適応	見当識の強化	・患者の視界にカレンダー，テレビ，見慣れた写真を置く ・入院時や手術オリエンテーションの実施 ・1日のスケジュールの説明 ・会話のなかに意識的に見当識情報を織り交ぜる ・家族や重要他者の面会を調整する ・めがね，補聴器などの使用 ・意思の伝達手段の確立（筆談，文字盤，読唇術など）
活動制限・不動化	身体刺激を増やす	・早期からリハビリテーションを行う ・身体抑制を最小限にとどめる ・ライン類は最小限にし，不要なものは抜去する
睡眠障害	快適な睡眠を促し，概日リズムを調整する	・睡眠状況，不眠の原因を把握する ・夜間のケア時間，周囲の音量，光を調整する ・睡眠導入薬の種類・時間を調整

（2）せん妄のアセスメント

せん妄の3つの危険因子を評価することで，せん妄の発症予測と，発症の評価に活用していきます。

2　せん妄予防ケア

せん妄の予防には多職種チームで多くの因子に働きかける非薬物療法の効果が検証されており，促進因子を改善するケアと捉えることができます。せん妄の多因子介入であるNICEガイドライン（National Institute for Health and Care Excellence）やHELPプログラム（Hospital Elder Life Program）を参考にしたケアの具体例を **図表2** にまとめました。

（1）基本的な生理的ニーズの充足

臓器不全へのサポート，安楽を障害する症状（痛み，呼吸困難感，悪心など）は身体的な苦痛の原因になります。これらのマネジメントにより，基本的な生理的欲求を充足させ，直接因子と促進因子へ介入することにつながります。

（2）見当識の強化

見当識を促すケアは，特に緊急入院や認知機能が低下した患者では繰り返して行うことが重要です。使い慣れたものを置くことは安心につながり，これらにより不安や混乱の緩和が期待されます。

（3）身体刺激を増やす

日中の運動や早朝からの離床は，せん妄の発症と持続期間を減少させるため推奨されています。また身体拘束の解除，ライン類の整理により動作が妨げられないようにします。

（4）快適な睡眠を促す

昼夜のリズムを整えるためには，不眠の原因となるものの把握に努めます。モニター音は必要最小限にとどめ，ドアは閉めるなど環境を調整することも重要です。睡眠薬の調整は，日中のうちに準備しておき，使用する時間帯は患者と相談しておくことも安心につながります。

■ 文献

1）日本集中治療医学会・J-PADガイドライン検討委員会

編:実践 鎮痛・鎮静・せん妄管理ガイドブック. 総合医学社, 2016.
2)日本総合病院精神医学会・せん妄指針改訂班編:増補改訂 せん妄の臨床指針[せん妄の治療指針 第2版]. 星和書店, 2015.
3)布宮伸編:Surviving ICUシリーズ 重症患者の痛み・不穏・せん妄 実際どうする?. 羊土社, 2015.

コラム　せん妄の発症の例え "強風の日に倒れる木"

　せん妄の危険因子には①準備因子，②促進因子，③直接因子があるが，その特徴が複雑なため例えを用いて説明する。

　①木には強風を受けて，倒れる木，倒れない木がある。倒れやすい木とは大抵，幹が細いことが多い。この状態を準備因子のある脆弱な状態とする。

　②この幹の細い木にたくさん木の実がなると，木の実の重みで木が傾く。しかし，木の実のせいで木自身が倒れることはない。この状態が促進因子によるストレスがかかった状態となる。

　③傾いた木に強風が吹くことで，木にはさらに強いストレスが加わり，木は折れて倒れる。強風という木が倒れる原因が直接因子となり木が倒れた状態をせん妄の発症と考える。

　せん妄の予防ケアは木の実を摘み取り，つまり促進因子を除去することと，強風に備えて防風対策をとることで直接因子を可能な限り減らすことになる。また，木の幹をあらかじめ観察することで，木の倒れやすさの予測につなげていく。

①細くて脆い木が	②木の実の重みで傾き	③強風で折れる＝せん妄発症
準備因子＝幹の太さ	促進因子＝木の実	直接因子＝風

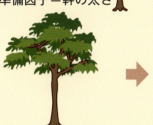
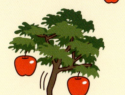
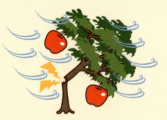

①せん妄に対し脆弱な患者が	②ストレスのかかる状況下で	③炎症や低酸素など身体ダメージを受けせん妄発症

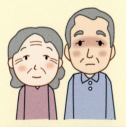
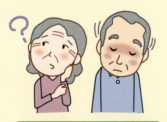
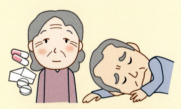

準備因子	促進因子	直接因子
高齢，認知症，頭蓋内病変既往，せん妄の既往，アルコール多飲歴など	苦痛，不眠，環境への不適応，感覚の障害，行動の制限，不安など	脳疾患，薬の副作用や離脱症状，脳の機能を低下させる脳以外の身体疾患（高炎症，低酸素…）など

第7章

セルフケア支援を行う退院指導

A » 患者自身のセルフケア能力が向上するための支援

Part VII
Section A

患者自身のセルフケア能力が向上するための支援

View ≫
セルフケアの支援とは，患者・家族の健康管理能力の向上を支援し，自宅や施設など療養の場で継続して観察やケアができるよう，十分な時間をかけて教育や指導を行っていくものです。

1 セルフケアと健康管理の方法

（1）セルフケアの支援とは

患者は入院・手術により，セルフケア能力が低下した状態で退院となる場合があります。しかし，退院後は体調のモニタリングや創部の観察など，患者が自宅で行うことが多くあります。そのため，患者または家族など生活の支援者が管理できるよう，看護師は入院初期，ときには外来から支援をはじめ，療養生活のなかでそれらができるように支援します。さらに患者は，手術後の状況に応じて，退院後に食事管理，創部の自己消毒，チューブ・ドレーン管理，ストマ管理，またリハビリテーションなどさまざまな処置やケアを行う必要がある場合があります。処置に対する恐怖心や不安が軽減するように，理解力に合わせた指導を行い，方法を良く理解し，具体的に管理できるようになって退院することが大切です。

患者1人での管理が難しい場合は患者の退院後の生活を支援する家族や生活の支援者に対しても，知識・技術の習得を目標とし，教育・指導することが必要です。

（2）健康管理の方法

患者が血圧や体温，脈拍などのバイタルサイン，食事摂取量，睡眠，運動，日常生活動作の状況など，自分の身体の状態を把握することが，退院後の健康管理能力の向上にもつながります。そのために，手術前から患者が自分で血圧や脈拍，体温を測定し，正常な状態を理解できるように動機づけて指導をしていくことが重要です。

バイタルサインの測定は，患者の健康状態を示す目安となります。入院中にこれらが習慣となり，日常生活にスムーズに取り入れることができるように支援します。

a. 血圧測定

入院中，患者の状態によって，1日に1～3回程度の血圧測定を行います。そのとき，測定時間を一定にする，安静時に測定を行うことを伝え，患者は必要に応じて値を記録します。血圧が日常と大きく異なる場合は患者に症状の有無を確認し，看護師が再度測定します。

高血圧や脂質異常症，不整脈の多い患者などに対しては，退院後，自宅で血圧を測定するよう指導することもあります。

b. 自己検脈

自己検脈は器械などを使わず，自覚症状が出たときに患者が最も簡単に測定することができます。胸部症状などが出現したときに，スムーズに測定ができるよう習慣づけます。

2 患者・家族が行う感染予防

(1) 感染予防

入院時から看護師が患者に感染予防を働きかけますが、手術後は入院・手術による体力の低下、免疫力の低下により易感染状態にあり、引き続き感染予防が必要となります。

感染予防の基本は、手指衛生と含嗽をしっかり行うことです。手指衛生については流水と石けんで行います。また、家族に対しても手指衛生・含嗽の徹底を説明しましょう。

退院後、患者の感染徴候を早期に発見するために、バイタルサインの測定や創部の観察を行い、微熱が続く、創部に熱感があるなどの感染の徴候を患者・家族に説明し、異常時には速やかに受診するよう指導します。

3 創傷ケアの方法

次のような場合には自宅での自己消毒などの処置や観察が必要です。
- 創部の抜糸をせずに退院となった場合
- 空腸ろう、胆管チューブなど身体にチューブを挿入して退院する場合

(1) 手術創やチューブ・ドレーン刺入部の観察の指導

術後の創部やチューブ・ドレーン刺入部は、毎日観察を行い、縫合不全・感染の徴候を早期に発見します。手術創は、手術後抜糸をすると、シャワーなどが可能となり創部の感染・離開などのトラブルの可能性は低くなります。抜糸後も毎日、創部の観察を続け、異常の早期発見に努める必要があります。特に糖尿病の既往がある場合は創の回復が遅いため、抜糸を遅らせることもあります。

患者の退院後も創部やチューブ刺入部の観察は必要であり、患者や家族が毎日行います。退院前にその方法と注意点をしっかりと指導していくことが重要です。観察を行ううえでの注意点としては、①発赤、滲出液、膿などがみられないか、②痛みの増強、圧痛の出現はないか、③異常な熱感がないかなどがあげられます。これらの症状が観察された場合には、感染の可能性があるため速やかな診察が必要となります。また、感染の徴候として、突然の発熱が現れる場合もあるので、その点も説明しておきましょう。

(2) 自己消毒方法の指導

創部の位置やチューブの刺入部位によっては家族の支援が必要なため、患者・家族に対して具体的な医師の指示のもと、消毒方法の説明をします。退院までに実際の物品を用いて、看護師とともに練習を行うことが理想的です。

1) 必要物品
- 清潔なガーゼ（創傷保護用ドレッシング材でもよい）、固定用テープ、ゴミ袋、水または消毒液（必要に応じて医師の指示のもと使用する）

2) 方法
① 施行者は手を洗う。
② 必要物品を手の届く場所に配置しておく。
③ 現在貼ってあるガーゼ（創傷保護用ドレッシング材）をはがす。このとき、創部に直接手が触れないように注意する。
④ はがしたガーゼに滲出液や膿がついていないか観察する。創部やチューブ刺入部にも異常が見られないか観察する。チューブが抜けかけていないかなども確認する。
⑤ 新しい綿棒を水に浸し、創の真上からぬぐう。中心から周りに向って消毒し、外側をぬぐった綿棒は再び中心に戻さないように注意する。
⑥ 再び新しい綿棒を出し、同じようにもう一度ぬぐう。
⑦ ガーゼを取り出し、創に当てる。このとき、創に当たる側のガーゼには触れないようにする。
⑧ ガーゼをテープでとめる。

4 薬の自己管理指導

(1)薬の効果と副作用

内服薬の働きには，病気を治す，症状を軽減するなどの「主作用」と目的以外の働きをする「副作用」があります。患者はどちらの作用も理解しておく必要があります。

副作用の例として，以下のようなものがあげられます。なかには，重篤な副作用を起こす薬もあるため，注意が必要です。

- 眠気，口渇，掻痒感，発疹，動悸，めまい，腹痛，下痢，悪心，肝機能障害，消化器症状，血圧低下

また，内服薬は薬と薬の組み合わせ，薬と飲食物との組み合わせによって，効果が出すぎたり，弱まったり，薬効が変化するものがあります(第5章G「治療・処置施行時の介助」116ページ「1．与薬」参照)。この影響を相互作用と言います。十分に説明を行い，注意する必要があります。

(2)副作用や薬剤アレルギー出現時の対処

内服後，症状が出現した場合，原因を明らかにする必要があります。患者はできるだけ早く受診し，医師や薬剤師に相談をします。ショックや意識低下が出現している場合には　速やかに医師の診察を受けることが必要です。受診時は，その時点で服用している薬をすべて持参するようにします。患者に「おくすり手帳」の活用などもすすめます。

(3)血液データでコントロールする薬剤について

血液のデータで内服量を調節する薬剤には以下のようなものがあります。患者は，外来診察時に採血を行う必要があるため，その点の指導も行います。

- 経口抗凝固薬(ワーファリン®，イグザレルト®など)

  プロトロンビン時間，トロンボテストなどにより治療域を逸脱しないように調節する。効果が過ぎると出血傾向となる。

- 経口用鉄剤

  貧血の改善をみながら調節する。

- 抗てんかん薬・抗うつ薬

  有効濃度域を過ぎると中毒となる可能性がある。

- 強心薬(ジゴキシン®など)

  有効濃度域を過ぎると悪心・嘔吐，不整脈などを起こす。

- 免疫抑制薬，抗がん薬

  手術後に，内服が必要な場合があります。特に飲み忘れなどがないように，自己管理について指導を行います。また，感染予防対策が必要な場合もあります。

5 家族支援

a. 患者の心理的支援

多くの患者にとって手術とは，身体的侵襲，精神的なストレスが多く不安なものです。そのため，術後せん妄などの一時的な意識混濁を発症する場合があります。術後せん妄になったときに，家族が患者の支えとなることも考えられます。身体的なせん妄の要因を改善させることが最も重要ですが，患者は家族がいることで安心し，意識混濁状態から早期に回復できる可能性があります。

しかし，医療機器に囲まれた患者に不安を抱く家族もいるため，面会がスムーズに行えるように支援が必要です。

看護師は手術前にせん妄になる可能性を患者・家族に説明します。せん妄予防のためには家族の支援も重要であり，家族の支援体制(定期的な面会など)を整えるなど，協力を得ることが必要です(第5章D「手術後に起こりやすい合併症」84ページ「7．術後せん妄」参照)。

b. ADL拡大の支援

患者は手術後，ある程度の身体的回復をしてから退院となりますが，その後も入院前の日常生活になるまでは，自宅での静養・リハビリテーショ

ンの期間となります。医療者が日常にいない状態になったとき、患者の回復を手助けするのは家族であり、その意識を入院中からもてるよう看護師は支援します。

そのために、どの程度の動作や活動がどの時期にできるようになるかを指導し、異常が起きた場合の対処方法も説明しておく必要があります。

患者や家族からの質問として多いものに、「運転はいつからできるのか」「散歩は何キロくらい歩けばよいのか」など日数や単位での回答が求められることが多くあります。それぞれの患者の状態によって具体的な回答は異なりますが、どの場合でも退院後初めてのことをするときには「異常に気づくことができる人が側にいること」「異常が起きたときにはすみやかに中止し、それ以上の無理はしないこと」を十分に指導していくことが重要です。

c. 退院目標の設定

早期に退院を目指すことが考えられます。

そのため、現在は治療計画上、入院時に退院日を計画しています。入院決定時より退院を見通して指導を行っていくことが重要です。最近は外来で手術のオリエンテーションを受けて入院となることがほとんどです。患者は手術が終わると身体的回復が優先となり、身体的に余裕が出てくる頃には退院間近となります。そのため、入院時より退院を見通して指導を行っていくことが重要です。最近は外来で手術のオリエンテーションを受けて入院となることがほとんどです。患者の疾患や手術に対する、思いや受け止めを確認したうえで、手術前から退院後のことをイメージできるように説明することが必要です。

退院目標を患者と共有して、退院までにどの程度の回復が見込まれるのかを説明することで全体のイメージがもて、スムーズな退院につながります。また、目標が明確なことで患者・家族が達成に向けて準備をし、成し遂げようと考えることもできます。

<u>看護師は退院目標を患者が達成できるように支援し、退院後の生活に必要な知識や技術を習得するために指導・教育を行っていく必要があります。</u>

d. 社会的・経済的支援

患者の年齢や状態、疾患により、社会資源や公費助成制度を利用できる場合があります。多くの制度は、患者もしくはその家族の申請が必要であり、手続きに時間がかかります。したがって、手術後や退院前など、患者の身体機能がまだ十分に回復せず家族支援が必要な時期に申請などの手続きを行うのは、難しい場合もあります。

しかし、介護保険や身体障害者手帳、特定疾患医療給付、傷害年金などの社会資源が適応である場合は特に医療ソーシャルワーカーと連携し、看護師は積極的に患者や家族に情報を提供し、退院後の生活について何が必要となるのか、早期から検討をすすめます。社会資源を上手に活用すれば、家族の介護負担、経済的危機や患者の精神的苦痛、社会的な役割が果たせない苦悩などを軽減することができます。詳細は第9章E「社会資源の活用」を参照してください。

第8章

機能・形態変化のある患者の看護ケア

A » 嚥下障害のある患者の看護ケア
B » 消化吸収障害のある患者の看護ケア
C » 腹腔内手術後の患者の看護ケア
D » コミュニケーション障害がある患者への看護ケア

嚥下障害のある患者の看護ケア

View ▶▶▶

人間の基本的欲求のなかで，食事は生命維持に欠かせない重要な要素の1つであり，同時に社会的な楽しみの要素も持ち合わせています。嚥下障害のある患者は，食物・水分を摂取できないことによる低栄養・脱水のリスク，気道防御ができないことによる誤嚥のリスク，誤嚥による肺炎や窒息のリスクといった生命維持を脅かす問題に直面することもあります。そのため，栄養補給という観点からみた場合，経管栄養法という援助が必要になる場合も少なくありません。看護師は，嚥下障害のある患者の思いに寄り添い，食事に対する充足度を考慮した援助が必要になります。

1 嚥下

はじめに，嚥下がどのように行われているのかを押さえておく必要があります。嚥下とは「飲みこむこと」であり，嚥下に先立って「食物の認知・捕食・咀嚼・食塊の形成」が行われます。

この過程は先行期，準備期，口腔期，咽頭期，食道期の5段階に区別されます。

1）摂食・嚥下の5段階

① 先行期：食物の認識と摂食動作の時期
② 準備期：舌，頬，口唇などの筋肉が協調して働く。舌が食物を唾液と混ぜて，嚥下に適した食塊を形成する時期
③ 口腔期：形成された食塊を舌が随意的に咽頭へ送り込む時期
④ 咽頭期：食塊が咽頭を通過して食道に入りきるまでの時期
⑤ 食道期：食道に入りきった食塊が胃に入りきるまでの時期

2）摂食・嚥下に関わる器官と神経情報経路

嚥下に関わる器官と神経情報経路について考えます。

- 先行期：嗅覚や視覚情報は，大脳辺縁系を介して顔面神経にある上唾液核に伝わり，舌下腺，顎下腺から唾液分泌を促す。
- 準備期，口腔期：随意運動であり，延髄より高位の中枢神経（大脳皮質）の影響を受ける。
- 咽頭期：中枢である延髄網様体が，食塊の機械的・化学的刺激を受けて嚥下反射が誘発される。三叉神経核と顔面神経核は橋部に，迷走神経系の中枢は延髄にあり機能している。

2 嚥下障害

嚥下障害は，原因により器質的嚥下障害，機能的嚥下障害の2通りに分けることができます。

（1）器質的（静的）嚥下障害

口腔や咽頭，食道に狭窄や腫瘍がある，手術後など腫脹による扁桃炎，扁桃周囲炎，頸椎骨棘や甲状腺腫大による圧迫，食道炎，食道潰瘍，縦隔腫瘍などによる嚥下障害のことを指します。

（2）機能的（動的）嚥下障害

中枢性および末梢性の運動に関連した神経系の異常，筋肉の障害による運動や感覚異常によって生じる嚥下障害を指します。

1）中枢神経による障害

脳血管障害，神経変性疾患（パーキンソン症候群など），炎症性疾患（脳炎，多発性硬化症）などを指します。また中枢神経に病巣がある場合，その病巣部位により仮性球麻痺と球麻痺に分けられます。

- 仮性球麻痺

代表的な疾患として大脳での脳出血や脳梗塞があげられる。延髄より上位の中枢神経障害で，延髄の嚥下中枢機能は残存しており嚥下反射は残っている。しかし嚥下機能に関わる筋力低下と協調性の低下，口腔・咽頭期障害による嚥下障害がみられる。

- 球麻痺

代表的な疾患としてワレンベルグ症候群や筋萎縮性側索硬化症（ALS），多発性硬化症があげられる。延髄における嚥下中枢の障害による麻痺で，嚥下反射はほとんど障害され，食道入口部における輪状咽頭筋の弛緩障害がみられる。

2）末梢神経による障害

多発性神経炎，ギランバレー症候群などがあります。

3）神経-筋接合部・筋疾患による障害

重症筋無力症，筋緊張性ジストロフィ，多発性筋炎などがあります。

4）その他

弓部大動脈瘤などでみられる症状で，声帯の筋に分布する運動線維を含んでいる反回神経が障害されると声帯の運動が障害され，嗄声や嚥下障害を引き起こすことがあります。

このように嚥下障害が生じる疾患では，嚥下障害が確認されたら可能な限り早期に嚥下訓練を開始するとともに，嚥下機能評価を施行することが必要です。また術後に嚥下障害が予想される場合には術前より嚥下訓練を施行していくことが，術後の回復を早めることにつながります。

3 嚥下障害のある患者の観察

嚥下障害のある患者の看護は全身観察をすることが重要となります。特に，高齢者の場合は加齢による生理的な変化，社会生活上の特徴を考慮し観察する視点をもつことが重要です。

なお，全身状態，意識レベル，高次脳機能，摂食・嚥下機能とそれぞれのポイントをおさえ，摂取前・中・後において変化を見逃さないように注意することが必要です。

1）高齢者に多い問題

- 唾液腺萎縮による唾液分泌量の減少
- 歯牙欠損による咀嚼力低下
- 安静時の喉頭位置が下降
- 咳嗽反射の低下
- 複数の疾患をもつ，複数の薬剤を使用している　など

2）摂取前の評価

- 全身状態：呼吸状態，発熱・脱水の有無，痰の量・性状，摂取に耐えられる体力があるか
- 意識レベル：覚醒しているか
- 高次能機能：指示が理解できるか，注意が守られるか，集中できるか
- 摂食・嚥下機能：口の開閉障害および流涎の有無，舌の動き，唾液嚥下と空嚥下の観察

3）摂取中の評価

- 全身状態：むせや咳嗽の状態，湿性嗄声がないか，呼吸状態の悪化がないか，痰の増加はないか
- 高次能機能：食事に関心があるか，注意力障害はないか，集中できるか
- 摂食・嚥下機能：口腔内へのとりこみ障害や食べこぼしの有無，咀嚼と食塊形成の障害について，咽頭への送り込み障害がないか，食事ペースと摂取時間は適切か

4）摂取後の評価

- 全身状態：むせや咳嗽の状態，湿性嗄声がないか，バイタルサインの変化がないか，嘔吐による胃液や食物の逆流がないか

4 嚥下訓練

（1）手術前嚥下訓練

呼吸は，嚥下時無呼吸や誤嚥時の咳嗽など，嚥下と密接に関係しています。術後嚥下障害をきたしたときに備えて，術前から呼吸方法を身につけることで，嚥下機能の回復を早め，術後の誤嚥性肺炎を予防します。なお，呼吸練習は血圧の上昇や，過換気症候群などのリスクを伴うため，患者の身体状況に留意しながら行います。高齢者の場合は特に，予備能力が低下しているため十分に観察しながら行う必要があります。

1）深呼吸訓練（第5章145ページ参照）

誤嚥した食物や痰を排出することが困難になった場合，呼吸量を増大させるための深呼吸が有効となります。訓練時の姿勢は腹式呼吸となりやすい仰臥位が望ましく，鼻から吸気し口からゆっくり呼気を出すように促します。看護師は呼気時に下部肋骨を絞り込むように前下方向に圧迫したり，吸気開始直前に上腹部（横隔膜）を素早く圧迫したりして，より深い呼吸ができるように介助します。

2）呼吸コントロール訓練

術後，呼吸機能の低下により，嚥下時の呼吸停止がうまくできなくなる（嚥下反射の惹起に時間がかかり，嚥下時に吸気をしてしまう）場合があり，誤嚥のリスクが高まります。呼気をさせながら瞬時に呼吸を停止させる随意的呼気停止訓練を行い，嚥下と呼吸のタイミング訓練を行います。

3）咳嗽訓練（第5章146ページ参照）

術操作により反回神経麻痺をきたすと，反射的咳嗽力が弱化します。術前から咳嗽練習を行うことにより，喉頭閉鎖機能を高め，痰や誤嚥物を喀出する力を強化します。

（2）手術後嚥下訓練

弓部大動脈瘤手術では，術操作や気管挿管の影響により，術後反回神経麻痺をきたし，嚥下関連筋群の運動が障害され嚥下障害を引き起こす場合があります。術後障害が起きた場合には，機能回復に向けて早期に嚥下関連筋群のリハビリテーションを開始する必要があります。

1）頸部のリラクセーション（図表1）

舌や咽頭の動き，嚥下時の呼吸コントロール，誤嚥物の喀出の妨げとなる頸部の過緊張を緩和します。筋の緊張が強い場合にはホットパックなどで頸部を温めてから行うとよいでしょう。頸部術後や安静制限がある患者の場合は禁忌です。

2）発声訓練

嚥下と発声は同じ器官を使って行われます。発声練習を行うことで，声帯の閉鎖を強化し，喉頭を挙上させることで嚥下機能を改善させます。

3）冷圧刺激法（のどのアイスマッサージ（図表2））

冷圧刺激を用いて，前口蓋弓を刺激することで嚥下反射の誘発を促します。繰り返し反射を誘発することで，嚥下関連筋群の筋力増強，協調性の回復につながります。

凍らせた綿棒に水をさっとつけて口腔内の嚥下反射誘発部位を触圧覚刺激し，空嚥下を促します。食事前の準備体操として行うと，食べはじめに起こりやすい誤嚥の防止になります。

4）喉頭挙上練習（メンデルゾーン手技：Mendelsohn maneuver）

喉頭の挙上運動が障害され，嚥下時の食道入口部開大が不十分であると誤嚥を起こします。喉頭挙上を患者に意識させ，嚥下時に喉頭が最も挙上した位置で手を添えて用手的に保持させる方法です。これにより食道入口部の開大時間を延長し，喉頭の挙上運動を促すので誤嚥を減少させます。

5 栄養摂取方法と援助

（1）経管栄養法の指導

第5章G「治療・処置施行時の介助」156ページ経管栄養法の項目を参照してください。

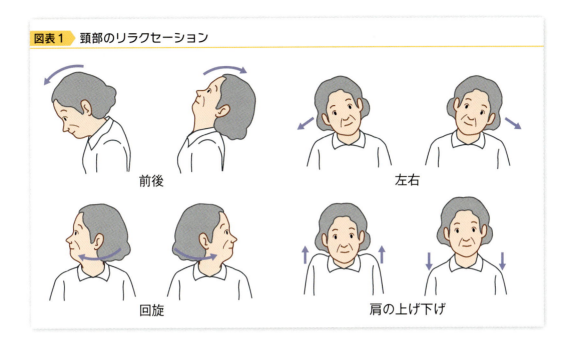

図表1　頸部のリラクセーション

前後　　　左右　　　回旋　　　肩の上げ下げ

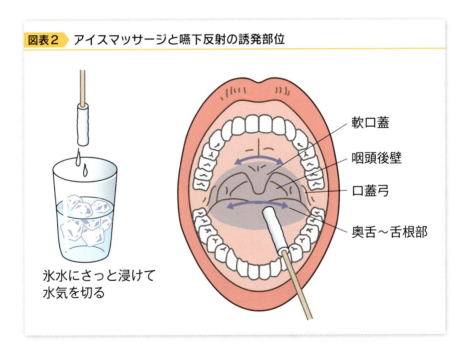

図表2　アイスマッサージと嚥下反射の誘発部位

氷水にさっと浸けて水気を切る

軟口蓋
咽頭後壁
口蓋弓
奥舌〜舌根部

（2）経口摂取方法の指導

1）環境の設定

安全な食事のためには，食事に注意を向け集中して食べることが重要です。以下の点について，患者・家族や介助者に具体的に説明します。

- テレビやラジオ，談笑など，周囲の音は大きくないか
- 人が行きかう様子が目に入らないか
- 速く食べるようにせかしていないか
- 口のなかに飲食物が入っているときに話しかけていないか

2）姿勢の調整（図表3，図表4）

円滑な嚥下運動を促し，疲労を最小限にするために，頸部や体幹が十分にリラックスできる姿勢

| 図表3 | リクライニング位 30度仰臥位 |

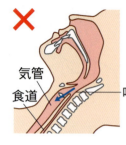
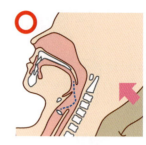

前屈しないと咽頭と気管が真っすぐになり誤嚥しやすくなる

枕によって頭部が前屈すると咽頭と気管に角度がついて誤嚥しにくくなる

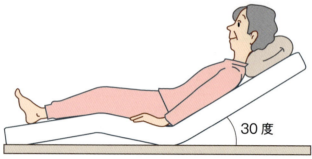

（藤島一郎：口から食べる—嚥下障害Q&A　第4版. pp103-104, 中央法規出版, 2011. を参考に作成）

| 図表4 | リクライニング位 |

- 30度は食べ物を送り込みやすく，誤嚥しにくい角度
- 45度・60度は自力摂取が可能な角度

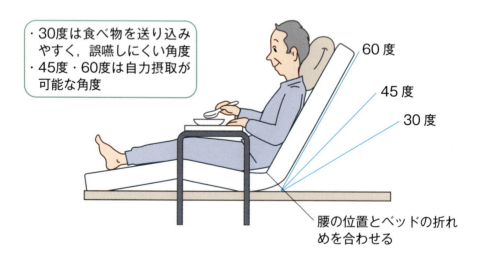

腰の位置とベッドの折れめを合わせる

（藤島一郎・藤森まり子・北條京子編著：新版　ナースのための摂食・嚥下障害ガイドブック. pp384-385, 中央法規出版, 2013. を参考に作成）

づくりが大切です。
・姿勢
　嚥下に有利な姿勢として座位，30度仰臥位，側臥位など，さまざまな姿勢が推奨されている。30度仰臥位は体幹が安定しやすいことに加え，解剖学的にも気道が上，食道が下となり，重力を利用して食物移送されるため誤嚥が起こりにくいといわれている。患者の全身状態や嚥下機能を十分に評価したうえで，最も安全で苦痛の少ない姿勢を選択する。食後は胃食道逆流予防のため，30～60分間程度は臥位にならないように指導する。

・頸部の角度
　頸部の前屈は誤嚥を防ぐ方法として広く用いられている。そのなかでも，嚥下反射の惹起が遅れて誤嚥をきたす場合には，頸部屈曲が適している。

3）嚥下手技
　主な嚥下手技には以下のような方法があります。

・頸部回旋法
　咽頭の感覚や，喉頭の運動に左右差がある場合，障害側へ頸部を回旋させて嚥下するように指導する。回旋側の咽頭腔を狭くし，食塊を非回旋側の咽頭腔へ通過させる。そのため，食塊がスムーズに通過し，咽頭残留が減少する。
　また，食道入口部の通過障害がある患者に対し，健側を下にした側臥位と患側に頸部を回旋させる方法を組み合わせることもある（図表5）。

・息こらえ嚥下
　深い吸気に引き続いて息止めを行い，息を止めた状態で嚥下をするように指導する。嚥下直後に咳嗽をし，息を止めることで喉頭を閉鎖し，気道を確保する効果がある。

・複数回嚥下
　食物を嚥下した後で空嚥下を複数回行う方法で，咽頭残留した食物を除去する効果がある。

・交互嚥下
　異なる食形態を交互に摂食し嚥下する方法で，咽頭残留した食物を除去する効果がある。残留を除去するために空嚥下ができないとき，安全な物性の食品（ゼリーやとろみ水）を摂取することで

図表5　右側臥位左側回旋の患者の介助

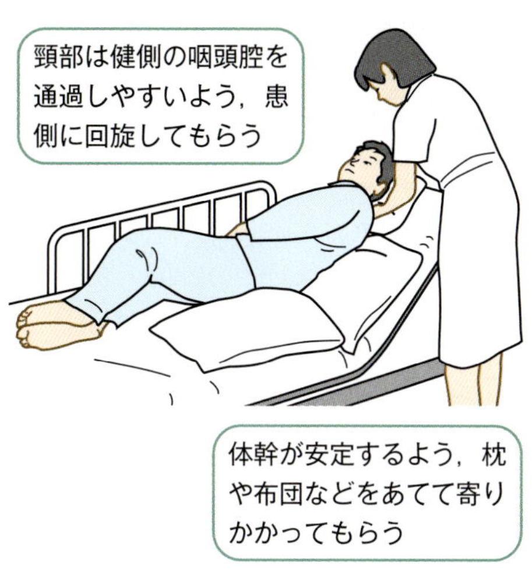

- 頸部は健側の咽頭腔を通過しやすいよう，患側に回旋してもらう
- 体幹が安定するよう，枕や布団などをあてて寄りかかってもらう

嚥下を誘発しやすくする。

4）一口量とペーシング
　ティースプーン一匙程度（5～6 cc）が一口量として最適です。多すぎると誤嚥の原因となり，少なすぎると嚥下反射が起きにくいです。口に運ぶペースは「一口一嚥下」が基本です。一口入れたら，嚥下反射が起こるのを待ち，確実に嚥下されたことを確認してから次の一口を入れます。自力摂取が難しく，他者の介助が必要な場合，観察だけでは嚥下したかどうかがわかりにくいため，一口ごとに喉頭挙上を確かめます。

5）食物形態の調整
　舌と口蓋で押し潰せる半流動食のような，ペースト状，ゼリー状のものが嚥下しやすいです。水分が少なく，パサパサしているものは，むせやすく，飲み込みにくいため避けます。食欲を引き立てるような，彩りや盛り付けに気を配ることも重要です。

6）液体の粘度調整
　嚥下障害のある患者は，水のようにさらさらした液体は誤嚥しやすいです。そこで，粘度調整食品を使用することで増粘し誤嚥せずに飲み込むことができます。

> **One Point　チームアプローチ〜言語聴覚士との協働**
>
> 嚥下障害のある患者を支援するのは，看護師だけではない。言語聴覚士も同様に，嚥下機能評価や嚥下訓練，摂食指導を行っている。また，摂食行動に関わる高次脳機能障害に対する支援もしている。看護師は，言語聴覚士と協働し患者を支援していく必要がある。

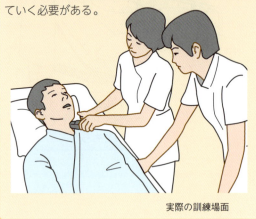

実際の訓練場面

6　誤嚥性肺炎予防法と後治療

（1）誤嚥性肺炎予防法

　誤嚥性肺炎とは摂食・嚥下障害の合併症の1つで，飲食物，気道貯留物などを排除する反射が欠如もしくは低下し，下気道内に吸引または，流入することによって起こる肺炎をいいます。

　誤嚥性肺炎を予防する方法として，有効なのが呼吸リハビリテーションです。呼吸量を増やし，十分な咳嗽を行わせることにより，誤嚥物を早く喀出することができます。

　また，唾液や胃食道逆流液を誤嚥しているにも関わらず自覚症状のない不顕性誤嚥(silent aspiration)には，毎食前後の口腔ケア，睡眠前の口腔ケアが有効です。特に高齢者の場合は身体症状の自覚症状に乏しいため，周囲のサポートが必要となります。

> **One Point　誤嚥を疑う眼**
>
> 誤嚥性肺炎はX線所見としては5〜7日目に表われると言われている。誤嚥の可能性がある場合はX線所見に問題がなくても，発熱の有無，痰の増加，性状変化など経時的な観察を行う必要がある。

（2）後治療

　誤嚥が嚥下訓練などで解決されないときは，手術の適応となります。手術は誤嚥防止手術と嚥下機能改善手術に分かれます。

1）誤嚥防止手術

　誤嚥防止手術は食物通過路と呼吸路を完全に分離してしまうことにより，食物が呼吸路に入らないような形態にすることを目的とします。喉頭を摘出する方法と喉頭を温存する方法の2通りの手術があります。

- 喉頭全摘出術

　喉頭を軟骨の枠組みごとに摘出する手術である。摘出後，気管断端は頸部の皮膚に縫いつけられ，永久気管口となり，咽頭断端はそのまま縫いつけられる。そのため，呼吸は永久気管口を通して行われ，食物は口腔・咽頭から食道へ送りこまれる。誤嚥を防止するためには最も安全で確実な方法ではあるが，頸部に永久気管口が露出し，さらに発声機能を喪失することによるQOLへの影響は大きいといえる。そのため，このような欠点を考慮しても患者自身がこれからの生活にとってよりよい状況となると意思決定した場合にのみ行われる。

- 喉頭気管分離術

　気管を上下に離断し，下方の断端は頸部皮膚に引き出し気管口とする手術である。上方の断端をそのまま吻合して盲端とするのが喉頭気管分離術，上方の断端を食道に端側吻合するのが喉頭気管分離・気管食道吻合術である。

　喉頭摘出術との違いは，喉頭を温存しているため，嚥下機能が回復したら再手術を行い，また元の生理的な状態に戻しうることができる点である。

2）嚥下機能改善手術

この手術は咽頭を温存し，かつ誤嚥することなく食物の食道入口部通過を可能にするものです。しかし食道への送り込みに必要な咽頭の蠕動様運動も障害されている場合は，手術をしても完全な改善は期待できません。手術は，喉頭挙上術と輪状咽頭筋切断術があります。

・喉頭挙上術

誤嚥防止に最も重要な条件は食道入口部が開くことで，これには喉頭の前上方への挙上と輪状咽頭筋の弛緩が必要である。そこで常に喉頭が挙上した状態に置くために喉頭挙上術が行われる。具体的には，甲状軟骨と下顎骨を近づけて固定する。これにより，喉頭が前上方に挙上し，喉頭と頸椎の間に挟まれた食道入口部は開きやすくなる。

・輪状咽頭筋切断術

食物の通過時にタイミングよく輪状咽頭筋が弛緩しないと，食道入口部が開かず食物が通過できずに下咽頭に貯留し誤嚥の原因になる。そのようなとき，輪状咽頭筋切断術を行い，輪状咽頭筋をいつも弛緩した状態にする。

嚥下機能改善術を行う症例では口腔期も損なわれている場合が多く，咽頭が温存されているために常に誤嚥のリスクがあります。患者に応じた安全な新しい飲み込み方を確立するための嚥下訓練は欠かせません。

7 心理的支援

口から食べることは，栄養補給以外にも，楽しみやよろこびを感じたり，食べることを通じて周囲とのコミュニケーションを可能にしたりするなど，人々の生活を支える大切な活動です。術後において，食事ができるという段階は，患者自身が身体状況の回復を感じるステップであり，満足感や充実感をもたらす大きな意味をもちます。

術後経過における，摂食・嚥下障害は，このまま回復できないのではないか，回復が遅くなってしまうのではないかといった不安や焦りを生じさせ，精神的ストレスを増強させます。また，食べられないことで生きる意欲まで低下させることも多くあります。

看護師はそれぞれの患者が抱える不安に十分耳を傾け，一つひとつの問題に対する具体的な方策を一緒に考えることが大切です。嚥下機能回復には時間がかかり，毎日の地道な嚥下訓練が必要なことを理解してもらい，患者とともに目標を設定するなどして，患者が主体的にリハビリテーションに関われるように介入していきます。また，家族のなかでキーパーソンがうまく機能し，患者を支えられる環境を整えることも必要です。

■文献

1）才藤栄一・向井美惠監：摂食・嚥下リハビリテーション 第2版．医歯薬出版，2007．
2）馬場元毅・鎌倉やよい：深く深く知る 脳からわかる摂食・嚥下障害．学研メディカル秀潤社，2013．
3）Jeri A.Logemann, 道健一・道脇幸博監訳：Logemann摂食・嚥下障害．医歯薬出版，2000．
4）馬場元毅：絵でみる 脳と神経—しくみと障害のメカニズム 第3版．医学書院，2009．
5）溝尻源太郎・熊倉勇美編：口腔・中咽頭がんのリハビリテーション—構音障害，摂食・嚥下障害．医歯薬出版，2000．
6）山田好秋：よくわかる摂食・嚥下のメカニズム．医歯薬出版，2004．
7）向井美惠・鎌倉やよい編：摂食・嚥下障害ベストナーシング．学研メディカル秀潤社，2010．

Part VIII Section B 消化吸収障害のある患者の看護ケア

> **View ▶▶▶**
> 消化管は，それぞれの役割があり，相互に関連をもっています。それらを切除することで，消化吸収障害が起こります。消化吸収障害が起こる患者の看護ケアを行うためには，消化管がどのように働き，手術によってどのような機能が障害されるのかを理解する必要があります。

1 手術後消化吸収障害が起こる手術方法

臓器別に，消化吸収に関する主な働きと，手術後消化吸収障害が起こる主な疾患と手術方法について 図表1 に示します。

2 手術前インフォームド・コンセント（患者への説明と同意のポイント）

医師は，手術前に手術方法はもちろんのこと，それがもたらす後遺症も合わせて患者や家族に説明します。また，原疾患や手術による差し迫った不安や恐怖への働きかけだけでなく，食生活におけるライフスタイルの変更を余儀なくされる可能性についても説明します。医師の説明に対する患者の反応を観察し，ケアする必要があります。

さらに，看護師は医師からの説明を患者や家族が理解しているか，どのように受け止めているかを把握することも大切な役割です。

3 主な消化吸収障害と食事指導のポイント

消化吸収障害は，食事の工夫で軽減できるものもあります。看護師は，消化管の機能や，術式，食生活に関する後遺症をふまえて，患者や家族に指導する必要があります。

（1）食道

再建臓器として胃を利用する場合，胃切除術に準じた指導が必要です。指導方法については，「（2）胃」を参照してください。

頸部郭清を行うと，一時的または，半永久的に反回神経麻痺によって，嚥下障害が起こることがあります。また，再建経路が胸壁前再建である場合は，食物が再建臓器（胃，結腸など）を通過しにくいため，なでおろしなどの工夫が必要です。これらによって食道がんの術後は，食事摂取量が不足しがちになります。

また，経口摂取量が少ないときに経管栄養を行うために，空腸ろうを手術時に造設することが多くあります。退院後も空腸ろうを使用する場合には，患者や家族にその管理方法についても指導します。具体的な指導方法については，本章A「嚥下障害のある患者の看護ケア」を参照してく

図表1　臓器別の手術後消化吸収障害

臓器名	消化吸収に関する主な働き	主な疾患	主な術式	消化吸収に関する主な後遺症など
食道	口腔で唾液と混ぜ合わされた食物を胃に送り込む。	食道がん	胃を再建臓器として利用した場合	胃を切除することにより，食物貯留機能が消失し，消化吸収能が低下する。
胃	食道から送られていた食物を貯留し，胃の蠕動運動によって，胃液と混ぜ合わせ，粥状にする。胃液は，蛋白質分解酵素であるペプシンや，カルシウムを水溶性にして小腸での吸収を助けたり，鉄の吸収に関与する胃酸などが含まれている。また，胃壁細胞は，赤血球の形成に関与しているビタミンB_{12}の吸収に欠かせない因子を分泌している。	胃がん	胃全摘術，幽門側胃切除術など	食物貯留機能や消化吸収能が低下する。食物貯留機能が低下することで，ダンピング症状（図表２）が起こる。また，鉄やビタミンB_{12}の吸収が障害されることで，術後4～5年で貧血になる。
肝臓	脂肪の消化吸収に関連する胆汁を生成する。また，消化管から吸収された栄養素の代謝を担う。	肝臓がん，肝硬変	肝部分切除術，拡大肝右（左）葉切除術，肝移植	肝臓は，予備能力が高く，さらに再生能力が旺盛なため，切除後にも形態・機能的に回復する。したがって，長期的に消化吸収に影響することは少ない。
胆のう・胆管	肝臓で生成された胆汁を胆のうで貯蔵・濃縮し，必要に応じて胆管を通じ十二指腸に胆汁を送り込み，脂肪を乳化する。	進行胆のうがん，下部胆管がんなど	膵頭十二指腸切除術など	膵臓が切除されることによって，膵液の分泌が低下もしくは消失するため，消化機能の低下が起こる。ブドウ糖は，消化作用が行われなくても小腸から吸収されるが，蛋白質や脂肪は消化吸収障害が現れやすい。
膵臓	消化・吸収にとって重要な膵液酵素（蛋白質分解酵素，脂質分解酵素，糖質分解酵素）を分泌し，それぞれ，アミノ酸，グリセリンと脂肪酸，グルコースに分解する。	膵頭部がんなど		
小腸	糖質，蛋白質，脂質をはじめとした栄養分や水分の吸収を行う。	絞扼性イレウス，家族性ポリポーシス，繰り返し手術したクローン病	小腸大量切除	小腸は多くの栄養吸収を行う臓器であることや，腫瘍発生の少ない臓器であることから，小腸を大量切除することは，まれである。しかし，大量切除したら，消化吸収という側面から言えば致命的である。小腸は，約6～7mあるため，局所切除による影響は少ない。
大腸	水分と電解質の吸収を行う。	大腸がん，潰瘍性大腸炎など	大腸全摘術，イレオストミー造設術	大腸全摘もしくは，イレオストミーを造設した場合は，食道が大腸を通過しないため水様便となるが，他の術式では，消化吸収に関連した影響は少ない。

ださい。

（2）胃

胃の幽門側を切除することで，摂取した食物が急速に小腸に落下するためにダンピング症状が起こります。ダンピング症状には，早期ダンピング症状と晩期ダンピング症状があります（図表２）。胃切除後の食事指導方法とその理由を図表３に示

図表2　ダンピング症状

症状名	現れる時期	現れる理由	症状
早期ダンピング症状	食後20〜40分	食物が急速に入ることで、①小腸が拡張して蠕動が亢進し、大量の体液が腸管に移動して循環血液の現象が起こる、②血管作動性ホルモンが放出される。	冷や汗、めまい、しびれ・失神、顔面紅潮、顔面蒼白、全身熱感、全身倦怠感、眠気、頭痛・頭重感、胸苦しさ
後期ダンピング症状	食後2〜3時間	食物が休息に吸収されて一時的に高血糖になり、インスリンの過剰分泌が起き、低血糖になる。	冷や汗、めまい、頭痛、脱力感、手指振戦、空腹感

図表3　胃切除後の食事指導

	指導内容	理由
①	1回分の食事量を減らす	胃切除術により、胃容量が減っていることで負荷がかかりやすくなっているため。また、急激に食物が小腸に移行し、ダンピング症状が起きるのを防ぐため。
②	食事の回数を増やす	1回分の食事量を減らしたことで摂取カロリーが減ることを防ぐため。術後しばらくは1日6回食にし、徐々に回数を減らす。
③	よく噛み、ゆっくり食べる	胃の食物を攪拌する機能を補い、消化を助けるためと、食物が急激に小腸に移行し、ダンピング症状が起こるのを防ぐため。
④	食後30分位は状態を起こして休む	手術によって運動機能が低下した胃から食物を流れやすくするため。逆流食道炎を防ぐ。
⑤	食後しばらく横になる	④とは逆に、ダンピング症状が起きやすい幽門側胃切除術後の場合などは、残胃（もしくは再建胃）に停滞する時間を長くさせるため。
⑥	食間に水分を取る	食事中に水分を多く摂ろうとすると胃が張り、食事が十分に取れないことが多い。また、水分は急激に小腸から吸収されるため、ダンピング症状が起こりやすくなる。
⑦	バランスのよい食事を摂る	少量でも十分な栄養を補給するため。脂肪分が多いものは下痢や腹痛になりやすいが、徐々に慣らしていけば問題ない。栄養のバランスを心がければ何を食べてもよい。
⑧	糖分を摂り過ぎない	糖分は小腸からの吸収が早く、ダンピング症状を起こしやすい。
⑨	ビタミンB_{12}、鉄分、ビタミンCを多く摂る	術後貧血を予防するため。また、ビタミンCは鉄の還元に関与する。
⑩	消化の悪いものは特によく噛む	生野菜、キノコ類、海草、こんにゃくなどをあまり噛まないで摂取すると術後イレウスの原因になることがある。

しました。

（3）胆のう・胆管・膵臓

　膵臓を切除することで、消化酵素の分泌低下により、消化吸収障害が起こります。経口摂取を開始するころに、食欲不振、食物嗜好の変化、下痢などの症状が出ることが多くあります。消化酵素薬の投与が行われますが、低脂肪食の指導を行う必要があります。術後、1〜3か月に消化吸収障害は著明になりますが、多くの場合、6か月以降はかなり改善されます。また、手術手技により胃排泄遅延が生じることが多くあります。

(4) 小腸

小腸を大量切除した場合は，栄養吸収を担う部分が失われるため，残存小腸だけでは生命維持に十分な量の栄養を吸収することができず，中心静脈栄養(IVH)に頼らざるを得ません。しかし，近年では，在宅中心静脈栄養法(HPN)により，退院して社会復帰も可能となりました。身体機能が回復したら，できるだけ早期からIVHについての指導を開始し，必要に応じて社会資源を有効に活用します。詳細は第9章C「在宅栄養療法(在宅中心静脈栄養法／在宅経管栄養法)」を参照してください。

(5) 大腸

大腸を全摘出した場合，水分吸収が不十分であるために，イレオストミー(回腸人工肛門)からは，水様便が排出されます。一度に多量の水分を摂取しても水分を吸収できないため，少しずつこまめに飲水するよう指導します。また，下痢を起こしやすい食品は控えめにするよう指導しますが，これらによって必ず下痢が起こるわけではないため，あまり神経質にならず，脱水予防のためにも，下痢がひどいときには止痢剤を内服することが必要です。

4 心理的支援

消化吸収障害がある患者の心理的支援は，食生活におけるライフスタイルの変化の受容過程を支援することにあります。しかし，食は人間の3大欲求の1つであり，食事は社会的な要素も含んでいるため，その受容は容易ではありません。看護師はそれを理解したうえで，患者に関わることが重要です。

> **One Point　栄養サポートチーム(NST)の役割と活動**
>
> 医療技術，治療法は日々進歩しているが，患者の栄養状態が低下していると，副作用や合併症が起こりやすくなり，治療の効果を発揮できない。たとえば，化学療法を行っても副作用のために化学療法を中断せざるを得ない状態に陥ったり，手術侵襲に耐えられずに重度の合併症が生じたりする。治療により患者のQOLが低下してしまうことさえある。このため，栄養管理はすべての治療の基盤としてとても重要である。近年では，高齢患者の増加に伴い，栄養管理の重要性が改めて認識されるようになり，全国的にNSTの普及が急速にすすんでいる。
>
> 多くの施設のNSTは，栄養回診とカンファレンスを活動の軸としている。チームを構成している専門職全員が回診で患者に直接会い，それぞれの専門性から栄養状態のアセスメントを行い，カンファレンスにて栄養療法を検討する。個々の患者に応じた，安全で効率的な栄養療法が行われるようにサポートすることを目標に活動している。

Part VIII Section C 腹腔内手術後の患者の看護ケア

View ▶▶▶

手術後にはさまざまな合併症を起こす可能性があります（第5章D「手術後に起こりやすい合併症」参照）。腹腔内の手術のなかでもリンパ節郭清術後はリンパ浮腫が起こる場合があります。リンパ浮腫は患者の日常生活に大きく影響します。広汎子宮全摘出術などの術後は生涯にわたりリンパ浮腫になる可能性があるため，リンパ浮腫予防と軽減のためのセルフケアを一生継続していく必要があります。看護師は，患者がリンパ浮腫予防と軽減のための知識やセルフケアを習得し日常生活に組み込むことができるように支援します。また，腹腔内手術後は排尿障害が起こることもあります。状況に応じて適切な排尿管理ができるように支援します。

1 リンパ浮腫予防に関する基礎知識

(1) リンパ系の働き

心臓から拍出された血液は動脈から全身に運ばれ，全身の組織に栄養と酸素を与えるために毛細血管から細胞の間に漏出します。漏出した水分，電解質，蛋白質は細胞に必要な物質として与えられ，細胞からは不要になった代謝産物が排出されます。漏出した成分と代謝産物を組織間液といいます。余分な組織間液の90%は毛細血管へ再吸収されますが，10%は毛細リンパ管に入りリンパ管やリンパ節を経て血管に戻ります。リンパ管のなかを流れる液がリンパ液です。リンパ液が流れる経路の器官の総称をリンパ系といいます。リンパ系には多数の弁があり，リンパ液は鎖骨下にある太い静脈に向かって一方向に流れています（図表1）。

(2) リンパ節

リンパ系を流れるリンパ液は全身に張り巡らされた毛細リンパ管から太いリンパ管に集まり静脈に送られます。リンパ管の途中にはリンパ節が多数存在します。リンパ節はフィルターのような役割を果たします。リンパ節ではリンパ液内の細菌や毒素，有害物質が全身に流れないように無害化しようとする免疫機能が働き，異物を処理しています。そのため，リンパ節郭清後は免疫機能が低下し感染を起こしやすく，感染した場合に重症化しやすくなります。

(3) リンパ浮腫とは

リンパ浮腫は原因不明の一次性（原発性）と，原因の明らかな二次性（続発性）にわけられますが，ここではがんでリンパ節郭清術を行った後に起きやすい二次性リンパ浮腫について述べます。

子宮がんや卵巣がん等など骨盤内のがんに対する手術では，臓器とともに鼠径部や骨盤内のリンパ節を郭清することが多くあります。その理由は，がん細胞は原発巣の周囲にあるリンパ管や血管に

図表1　リンパ系と血管系

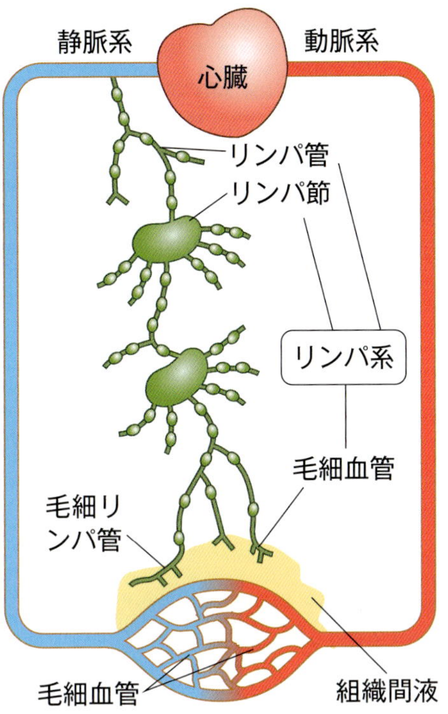

静脈系　心臓　動脈系
リンパ管
リンパ節
リンパ系
毛細血管
毛細リンパ管
毛細血管　組織間液

侵入してリンパ節や多臓器内で増殖するため，リンパ節の郭清によりがんの転移巣の切除，転移の予防，病期の診断ができるからです。リンパ節を郭清することでリンパ液の流れる経路は断絶されますが，多くの場合は身体の表面の今まで機能していなかった毛細リンパ管が機能することで側副路（バイパス）を形成し新たなリンパ液の流れ道ができます。しかし，バイパスの形成が不十分であったりリンパ液の輸送や通過障害が起こったりすると組織間液が細胞の間に貯留します。組織間液の容積が増大した状態を<u>リンパ浮腫</u>といいます。また，術後に放射線治療を行うことがありますが，放射線によりリンパ管の線維化や狭窄をきたしやすく，リンパ浮腫を起こすことがあります。

リンパ節は一度郭清すると再生することはなく，術後は生涯にわたりリンパ浮腫をきたす可能性があります。また，リンパ浮腫はいったん発症すると完治することはほぼありません。さらに，リンパ節は体内の免疫機能を担っているため，術後は免疫機能が低下し感染を起こしやすく，感染した場合に重症化することがあります。感染によってリンパ浮腫が増悪することもあります。そのため，<u>リンパ節郭清術を行った患者はリンパ浮腫の予防と軽減のためのセルフケアを一生継続していく必要があります</u>。

（4）リンパ浮腫の予防と軽減のためのセルフケア指導

患者は医師からリンパ節郭清とリンパ浮腫の可能性とセルフケアの必要性について説明を受けます。看護師は医師の指示のもと，オリエンテーションを行います。資料のようなパンフレットや動画などの視聴覚教材を用いて説明します（資料参照）。

> **One Point　リンパ浮腫指導管理料の算定について**
>
> 術後医師の指示のもとにリンパ浮腫予防と軽減のためのセルフケアを看護師が指導すると，リンパ浮腫指導管理料が加算される。

■文献
1）日本リンパ浮腫研究会編：リンパ浮腫診療ガイドライン　2018年版．金原出版，2018年

2　術後排尿障害

子宮がんや直腸がんなどの手術は，骨盤内の手術操作により排尿に関わる神経損傷が生じることで，<u>術後排尿障害</u>が起こることがあります。主な症状は尿意の低下・欠如や排尿困難があげられます。また，自力で排尿できても腹圧をかけないと排尿できなかったり，尿勢の低下や膀胱内に残尿が貯留したりすることもあります。膀胱内に尿が貯留した状態が続くことで，尿路感染症や水腎症を起こす可能性があるため，患者が適切な排尿管理ができるように支援する必要があります。

資料　下肢リンパ浮腫予防オリエンテーション患者用パンフレット（慶應義塾大学病院患者教育用パンフレットより一部抜粋）

1．リンパ浮腫とは何か？　なぜ起こるのか？

　リンパ浮腫とは，手術によりリンパ節を切除したり放射線治療をしたりすることでリンパ液の流れが障害され，リンパ液によって下肢などに浮腫（むくみ）が起きることをいいます。リンパ節を切除しても今まで機能していなかった皮膚表面のリンパ管が働くようになり新しいリンパ管ができることによってリンパ液の流れは再開します。しかし，流れが悪い状態や感染を起こすことで流れが停滞することがあり，それにより浮腫が起こることがあります。一旦リンパ浮腫を発症すると完治することはほとんどありません。術後数か月〜数年に発症することが多いですが，なかには10年以上経ってから発症する方もいます。そのため，生涯にわたり予防と軽減のためのセルフケアを行い，異常がみられた場合は医療者に相談することが必要です。

2．リンパ浮腫を予防・早期発見のためのセルフチェック

　初期症状としては，下肢や陰部にかけて太くなり指などで圧迫すると跡が残ります。左右の足で太さに差が出ることが特徴です。初期では皮膚の色の変化は起こりにくいです。また，水分が貯留した状態になるので，体重も増えます。そのため，日頃からご自身で皮膚や足の太さや体重の変化を観察することが重要です。週に1回程度，体重測定とともに下肢の測定を行いましょう。**表**のように記録しておくとよいでしょう。

3．日常生活の注意点

〈保湿をしましょう〉
　乾燥した皮膚は傷つきやすく，傷から細菌が入りやすく感染のリスクを高めます。また，リンパ浮腫の皮膚は薄くなるためさらに傷つきやすくなります。さらに一度感染すると繰り返しやすくなります。お手持ちの保湿ローションやクリームでよいので，下肢の保湿に努めましょう。ご希望があれば，医師に保湿剤を処方してもらうこともできます。医師か看護師に伝えてください。

〈感染予防をしましょう〉
　上でも述べたように皮膚に傷をつくらないようにすることが望ましいです。
- 虫刺されを掻くことでひっかき傷をつくらないように，夏場に外出する際は虫よけスプレーを使用しましょう。また，素足で外出せず，ズボンやストッキングを着用するとよいでしょう。万が一虫にさされたら，皮膚を掻かないように患部にかゆみ止めを塗ってください。
- 巻き爪の方は，皮膚を傷つけないよう爪の切り方に気を付けましょう。皮膚科に受診し処置をしてもらうこともおすすめします。
- 白癬（水虫）がある場合も皮膚科を受診し治療しましょう。
- 万が一創ができた場合は，流水で洗い流し清潔を保ちましょう。

〈圧迫を避けましょう〉
- 身体をしめつける下着・衣類・ベルトはリンパ液の流れを妨げるので，ゆるめのものを着用しましょう。

〈リンパの流れをよくする姿勢をしましょう〉
- 長時間椅子に座るなど，同じ姿勢をとる際は，時折膝や足首を動かしましょう。足を組むことは避けましょう。なるべく正座は控えましょう。
- 睡眠時，足を心臓から10cm程度上げ，お尻の下にもタオルなどをしき，心臓に向けてリンパ液を流すようにするとよいでしょう。

表　下肢測定表

日付	体重	足背		足首		ふくらはぎ		膝上10cm		膝上20cm	
		左	右	左	右	左	右	左	右	左	右
/											
/											
/											
/											
/											

〈運動〉
・足の筋肉を使うとリンパ液の流れが活発になります。入浴や水泳など水中で足を動かすことでリンパ液の流れがよくなると言われています。むくみがあっても適度な運動は続けましょう。

4．蜂窩織炎(感染)を起こしたときの対処方法
　足で熱をもっている部分があればアイスノンなどで患部を冷やしてください。万が一圧迫治療をしている場合は，すぐに中止し医療機関を受診してください。

5．浮腫が悪化したら
　すぐに医療機関を受診してください。リハビリテーション科のリンパ浮腫専門の医師や看護師，理学療法士から手を使ったセルフドレナージ方法や，弾性ストッキングや包帯などを使用した圧迫療法，圧迫療法をしたうえでの運動療法を指導します。
　浮腫がない状態での予防的なドレナージや専門的な圧迫療法と浮腫の発症には効果がないと言われています。浮腫がなければ行う必要はありません。

6．医療制度について
　リンパ浮腫予防や軽減のための指導を受けると，リンパ浮腫指導管理料が医療費として請求されます。詳細は看護師にお尋ねください。
　また，圧迫療法資材(弾性着衣)の費用は一部費用負担が免除されます。手続き方法は看護師にお尋ねください。

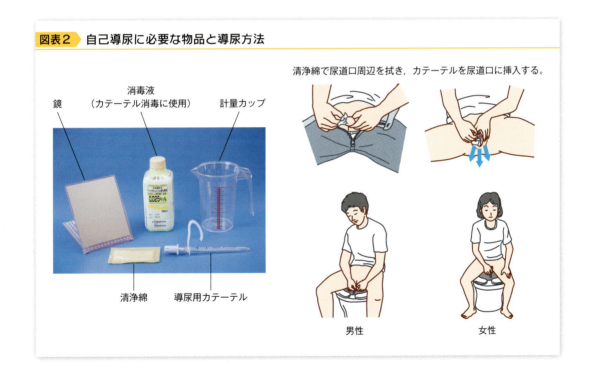

図表2　自己導尿に必要な物品と導尿方法

　医師から手術による排尿障害の可能性を説明されたら，オリエンテーションを行います。排尿障害によるリスクと尿量測定や自己導尿の必要性，セルフケア方法について説明します。術後，膀胱留置カテーテルを抜去後(術後4～7日頃)は，尿意にかかわらず定期的に排尿してもらい尿量測定を行うとともに導尿をして残尿測定を行います。尿意が戻らない場合は定期的に排尿行動をとるように促します。残尿の貯留が持続する場合は自己導尿を指導します(図表2)。また，飲水量が少

ないと濃縮尿となり細菌が発生しやすくなるため，一定量の水分を飲むように指導します．そして，血尿や排尿時痛，頻尿，発熱といった尿路感染症の症状が生じた場合はすぐに受診することも伝えます．

■ 文献
1) 本田正史他：末梢神経障害による神経因性膀胱　骨盤内手術後．臨床泌尿器科．71(2)：189-196, 2017.
2) 中川晴夫：末梢神経障害による神経因性膀胱―骨盤内手術後の排尿障害．泌尿器外科．26(3)：261-263, 2013.

Part VIII Section D コミュニケーション障害がある患者の看護ケア

> **View ≫≫**
> 自分の意思が正確に伝わらない，または伝えられない状況は，その人にとって大きなストレスになり，不安や不満を生じさせてしまいます。疾患を抱え生命の危機に直面し，苦痛を伴っている患者であればなおさらのことです。看護師はそのような患者の状況を理解したうえで，患者の不安や不満を解消，軽減し安心感を与えることができるよう，あらゆる手段を使って患者とのコミュニケーションをはかるかかわりをしていく必要があります。

　コミュニケーションとは，送り手がメッセージを受け手に伝達し，次に受け手が送り手となり，メッセージを受け手に送り伝えることです。この送り手と受け手との間でメッセージの行き来が繰り返され，相互にメッセージの意味を理解しあうことで，はじめてコミュニケーションが成立します。

　人は日常生活を営むうえで他者とのコミュニケーションの多くを，音声または文字を中心とした言語により行っています。したがって，疾患や治療のために突然，また一時的であっても言語的コミュニケーションに障害が生じる状況になった場合，他者とのコミュニケーションに障害をきたすばかりでなく，社会生活や環境への適応も困難になります。

　ここでは，手術や呼吸状態の悪化に伴う，気管挿管により一時的に言葉を発することができない状況となった患者とのコミュニケーション法と，脳血管障害による言語障害をもつ患者とのコミュニケーション法，発声器官である喉頭を摘出した患者とのコミュニケーション法の実際について述べます。

1 気管挿管患者とのコミュニケーション

　発声とは，空気が声帯を通過するときに声帯を振動させることで可能となります。しかし気管挿管中は空気が声帯を通過しないため声が出ない状態になります。人工呼吸管理下において，患者は生命の危機を感じながらも言葉で自分の意思を伝えられず，大きな緊張と不安を抱えています。

　急性期では刻々と変化する病態に対して治療が優先され，患者のニーズに沿った看護を提供することが疎かになりがちです。しかし，このようなときこそ看護師は患者のニーズを的確に把握し，患者の不安の軽減に努め，心のこもった精神的援助を提供していく必要があります。

（1）気管挿管が予定されている（手術などの）場合

　患者が声の出ない状況をイメージでき，声の出ない状況への心構えができるような説明と，患者が挿管中のコミュニケーション方法を理解し，安心して手術を迎えられるような説明を行うことが必要です。説明する内容としては，次のようなこ

とがあります。
① 声が出ないことの説明（一時的なものであると必ず伝えておく）。
② 挿管中のコミュニケーション方法の説明（希望があれば実際に練習してみる）。
③ サインを決め，挿管中に担当する看護師に伝えておく。
④ 患者の心配なこと，挿管中に生じると思われる要求を聞いておく。

（2）コミュニケーションの方法：発声に頼らないコミュニケーションの活用

◆ボディ・ランゲージ
　表情，視線，身振り手振り，しぐさなどを見逃さず読み取る。
◆筆談
　紙やホワイトボード，手掌などに文字を書いてもらう。
◆文字板・50音表
　あらかじめ文字の書いてある紙を患者に見せ，指で指してもらう。
◆単語カード
　あらかじめ使いそうな言葉，訴えの多い内容を書いた紙を患者に見せ指で指してもらうか，うなずいてもらう。
◆読唇術
　患者にゆっくりと大きく口を動かしてもらい読み取る。
◆サイン
　あらかじめ患者と看護師でサインを決めておく。
　例）人差し指を立てる→痛い
　　　親指を立てる→OK，大丈夫

（3）コミュニケーションのポイント

　コミュニケーションをスムーズにするため患者の状態・背景を把握したうえで関わり，精神的・身体的ストレスにならないように配慮することが大切です。次のことに注意します。
◆YES，NOで答えられる質問にする。
　よい例）→息苦しいですか？
　悪い例）→どのようにつらいですか？
◆患者の特徴を把握する。
　状況，経過だけでなく，性格，職業，習慣なども把握しておくと訴えの内容を察しやすくなる。また，よく訴える内容や，サインを看護師間で申し送りしておくとスムーズ。
◆根気よく訴えを聞き，理解しようとしている姿勢をみせる。
　患者がうまく意思を伝えることができず投げやりになりそうなときも，看護師は訴えを聞く意思があることを伝え，思いやりをもって対応することが重要。
◆サインを見逃さない。
　苦痛な表情をしていたり，身の置きどころがないようにモゾモゾ動いていたら，その原因を除去するように声をかけるなど，繊細な観察が必要。
◆看護師が受け取った内容を言葉で繰り返し確認する。
◆呼吸などの身体状況に変化があれば休憩を促す。
◆患者の注意を途切れさせない。
　気管挿管中は，鎮静薬や鎮痛薬の作用で意識が清明でないことが多い。そのため話に集中ができず，患者の訴えが十分聞き取れないことがある。患者の注意が途切れないように声かけやタッチングを有効に行い，訴えを可能な限り聴くのとともに，患者と目を合わせ，理解されやすいよう"ゆっくり，はっきり"話すことが重要となる。

2 言語障害のある患者とのコミュニケーション

　脳血管障害による言語障害は「麻痺性構音障害」と「失語症」の2つに大別されます。
　麻痺性構音障害とは，言葉を発するときに使う声帯や唇，舌など発声に関連する器官の運動障害です。
　一方，失語症は大脳の左半球にある言語野が障害されるために起こるもので，いったん獲得した言語が障害された状態です。「聞く・読む・話す・

書く」すべてに影響が及びます。

1）麻痺性構音障害の特徴
- 言語不明瞭
- 声のかすれ
- 小声

2）失語症の4つの障害
- 聞いて理解することの障害
    耳は聞こえているが言葉の意味がわからない。
- 話すことの障害
    考えていることと違う言葉や発音をしてしまう。
- 読んで理解することの障害
    文字や文章を読んで理解することが困難。
- 書くことの障害
    言葉が話せないだけでなく、書くこともできない。

（1）コミュニケーションのポイント

患者はコミュニケーションが思うようにいかないと心理的に落ち込んだり、自信を失い殻に閉じこもってしまったりすることがあります。ジェスチャー、表情などの非言語的手段を含めてできる限りコミュニケーションを保つことが重要です。

（2）コミュニケーションの方法

1）麻痺性構音障害
- 言葉がはっきりしない場合は一語ずつ区切って、ゆっくり話す習慣をつける。
- 声のかすれがある場合は、深く息を吸って大きな声を出せるように腹式呼吸の練習をする。
- 筆談や50音表、文字盤など代償手段を活用する。
- 聞き手が患者の発音に慣れることで、患者が表現したいことを予測する力をつける。

2）失語症
- 短い文でゆっくり話しかける。
- 使い慣れた言葉や表現を使って話しかける。
- 抑揚や表現を豊かに話しかける。身振りを加えたり実物を見せたりする。
- 現在関心をもっていることについて話しかける。
- 話しかけても1回で理解できないときは、別の表現に変えてみる。
- 1つのことが理解されたことを確かめて次のことにすすみ、話題を唐突に変えない。
- うまく話せない患者に対してYES, NOで答えられるように質問する。
- 患者に話すための時間を十分に与え、辛抱強く待つ。
- 無理やり話させようとしたり、誤りを訂正したりしない。
- 患者がうまく話せたり、理解できたりしたときは、褒めたり一緒に喜び励ます。
- 50音表は使えない。

（3）心理的支援

術後の気管挿管、聴覚・視覚障害、運動器障害、感染症、脳血管障害、代謝障害などによる言語的コミュニケーション障害は患者の不安や不満を助長します。このような患者は、視線や表情、身体の動作など限られる手段でメッセージを送っています。看護師は事務的にならず、患者の不安な気持ちを受け止めて接する姿勢が必要です。患者の心身の痛みを理解しようとする気持ちがなければこうしたメッセージを見落とすことになります。患者との信頼関係のうえに成り立つ非言語的コミュニケーションは患者を理解することからはじまります。

また、患者の不安定な精神状態は身体的回復を遅らせる原因になります。看護師が患者の回復への援助をするには、身体面の観察だけでなく、常に精神的な側面を含めて統合的に観察をすることが必要です。

3 喉頭を摘出した患者とのコミュニケーション

　喉頭には発声に必要な声帯が含まれており、喉頭全摘出術を受けた患者は、生まれもった自身の声を失い、コミュニケーション能力に大きな支障をきたします。発声に頼らないコミュニケーション方法もありますが、新たに発声方法を習得することでコミュニケーションの幅が広がります。

(1) コミュニケーションの方法

1) 食道発声
- 食道を使って発声する。口から食道に向かって空気を取り込み、げっぷを出すように発声する方法。

2) 電気喉頭による発声
- 電気喉頭という電子機器（図表1）を使って発声する。電気喉頭を首にあててボタンを押すと電気音声ブザー音が流れ音源として使用される（図表2）。

(2) 心理的支援

　手術により声を失うことは、患者にとって大きな喪失感を伴う出来事であり、その後の人生を左右しかねません。現代では、声に代わるコミュニケーション手段としてさまざまな電子機器も存在しており、患者は自身の生活スタイルや社会生活における役割に合ったコミュニケーション手段を選択することができます。新たな発声方法を習得する過程においては、看護師は患者の不安を察知し、安心感をもって訓練に臨めるよう支援していくことが必要です。

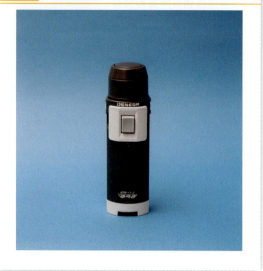

図表1　電気喉頭

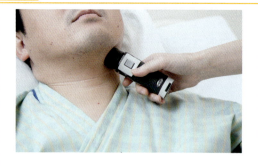

図表2　電気喉頭をあてる位置

■ 文献
1) 馬場元毅：絵でみる 脳と神経—しくみと障害のメカニズム　第3版. 医学書院, 2009.
2) 溝尻源太郎・熊倉勇美編：口腔・中咽頭がんのリハビリテーション—構音障害, 摂食・嚥下障害. 医歯薬出版, 2000.

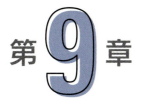

包括的な看護
── 在宅ケア推進

A » 包括的な医療提供システムの活用
　　─医療と生活機能の維持のために
B » 在宅酸素療法
C » 在宅栄養療法（在宅中心静脈栄養法／在宅経管栄養法）
D » 在宅および外来での化学療法
E » 社会資源の活用

包括的な医療提供システムの活用 —医療と生活機能の維持のために

Part IX Section

> **View**
>
> 　入院中も外来でも，患者中心で質の高い，かつ効率のよい看護が求められています。そのためには，病棟と外来の看護が切り離されたものではなく，患者に対し生活者としての視点で関わり，つまり医療の生活機能を維持するための包括的なケアが求められます。医療連携推進部（病院によって地域連携室など呼称が異なる）の看護師や医療ソーシャルワーカーなどの多職種，地域とも互いに連携を図りながら医療と生活機能を維持するための介護の両面を継続した包括的なケアを提供する必要があります。

1　患者を取り巻く環境の変化と周手術期の看護

　治療計画上予定されていた治療期間で退院することを目指します。入院前の身体機能の状況によっては，セルフケアレベルが低下して退院の時期を迎える場合もあったり，化学療法，放射線治療などを外来で治療を継続したり在宅医療を必要とするケースもあります。

　また，複雑で多くの在宅医療を必要とした状況で退院する患者は，高齢化や核家族の増加，女性の社会進出などから，自宅での介護が困難な場合もあり，その場合は医療と介護両側面でのケア提供体制を整える必要があります。

　病院での看護には質の高いケアを効率よく行えることが求められています。退院後にも必要な医療・看護が在宅で継続できるように，医療連携推進部の医師・看護師（専門・認定看護師など）・医療ソーシャルワーカー（社会福祉士，精神保健福祉士）・薬剤師などの多職種，さらに地域とも互いに連携を図る必要があります。

　そのために私たち看護師は，患者の退院後の生活も見据えた，包括的な視点をもって看護を提供する必要があります（第1章B「周手術期看護の特徴」14ページ **図表2**「包括的な看護提供システムの概念図」参照）。

2　退院支援・退院調整

　退院支援とは「患者が自分の病気や障害を理解し，退院後も必要な医療・看護を受けながらどこで療養するのか，どのような生活を送るのかを自己決定する支援」です。その自己決定した「思い・願いを実現するために，患者・家族の意向をふま

えて環境・人・物を社会保障制度や社会資源につないでいくマネジメントをする過程」が退院調整です。[1]

つまり，退院後もさまざまなニーズや問題をもつ患者に対し，そのニーズや問題に応じた療養環境の準備・調整と，退院指導を計画的に行うことをいいます。ここでは，退院後に，施設ではなく在宅療養を行う患者について述べます。

まず，入院予約をした時点から，外来で患者の生活背景や疾患・術式，サポート体制などを多角的にアセスメントします。医師が退院の指示をしてからあわてて準備をするのではなく，医師と連携し，できるだけ早く方向性を見極めることが重要です。

そして，予想された退院後の状態や生活をふまえて，できるだけ早期から，患者や家族に対して，患者の生活背景や疾患などに合わせて退院後の生活や治療がスムーズにいくように支援し，必要な患者には療養環境の調整を同時進行で進めていくことが，重要なポイントです。

(1) 退院指導

患者は，退院後も健康上の問題と付き合いながら生活を継続していくことになります。

最初に，患者の希望を確認し，自己管理能力をアセスメントします。患者の自己管理が可能ならば，それを強みとしていかし，術前指導と並行して，退院指導を行います。

しかし，退院後の生活を問題なく行うためには，家族の支援も重要であり，サポート体制のアセスメントが必要となります。場合によっては，患者とともに，家族やキーパーソンにも退院指導を行うことが必要な場合もあります。

指導内容や患者の自己管理能力および家族のサポート体制のアセスメントをしたうえで，疾患や術式，生活背景などをふまえ，計画的に退院指導をすることが大切です。

(2) 在宅療養環境の準備・調整

患者に支援が必要な場合やサポート体制が不足している場合には，退院後，患者が生活し治療を継続することが困難になります。そのような場合，本当に在宅療養が可能なのか，長期療養型の病院や，老人保健施設などの施設入所が望ましいのか，また，在宅療養を行う場合においては，患者にとって，どのような支援が必要なのかをアセスメントする必要があります。

家族だけで支えられるのか，家族だけでは困難なのか，また，それは医療行為を伴うのか，身の回りの介護だけでよいのかなどをアセスメントします。

そして，退院後は外来通院のみでよいのか，地域との連携（自宅での訪問診療や訪問看護，訪問介護など）が望ましいのかについてもアセスメントする必要があります。また，住宅改修や介護用品などが必要なのかも検討します。

複雑な問題であれば，医療ソーシャルワーカーと連携し，患者や家族にとって最もよい方法を見極める必要があります。

さらに，患者やその家族が困っていることに対して，介護保険や身体障害者の福祉制度，難病に対する医療費助成，障害年金などの社会保障を活用することによって，経済的な負担や介護負担に対する支援が受けられる場合があります。活用できるかどうかを確認したうえで，患者や家族に情報提供します（詳細は本章 E「社会資源の活用」参照）。

■文献

1) 宇都宮宏子監, 坂井志麻編：退院支援ガイドブック「これまでの暮らし」「そしてこれから」をみすえてかかわる. p12, 学研プラス, 2015.
2) 角田直枝編：よくわかる在宅看護 改訂第2版. 学研プラス, 2016.

Part IX Section **B**

在宅酸素療法

> **View**
> 在宅酸素療法(HOT：home oxygen therapy)は，病状は安定しているが，体中に酸素を十分に取り込めない患者に長期にわたり在宅で酸素吸入する治療です。家庭生活や職場への復帰が可能となり，QOLの改善を目的に導入されます。しかし，患者には高度な医療処置や日常生活の自己管理が求められ，患者とともに生活する介護者の負担も想像以上に大きくなります。看護師は，患者や家族に在宅で管理できるように退院支援や療養環境の調整を行います。

1 適応

在宅酸素療法の適応基準は，次に示す通りになっています。
①チアノーゼ型先天性心疾患
②高度慢性呼吸不全例
・在宅酸素療法導入時に動脈血酸素分圧55mmHg以下の者
・動脈血酸素分圧60mmHg以下で睡眠時または運動負荷時に著しい低酸素血症をきたす者で，医師が在宅酸素療法を必要であると認めた患者
③肺高血圧症
④慢性心不全患者：医師の診断により，NYHA Ⅲ度以上で，睡眠時のチェーンストークス呼吸がみられ，無呼吸低呼吸指数が20以上であることが睡眠ポリグラフィー上確認されている症例

在宅酸素療法患者の疾患は，慢性閉塞性肺疾患(COPD)が半数近くを占めています。あとに肺線維症・間質性肺炎，肺結核後遺症，肺がん患者などが続きます。術後に一時的に在宅酸素を導入することもあります。

2 酸素供給機器と周辺機器

在宅酸素療法は，1985年に保険診療として認められています。機器は患者個人で購入することが困難な高額な医療器械ですが，医療施設とサービス提供業者がレンタル契約を結び，患者に貸与し，在宅での使用を可能にしています。

(1) 酸素供給機器

在宅酸素療法は，酸素濃縮装置(図表1)・高圧酸素ボンベ(携帯用)(図表2)を酸素供給器として用います。携帯用酸素装置には，呼吸同調式酸素供給調整器(吸気をセンサーで感知し，吸気時の始まりに同調して酸素を供給する装置)を使用すると，連続流量に比べ，酸素消費量や鼻腔の乾燥を抑えられます。使用している患者の1割程度が設置型液体酸素装置・携帯型液体酸素装置を使用しています。

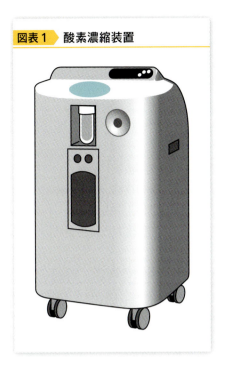

図表1　酸素濃縮装置

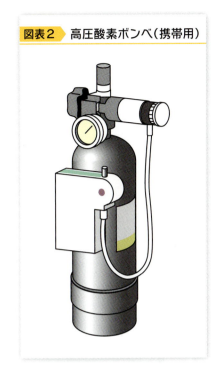

図表2　高圧酸素ボンベ（携帯用）

（2）周辺機器

　吸入器具は，鼻カニューレが一般的です。流量が3L以上になると，鼻腔粘膜への刺激も考えられるので，保護するためのケアが必要です。リザーバーカニューレとリザーバーペンダントは，カニューレの一部に酸素を蓄える部分があります（図表3）。そのため，呼気時に供給された酸素を効率よく利用し，酸素消費量を最大75％節約できます。酸素流量が多い場合に使用されます。ほかに，必要に応じて，簡易酸素マスクやトラキマスクが使用されます。

　酸素吸入器具と酸素流量および吸入酸素濃度は，第5章G「治療・処置施行時の介助」135ページ「3．酸素療法」を参照してください。

3　在宅療養指導管理料／在宅療養指導料

　要件を満たしていれば，診療報酬として在宅酸素療法指導管理料および在宅酸素療法材料加算が算定されます。また，医師の指示に基づき看護師もしくは保健師が，個別に30分以上療養指導を行った場合に，在宅療養指導料が算定できます。

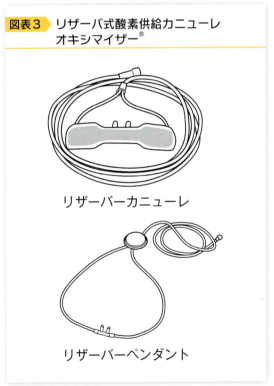

図表3　リザーバ式酸素供給カニューレ　オキシマイザー®

リザーバーカニューレ

リザーバーペンダント

　個人情報が漏れないように個室や隔離されたブースなどで患者に説明をすることが重要です。また，患者に対し，指導料が算定されることについて説明が必要です。

図表4 外出時のイメージ

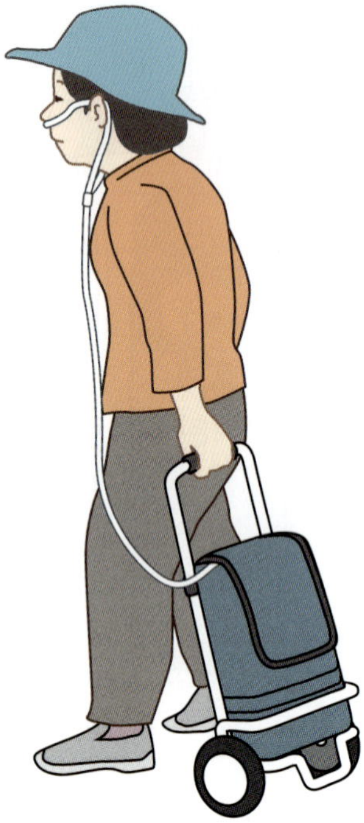

確認できるようにする(外出時のイメージ：図表4)。
- カニューレやマスクの装着や手入れの方法
- バイタルサイン，体重，浮腫，チアノーゼ，呼吸困難感などの身体徴候のモニタリング
- 食事，入浴，活動などの日常生活指導や注意点
- 感染予防と感染徴候の観察
- 薬物療法の管理(吸入法も含む)
- 正しい呼吸方法，排痰方法
- 定期受診の必要性や異常出現時の対処方法

(2) 在宅療養環境の準備・調整

退院後の通院手段，行動範囲の制限，呼吸困難感，酸素吸入に対する抵抗感など，患者の戸惑いや不安は，私たちが想像するより，はるかに大きいといえます。外来通院時に面接を行い，不安や日常生活で困っていることなどを傾聴し対処しますが，必要に応じて，訪問看護や訪問介護を導入します。その場合は，地域に継続してほしい内容を明確にし，看護サマリーを添えて申し送りします。

4 看護ケアのポイント

(1) 退院指導

以下について指導を行います。
- 呼吸の仕組みと酸素の必要性
- 酸素流量を守る必要性
- 酸素供給器の種類・構造・操作方法
  ※外出時はボンベの酸素量・残量を確認し，どれくらいの時間外出できるか患者自身が

■ 文献
1) 医学通信社編：診療点数早見表．医学通信社，2016．
2) 日本呼吸器学会肺生理専門委員会在宅呼吸ケア白書COPD疾患別解析ワーキンググループ：在宅呼吸ケア白書・COPD(慢性閉塞性肺疾患)患者アンケート調査疾患別解析．日本呼吸器学会，2013．
3) 角田直枝編：よくわかる在宅看護　改訂第2版．学研プラス，2016．
4) 石原英樹・竹川幸恵・荻野洋子監：在宅酸素療法ケアマニュアル．メディカ出版，2012．

C 在宅栄養療法（在宅中心静脈栄養法／在宅経管栄養法）

Part IX Section C

> **View**
>
> 以前は，栄養摂取だけのために入院していることもありましたが，現在は，医療技術の進歩や価値観の多様化，またそれを支える社会資源や在宅でも管理がしやすい製品の開発などによって，在宅中心静脈栄養法や，経鼻あるいは胃ろう，空腸ろうなどからの在宅経管栄養法が一般的に用いられるようになりました。

1 適応

それぞれの疾患や術式などの状態に応じて選択されます（図表1）。

在宅中心静脈栄養法（HPN：home parental nutrition）の保険適応は「原因疾患のいかんに関わらず在宅成分栄養経管栄養法以外に栄養維持が困難な者で，当該療法が必要であると医師が認めた者」が対象とされています。主な疾患として，①進行がん，②短腸症候群（小腸大量切除術後），③炎症性腸疾患（クローン病，潰瘍性大腸炎）などがあります。在宅経管栄養法の適応としては，①嚥下困難，②高度の経口摂取低下などがありま

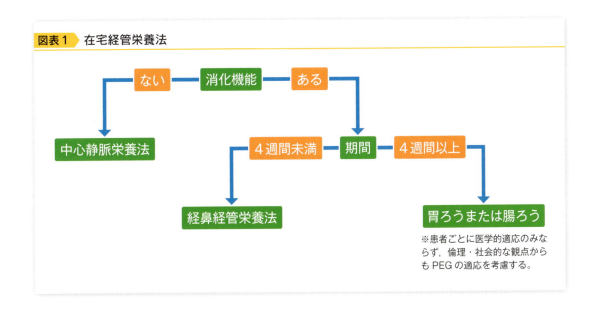

図表1　在宅経管栄養法

す。

周手術期患者においては，在宅中心静脈栄養法は小腸大量切除後や，在宅経管栄養法は食道がん術後（空腸ろう）や，頸部や胸部大動脈瘤術後などの反回神経麻痺による嚥下困難（胃ろう）などに適応となります。

在宅経管栄養法は，在宅中心静脈栄養法に比べ，腸管を使用することで，①生理的②感染や合併症の危険性が低い③管理が容易④比較的安価にできるなどの利点があります。

在宅経管栄養法の禁忌は，腸管が安全に使用できない場合といわれています。患者の状況にもよりますが以下のような例があります。

①消化管閉塞，②難治性の下痢，③1週間以内に経口摂取可能，④全身状態不良で予後不良，⑤高度の出血傾向，⑥消化管吸収障害。

2 投与経路

（1）在宅中心静脈栄養法

在宅中心静脈栄養法には大きく分けて，体外式カテーテルによるものと，皮下埋め込み式ポートによるものがあります。体外式カテーテルは，シリコン素材でできており，皮下トンネル内でカフによって皮下固定する構造をもった，ヒックマンカテーテル®や，ブロアビックカテーテル®などを使用します。皮下埋め込み式ポートは，一般的に自己管理がしやすく安定した部位である前胸部や肘部に，ポーターカットカテーテル®などのポートを埋め込み，輸液の注入ごとに穿刺する方法です。いずれも先端は，中心静脈に留置されています。

（2）在宅経管栄養法

在宅経管栄養法には，経鼻（先端は胃もしくは十二指腸内），胃ろう，空腸ろうがあります。

胃ろうの多くは，経皮内視鏡的胃ろう造設術（PEG）によって造設されます。胃ろうチューブは，バルーンタイプとバンパータイプがあり，そのなかでもボタンタイプ，チューブタイプがあり

ます。また，空腸ろうの多くは食道がんの手術中に造設されます。

3 必要な器材と周辺機器

（1）在宅中心静脈栄養法

a. 中心静脈栄養輸液製剤

中心静脈栄養輸液製剤の基本組成は，糖・電解質輸液，アミノ酸製剤，高カロリー輸液用総合ビタミン剤，高カロリー輸液用微量元素製剤を混合したものになっています。原則として脂肪乳剤を投与します。

在宅療養においては，調剤時の細菌や異物の混入の防止，患者・家族の負担軽減のために，ワンパック製剤を用い，投与直前に注入するビタミン剤等もあらかじめ注射器に充填されたものを用います。

b. 周辺機器（図表2）

輸液製剤の注入は，自然落下法でも可能ですが，正確に投与することができ，取り扱いも簡便な在宅専用の注入ポンプの利用が望ましいでしょう。

輸液ラインは，在宅注入ポンプ専用のクローズドシステムのラインを用います。輸液ラインと中心静脈栄養カテーテルや側管の接続には，外れにくく安全な専用のコネクターが用いられます。

（2）在宅経管栄養法

a. 栄養剤

経腸栄養剤は，人工濃厚流動食と天然濃厚流動食に分けられます。人工濃厚流動食は成分から成分栄養剤，消化態栄養剤，半消化態栄養剤に分類されます（図表3）。また制度上は以下のように分類されます。

- 医薬品：医師が処方せんで指示
- 食品：食事指示せんで指示

b. 周辺機器

経腸栄養では，中心静脈栄養ほど正確な投与が必要ではないため，自然落下法を選択する場合が多いです。その際は，周辺器具は，注入ボトル，経腸用輸液セットがあれば投与可能です。しかし，

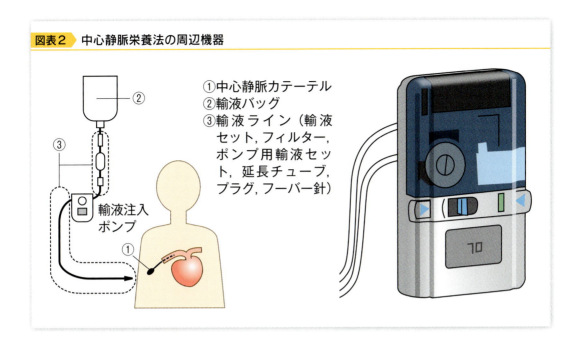

図表2　中心静脈栄養法の周辺機器

①中心静脈カテーテル
②輸液バッグ
③輸液ライン（輸液セット，フィルター，ポンプ用輸液セット，延長チューブ，プラグ，フーバー針）

図表3　経腸栄養剤の種類

医薬品経腸栄養剤	食品濃厚流動食
半消化態栄養剤 消化態栄養剤 成分栄養剤	半消化態栄養食 消化態栄養食

夜間に持続注入する場合や，胃食道逆流が認められる場合などは，経腸栄養ポンプを使用します（図表4）。

4　在宅療養指導管理料／在宅療養指導料

在宅中心静脈栄養法指導管理料は，中心静脈法以外に栄養維持が困難な場合のすべてが対象となります。

在宅経管栄養法においては，在宅成分栄養経管栄養法としてしか算定できません。したがって，投与経路は問いませんが，人工栄養剤（エレンタール®，エレンタールP®，ツインライン®）のみの場合です。半消化態栄養剤，天然濃厚流動食は算定できません。

また，在宅療養指導料は，在宅中心静脈法においても在宅経管栄養法においても，医師の指示に基づき，看護師もしくは保健師が，個別に30分以上療養指導を行った場合に算定できます。

また，栄養管理のために，注入用のポンプを使用した場合は，注入ポンプ加算を算定できます。ポンプは，酸素供給機器と同様に，医療施設とサービス提供業者がレンタル契約を結び，患者に貸与します。

5　看護ケアのポイント

在宅中心静脈栄養法や在宅経管栄養法は，栄養摂取だけのための入院をなくし，栄養管理を在宅で行うことができます。早期に自宅に帰る希望のある患者のQOLを向上させることができます。一方で，患者や家族が管理できるように支援する

図表4　経腸栄養ポンプ

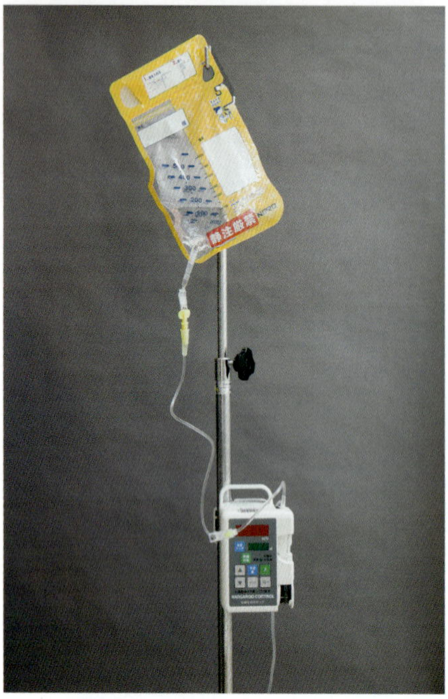

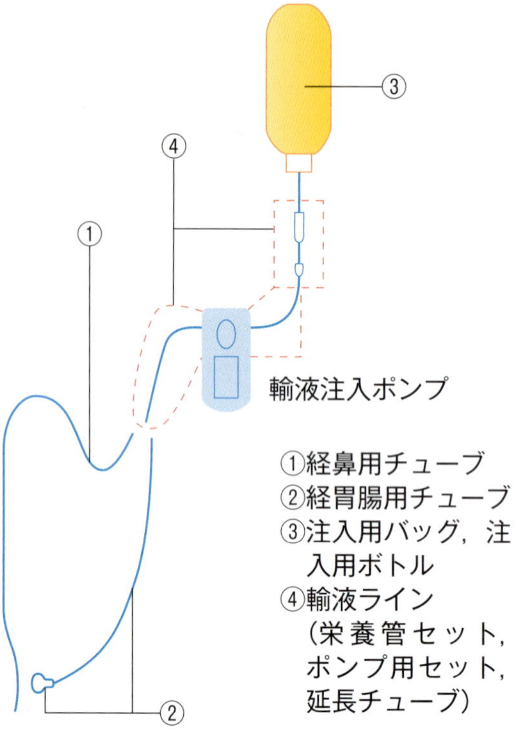

輸液注入ポンプ

① 経鼻用チューブ
② 経胃腸用チューブ
③ 注入用バッグ，注入用ボトル
④ 輸液ライン
　（栄養管セット，ポンプ用セット，延長チューブ）

必要があり，またその準備にも一定の期間を要します。看護師は，できるだけ早期から，退院支援や療養環境の調整を行う必要があります。

（1）退院指導

以下について指導を行います。

- 在宅中心静脈栄養法や在宅経管栄養法の手順と技術
- 必要な栄養剤や資材の入手方法（在宅中心静脈栄養法であれば薬剤も含む）
- 在宅中心静脈栄養法であれば，廃棄物処理方法
- 感染予防と感染徴候の観察
- 食事と体重，排便状況，刺入部皮膚の状態などのモニタリング
- 清潔，移動などの工夫や日常生活指導
- 定期受診の必要性や異常出現時の対処方法

また，患者は食生活の変化を余儀なくされています。患者がその変化をどのように捉えているかを確認し，受容過程を支援する必要があります。

（2）在宅療養環境の準備・調整

中心静脈栄養法や経管栄養法などを在宅で行うことは，患者や家族の身体的，精神的負担が大きい場合があります。本当に在宅で行うことが可能なのか，本人の自己管理能力や家族などの支援体制などのアセスメントも必要です。中心静脈栄養法や経管栄養法を在宅で行うことが最も患者や家族にとって，QOLの向上に有効であると判断したら，できるだけ早期から退院支援・退院調整を行います。患者や家族と相談し，介護者の負担を軽減できるように，定期的に医療者の目で観察するために訪問看護を導入することが望ましい場合は，地域の訪問看護ステーションに継続が必

要な内容に関して，看護サマリーを添えて申し送ります．

■ **文献**

1) 日本静脈経腸栄養学会編：静脈経腸栄養ガイドライン 第3版, 照林社, 2014.
2) 宮崎歌代子・鹿渡登史子編：在宅療養指導とナーシングケア―退院から在宅まで2　在宅中心静脈栄養法／在宅成分経営栄養法. 医歯薬出版, 2002.
3) 医学通信社編：診療点数早見表. 医学通信社, 2016.

在宅および外来での化学療法

Part IX Section D

> **View**
>
> がんの3大治療は「手術（外科治療）」「放射線療法」「化学療法」といわれています。がんの種類や病期により，術前・術後に薬物療法を行うことがあります。術前化学療法は，手術前に病期を下げる目的で薬物療法を行います。術後化学療法は手術，放射線療法などの局所治療後に再発予防目的で行います。また，予想される薬物有害反応の程度などにより，化学療法を入院中だけでなく，外来通院で行うこともあります。

1 適応

化学療法の有用性が認められているがんは次の通りです。

- 術前：食道がん，膀胱がん，乳がん，喉頭がん，骨肉腫，胚細胞腫瘍，小児固形腫瘍など
- 術後：乳がん，胃がん，食道がん，大腸がん，膵がん，骨肉腫，子宮体がん，非小細胞がん，GIST（消化管間質腫瘍）など

在宅や外来で化学療法を行う場合には，がんの種類や病期だけでなく，がん化学療法の適応を評価したうえで，日常の活動がどの程度行えているかをPS（performance status）**図表1**などを参考に確認します。さらに，有害事象，患者の自己管理能なども合わせて確認します。外来での化学療法に適さない患者（**図表2**）もふまえ，最適な治療法だと医師が判断した場合に，外来での術前・術後の化学療法が適応となります。外来での化学療法が困難な場合，患者の希望に合わせて，在宅で行うこともあるので状況を確認する必要があります。

また，従来からある内服による化学療法に加え，近年では外来で抗がん薬の点滴を実施しながら抗がん薬を内服する場合もあります。内服による化学療法の適用の拡大も進んでおり，さまざまながんへの使用が認められています。費用なども考えながら適正な使用が求められています。

2 投与経路

抗がん薬の主な投与経路には，経静脈投与，経動脈投与，皮下投与，筋肉内投与，腹腔内投与，脳脊髄内投与，経口投与などさまざまなものがあります。外来で行う投与経路としては，主に，経静脈投与（末梢静脈，埋め込み式ポートからの中心静脈），経口投与，埋め込み式ポートからの選択的動脈内投与があります。

3 在宅療養指導管理料／在宅療養指導料／外来化学療法加算

在宅悪性腫瘍等患者指導管理料は，要件に合致した患者に対し，注入ポンプなどを用いて，在宅

図表1　ECOG(Eastern Cooperative Oncology Group)のPS(パフォーマンス・ステータス)

PS	患者の状態
0	無症状で社会的活動ができ，制限を受けることなく発病前と同等にふるまえる。
1	軽度の症状があり，肉体労働は制限を受けるが，歩行，軽労働や座業はできる。
2	歩行や身のまわりのことはできるが，時に少し介助が必要なこともある。軽作業はできないが，日中50％以上は起居している。
3	身のまわりのことはある程度できるが，しばしば介助が必要で，日中の50％以上は就床している。
4	身のまわりのこともできず，常に介助が必要で，終日就床を必要としている。

(Common Toxicity Criteria, Version2.0 Publish Date April 30, 1999. http：//ctep.cancer.gov/protocolDevelopment/electronic_applications/docs/ctcv20_4-30-992.pdf, JCOGホームページ：http：//www.jcog.jp/)

図表2　外来での化学療法に適さない患者

1．化学療法レジメンによる制約
a．接続的な点滴が必要であり，尿量など長期間にわたりきめ細かい管理を必要とするレジメン（シスプラチンを含むもの）
b．抗がん剤を連日投与する必要のあるレジメン
c．有害事象の種類，頻度，およびその対応が明らかでないレジメン（新薬第Ⅰ相試験など）
d．重篤な有害事象の高頻度の発症が予測され，集中的な管理を必要とするもの 　（1）骨髄抑制や感染症，補液，および尿量の管理を集中的に行う必要があるもの 　（2）治療により腫瘍崩壊症候群をきたす可能性があり，薬剤投与後の全身状態，電解質，腎機能に対する集中的管理が必要なもの 　（3）抗体治療によるinfusion reactionをきたす可能性があるもの 　（4）重篤なアレルギー反応をきたす可能性があるもの
2．患者の全身状態による制約
a．重篤な有害事象をきたす可能性のある症例（全身状態不良，多量胸水，腹水貯留，コントロール不良の糖尿病や感染症の合併，心機能や肺機能低下，および広範な骨髄浸潤や肝転移）
b．通院困難な症例（疼痛や呼吸不全などによる歩行困難）
3．社会的状況による制約
a．有害事象に対する患者，および家族の理解が得られない場合
b．外来への通院に物理的制約がある場合

(「安藤正志：外来での化学療法に適さない患者，がん外来化学療法マニュアル(国立がんセンター中央病院通院治療センター編)，p39, 2009, 南江堂」より許諾を得て転載)

における鎮痛療法または悪性腫瘍の化学療法を行っている入院中以外の末期の患者に対して指導管理を行った場合に算定します。

また，投与経路として留置カテーテルが装着されていて，その管理に配慮を要する場合で，医師の指示に基づき，看護師もしくは保健師が，個別に30分以上療養指導した場合には，在宅療養指導料が算定できます。

一方，厚生労働大臣が定める施設基準に適合する施設において，悪性腫瘍の患者に化学療法を行った場合は，外来化学療法加算が算定できますが，同一月における在宅悪性腫瘍等患者指導管理料との併算定は不可です。

4　看護ケアのポイント

術前・術後の化学療法の看護の目的は，患者が

安全にかつQOLを維持しながら，周手術期の化学療法を遂行でき，がんとともに生きる生活が送れるように支援することです。しかし，入院中に行う化学療法に比べ，外来通院中に行う化学療法は，有害事象やセルフケアの介助のモニタリングを24時間行う医療者から離れた自宅で過ごすなかで，患者や家族にはより健康管理能力やセルフケアが求められます。

術後の化学療法を行う患者には，看護師はできるだけ早期から退院後の生活を予測し，自己管理能力を高めるためのより具体的な退院指導に力を注ぐ必要があります。また，外来に移行すると，多くの患者はどの時期にどのように対処行動をとっていいのか迷います。抗がん薬の有害事象の程度やそれに伴う生活の支障をアセスメントし，相談に応じることも重要です。

術前化学療法は，はじめから外来で化学療法を導入する場合があります。そのような場合は，患者や家族はこれから体験する状態を予測しにくいため，自己管理できるように支援していくことが重要です。

また，治療やそれにまつわる事柄についての意思決定への支援や，患者や家族のつらさを共感的に受け止め，心理社会面を支えるサポート体制も重要です。

■文献

1）日本癌治療学会がん診療ガイドライン：
http://jsco-cpg.jp/（2019年2月閲覧）
2）がん情報サイト：
http://cancerinfo.tri-kobe.org/（2019年2月閲覧）
3）国立がん研究センターがん情報サービス：
https://ganjoho.jp/public/index.html（2019年2月閲覧）
4）佐々木常雄・岡元るみ子編：新がん化学療法ベスト・プラクティス．照林社，2012．
5）国立がん研究センター内科レジデント：がん診療レジデントマニュアル 第7版．医学書院，2016．
6）角田直枝編：よくわかる在宅看護 改訂第2版．学研プラス，2016．

Part IX Section E 社会資源の活用

> **View**
> 術後には,「家で酸素が必要になった」「がんの化学療法が必要になった」「人工肛門をつくった」などさまざまな状況になることが考えられます。また,「医療費が支払えない」「仕事を休職する必要がある」など経済的な問題が起こる場合もあります。このような患者が,在宅で生活するためには人的サポート体制の強化や物理的な療養環境の準備・調整が必要です。患者や家族が困っていることに対して,社会資源を適切に活用し,身体的,心理的,経済的などさまざまな負担の軽減につながるように支援することも看護師の重要な役割です。

1 主な社会保障制度

病気やけが,失業などで生活の安定が損なわれた場合に,健やかで安心できる生活を保障することを目的として社会保障制度があります。困難にならないように,支援を受けられます。受けられる保障の内容は,年齢や所得,自治体の事業により異なるため,詳細は医師や医療ソーシャルワーカー,保健所,各自治体の福祉窓口に相談する必要がありますが,社会保障制度の主な内容は次のようになっており,人々の生活を生涯にわたって支えるものとなっています。

◆社会保険
・年金保険(厚生年金・国民年金・共済年金など)
・医療保険(健康保険・国民健康保険・共済組合など)
・介護保険・労災保険・雇用保険

◆社会福祉
高齢者,児童,障害者,母子家庭などが安心して社会生活が営めるように,公的な支援を行う制度
・高齢者福祉
・児童福祉
・障害者福祉
・母子・寡婦福祉

◆公的扶助
生活に困窮する国民に対して,最低限度の生活を保障し,自立を助けようとする制度
・生活保護制度　など

◆保健医療・公衆衛生
健康に生活できるように,予防,衛生のための制度
・予防接種・がん検診などの各種健康診断

(1)医療費に関する支援

・医療保険により患者が負担する額は原則的に医療費の3割となっている。その他,年齢や所得などに応じて負担額は軽減する。
・高額療養費制度
・障害をもつ人への医療費助成制度
・難病の人への医療費助成制度

(2)所得保障に対する支援

・障害年金
障害年金とは,一定の障害になったとき,生活

図表1　介護保険の特定疾病（16疾病）

1. がん【がん末期】
   （医師が一般に認められている医学的知見に基づき回復の見込みがない状態に至ったと判断したものに限る。）
2. 関節リウマチ
3. 筋萎縮性側索硬化症
4. 後縦靱帯骨化症
5. 骨折を伴う骨粗鬆症
6. 初老期における認知症
7. 進行性核上性麻痺，大脳皮質基底核変性症及びパーキンソン病
   【パーキンソン病関連疾患】
8. 脊髄小脳変性症
9. 脊柱管狭窄症
10. 早老症
11. 多系統萎縮症
12. 糖尿病性神経障害，糖尿病性腎症及び糖尿病性網膜症
13. 脳血管疾患
14. 閉塞性動脈硬化症
15. 慢性閉塞性肺疾患
16. 両側の膝関節又は股関節に著しい変形を伴う変形性関節症

を保障するために給付される年金である。国民年金加入者は障害基礎年金を，厚生年金加入者は障害基礎年金に加えてそれぞれ厚生年金が給付される。手続きは，障害基礎年金を受ける場合は住所地の市区町村の役所に提出し，厚生年金を受ける場合は社会保険事務所に提出する。

・傷病手当金

病気休業中に保険者加入者とその家族の生活を保障するために設けられた制度で，被保険者が病気などのために会社を休み，十分な報酬が受けられない場合に支給される。[1]

・生活保護制度

資産や能力等すべてを活用してもなお生活に困窮する人に対し，困窮の程度に応じて必要な保護を行い，健康で文化的な最低限度の生活を保障し，その自立を助長する制度である。[2]

2　（日常）生活を送るための支援

（1）介護保険

退院後，日常生活上の支援が必要な場合は，まず，介護保険の利用が考えられます。患者が相談する窓口は地域包括支援センターや在宅介護支援センターです。市町村によって名称や相談窓口が異なるので，患者がどこに相談すれば良いのか困らないように支援が必要です。

1）対象者

65歳以上，もしくは，40歳〜64歳で16種類の特定疾患（図表1）によって，日常生活に何らかの支援を必要とする人となっています。

2）申請から認定までの流れ

退院までに要介護度が決定しない場合は，介護支援事業所への相談が可能です。しかし，申請から要介護認定までは一般的に約1か月かかります。介護認定されていない患者が退院後に介護保険サービスを受けることが望ましいと思われる場合は，できるだけ早期に要介護認定の申請をする必要があります。そして，介護認定審査会によって，非該当，要支援，要介護1〜5に認定され，要介護度によって利用限度額が決まります（図表2）

3）利用可能なサービス

介護保険では，介護の必要性に応じて次のようなサービスが受けられます。図表3で介護保険のサービスを紹介します。

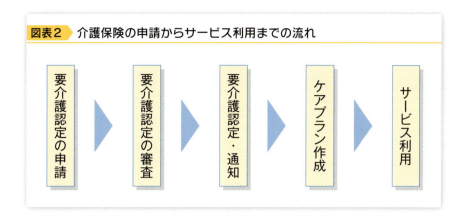

図表2　介護保険の申請からサービス利用までの流れ

要介護認定の申請 ▶ 要介護認定の審査 ▶ 要介護認定・通知 ▶ ケアプラン作成 ▶ サービス利用

4）市町村特別給付によるサービス

市町村特別給付によるサービスは，各市町村によって異なるため確認が必要ですが，概ね次のようなサービスがあります。

- 配食サービス
- 移送サービス
- 寝具乾燥消毒サービス
- オムツなどの支給
- 生きがい対応型デイサービス
- 自立支援型家事援助サービス
- 緊急通報システム

（2）障害者総合支援法

介護保険に該当しない場合に，障害者総合支援法に該当することがあります。介護保険により認定を受けている場合には，介護保険を優先的に利用します。

難病等があって，障害者手帳は取得できないが障害支援区分（6段階）に該当すればサービスが利用できる場合もあります。

消化器外科的な術後（人工肛門造設後）や循環器系の術後（ペースメーカーを植込み後）や整形外科的な術後（人工関節を入れる・装具を作成した）のような場合も，患者の日常生活の制限の状況や疾患の進行などにより申請できる場合があるので，患者の支援が必要な内容をよく確認することが重要です。

患者の困っている内容をどのように解決していけばよいか不明なときには，医師，医療連携推進部などの看護師や医療ソーシャルワーカーに相談するなど，チーム医療としての対応を検討します。

1）障害者手帳

障害は次のような種類があり，障害のある人が申請できる手帳があります。

- 身体障害：身体障害者手帳
- 知的障害：療育手帳（愛の手帳・みどりの手帳など）
- 精神障害：精神障害者保健福祉手帳

取得後は障害の程度や種類によってサービスを受けることができます。障害の種別と程度，収入や家族状況，地域によって異なりますが，概ね次のようなサービスを利用できるようになります。

◆自立支援給付
- 介護給付（居宅介護・短期入所など）
- 訓練等給付（自立訓練・就労移行支援など）
- 補装具（義肢・車いす・補聴器など）
- 自立支援医療
  ①更正医療（障害の軽減や回復のための手術などの費用の助成）
  ②育成医療
  ③精神通院医療

◆地域生活支援事業
- 相談支援
- 日常生活用具の給付または貸与（ベッド，ポータブルトイレ，シャワーチェア，吸引器など）
- 移動支援　など

図表3　介護保険サービスの一例

家庭を訪問するサービス
・訪問介護員の訪問［訪問介護］ ・看護師などの訪問［訪問看護］ ・リハビリテーションの専門職の訪問［訪問リハビリテーション］ ・入浴チームの訪問［訪問入浴介護］ ・医師，歯科医師，薬剤師，栄養士，歯科衛生士による指導［居宅療養管理指導］
日帰りで通うサービス
・日帰り介護施設（デイサービスセンター）などへの通所［通所介護（機能訓練，食事や入浴など）］ ・介護老人保健施設などへの通所［通所リハビリテーション（デイケア）］
施設への短期入所サービス
・特別養護老人ホームや介護老人保健施設などへの短期入所［短期入所生活介護・短期入所療養介護（ショートステイ）］
福祉用具の貸与・購入や住宅の改修
・福祉用具（車いす，特殊寝台など）の貸与 ・福祉用具（腰かけ便座，入浴用いすなど）の購入費の支給 ・住宅改修費（手すりの取り付けや段差の解消など）の支給
その他
・認知症高齢者のグループホーム ・有料老人ホームなどでの介護 ・看護小規模多機能型居宅介護
介護サービス計画の作成
［ケアプラン］

> **One Point　医療連携推進部**
>
> 医療連携推進部，地域医療連携室などさまざまな名称があるが，病院には地域との連携を図るための部署がある。その部署の看護管理者や医療ソーシャルワーカーなどが協働し，退院支援・退院調整支援において安心して退院後の生活を送れるように，役割を発揮している。

■ **文献**

1）全国健康保険協会：
https://www.kyoukaikenpo.or.jp/（2018年12月閲覧）
2）厚生労働省：生活保護制度．
https://www.mhlw.go.jp/stf/seisakunitsuite/bunya/hukushi_kaigo/seikatsuhogo/seikatuhogo/index.html（2018年12月閲覧）
3）厚生労働省：平成28年度版厚生労働白書．2016．
4）日本在宅ケア学会編：在宅ケアと諸制度．ワールドプランニング，2015．
5）福井トシ子・齋藤訓子編：診療報酬・介護報酬のしくみと考え方　第3版．日本看護協会出版会，2016．
6）宮崎和加子・清崎由美子編：訪問看護師のための診療報酬＆介護報酬のしくみと基本．メディカ出版，2016．
7）厚生労働省：介護事業所・生活関連情報検索．http://www.kaigokensaku.mhlw.go.jp/（2018年12月閲覧）
8）宇都宮宏子監：退院支援ガイドブック―「これまでの暮らし」「そしてこれから」をみすえてかかわる．学研プラス，2015．
9）東京都福祉保健局：東京都退院支援マニュアル（平成28年3月改訂版）．http://www.fukushihoken.metro.tokyo.jp/iryo/iryo_hoken/zaitakuryouyou/taiinnshienn.html（2018年12月閲覧）

第10章

1日入院患者看護
──低侵襲手術・外来手術

A » レーザー円錐切除術の看護ケア
B » 経カテーテル大動脈弁留置術(TAVI)の看護ケア

レーザー円錐切除術の看護ケア

> **View »»»**
>
> 　今日，手術方式の進歩によって低侵襲治療が可能となり，手術のための入院期間の短縮化が進んでいます。数日間の入院で手術を行う疾患や患者が増えており，外来での検査や患者教育の充実が求められます。
>
> 　ここでは，子宮頸がんに対して2泊3日入院で行われるレーザー円錐切除術の看護ケアについて紹介します。近年，子宮頸がんは若年女性の間で増加傾向にあります。手術を受ける患者に対する適切な情報提供や患者の不安を理解することが看護のポイントになります。

1 短期入院手術を支援するシステムの構築

（1）外来での十分な検査による手術適応の判断

　レーザー円錐切除術は子宮頸がんの前がん病変あるいはがん初期病変の場合に適応になります。また，病気の広がりを確認し子宮摘出などの追加治療が必要かを判断するための診断目的として行われることもあります。手術前は，子宮頸部の診察だけではなく全身検査をします。そして，手術が必要となった場合は，耐術能のための検査も必要になります。

1）問診

　医師や看護師は，来院理由や自覚症状を患者に問います。性器出血や性交時痛など自覚症状がある場合や，症状がなくても検診などで再検査指示が出た場合など，来院理由はさまざまです。

2）内診および細胞診，組織診

　婦人科の診察では内診が行われます。患者は内診台にのり，開脚した状態で検査が行われます。子宮や膣の診察に加え，頸部の粘膜をこすりとる細胞診や頸部の組織を切り取る検査を行い，病気の悪性度や広がりを診断します。患者にとって羞恥心のある検査であり検査によっては痛みを伴うこともあるため，看護師による声かけや労いは大切です。また，検査によっては数日出血することや検査日の入浴は控えるといった注意事項を説明します。

3）全身検査

　病変の広がり具合を検査するためにCT・MRIなどが行われます。また，手術適応となった場合，全身麻酔の手術が可能かを判断するために，採血・採尿検査，肺機能や心電図検査が必要になることもあります。加えて，既往歴によっては手術による影響などについて専門医の診察を受けることもあります。これらの検査は手術入院の前に外来で実施されます。看護師は検査の手順や所要時間を説明し，患者がスムーズに外来検査を行えるように支援します。

（2）外来での情報収集や患者教育

　入院中スムーズに治療や療養ができるよう，看護師は外来で患者の情報収集や入院中の流れや注意点をオリエンテーションします。情報収集に

ついては既往・内服内容といった身体的状況，不安の程度や内容などの精神的状況，家族背景や就業などの社会的状況を確認します。情報収集は患者理解を深め入院中の看護ケアに活かすことが目的です。また，入院中の流れや注意点のオリエンテーションを外来で行うことで患者が入院中や術後の状態や生活を想像することができ，必要な情報提供を行うことで患者の適切な治療への参画促進や不安の軽減につながります。そして，患者の生活や社会的役割を調整するためにも重要です。

手術までの通院は数回ほどです。看護師は短時間で必要な情報収集やオリエンテーションを行うためのコミュニケーション力が求められます。

（3）継続支援

どんなに低侵襲や短期入院の治療であっても，病気や手術という経験は患者にとって重大な出来事です。病理診断の結果や病気の広がりによっては追加手術になることもあり，がんの進行に不安を抱えていることも少なくありません。また，手術により子宮頸管の癒着，流産や早産のリスクが高まることもあります。治療が女性のライフイベントにも影響することもあります。患者の治療目的やライフステージから患者が抱える問題の予測や実際に患者が感じている不安を抽出しながら，術前だけではなく術後も情緒的介入や意思決定支援を継続的に行っていくことが看護師に求められます。

2 外来での手術オリエンテーション

パンフレットなどを用いて，手術前日，当日，術後の生活について説明します。具体的な内容を以下に述べます。患者にオリエンテーションする内容から，一連の流れをつかんでみましょう。

1）手術前日（入院日）

①入院時に患者確認用のIDバンドを腕に装着する。手術室には必ず持参する。

②術後性器出血や発熱時に使用するための生理用ショーツ・ナプキンとフェイスタオルを入院時に持参あるいは売店で購入する。

③手術当日は入浴できないため，手術前日にはシャワーをすませる。

④食事は手術前日までは摂取できる。

2）手術当日

①手術が終了するまでは飲食不可となる。術後も数時間は飲食不可であるが，医師の許可が出てから水分摂取が可能になる。

②医師から常用薬の内服指示があれば少量の水で服用する。

③朝，洗面をすませ術衣に着替える。化粧はしない。手術室にはめがね，義歯，時計，貴重品などは持参できないためあらかじめ外しておく。

④手術前に点滴が留置される。点滴留置後は点滴架台とともに歩行する。手術後は数時間後に抜針する。

⑤手術予定時刻は医師から事前に説明される。家族は予定時刻より早めに来院し待機する。

⑥手術室へは自立歩行可能であれば歩いていく。術後はベッドに寝たまま病棟に戻る。術後は翌日までベッド上で過ごす。排泄もベッド上となるため，手術中に膀胱留置カテーテルが挿入される。体位変換は自身でも可能であるが，援助が必要な場合はいつでもナースコールで援助を求めてよい。

⑦痛みや悪心などを感じたときは我慢せずナースコールで援助を求めてよい。

3）手術翌日（退院日）

①早朝，看護師とともに歩行する。歩行状態が安定していることを確認できたら膀胱留置カテーテルが抜去される。

②手術中に膣内にガーゼが挿入されるが，医師が診察しガーゼが抜去される。

③手術翌日からシャワー浴は可能となる。入浴は退院後の外来で医師から許可が出ると可能になる。性交渉も同様に医師の許可が出るまでは控える。

④退院後，しばらく月経血程度の性器出血を認め

ることがあることを説明する。退院後に，大量出血が見られる場合や発熱や腹痛がある場合は，次回外来受診日を待たずに病院に連絡する。

3 入院中の管理

1）入院日（手術前日）の看護

入院後，バイタルサインを測定し体調不良がないか問診を行います。また，外来での情報収集に不足があれば追加します。そして，オリエンテーションの内容を理解できているか確認し，理解が十分でなければ情報提供をします。また，ナプキンなどの必要物品が揃っているかを確認します。さらに，手術承諾書に署名されているかも確認します。

2）手術当日の看護

点滴を挿入し，IDバンドの装着と義歯などが外されているかを確認します。術後は，バイタルサインの測定や性器出血の有無や程度，疼痛や悪心の程度と有無など全身を観察します。

3）退院日（手術翌日）の看護

付き添い歩行をして歩行が安定していることを確認して膀胱留置カテーテルを抜去します。また，医師が膣内ガーゼを抜去する際に介助します。そして，術後の注意点について理解の確認や外来受診日を知らせます。

4）退院後の看護

退院後は定期的に外来に通院し，今後の治療計画を医師と相談します。看護師は，治療計画やライフプランに合わせた情報提供やオリエンテーション，疾患や今後の社会生活や妊娠・出産に対する不安などの情緒的支援を継続していきます。必要に応じて専門家への橋渡しを行います。

■文献
1）日本婦人科腫瘍学会編：子宮頸癌診療ガイドライン2017年版．金原出版，2017．

B 経カテーテル大動脈弁留置術(TAVI)の看護ケア

Part X Section

View ▶▶▶

　今日医学の進歩によって，より高度で，より侵襲の低い治療が増え，治療の選択肢が広がっています。一方で，今まで侵襲的な治療が困難であった高齢の患者へも適応が広がったことで，低侵襲といえどもハイリスクとなる症例も同時に増えています。そのため，術前から心身ともに整え，手術の侵襲を最小限にとどめ，ADLを低下させることなく社会復帰することへの支援が重要となっています。
　ここでは，低侵襲カテーテル治療の1つである経カテーテル大動脈弁留置術(TAVI)の看護について述べていきます。

1 低侵襲手術の選択をサポートするシステムの構築を理解する

　TAVIとは，カテーテルを用いて大動脈弁に人工弁を留置する治療法です。外科手術ではリスクが高い患者に対して行われます。外科手術に比べて，低侵襲とはいえども，開胸手術が受けられない患者や高齢者が行うことでハイリスクとなりえます。この治療の目標は，患者のQOLの向上であり，たとえ手術を受けても，術後ADLの回復が困難となれば，患者のQOLを逆に低くさせてしまい，患者や家族にとって望む医療とはいえません。
　そのため，侵襲を最小限にとどめ，ADLを維持・向上し，生活にもどっていくことを支援することが重要となります。特に高齢者は他の疾患を有している場合が多く，老年期の特徴として身体機能や認知機能の個人差が大きく，より個別的な介入をする必要があります。したがって，手術を選択するかどうか，今後の人生をどのようにすごしたいのか，患者を含めた医療チームでよく話し合い治療方針が決定されます。

2 チームで関わる

　術前から，身体面・精神面・社会面等の情報収集を行い，リスクを評価します。早期から問題点に対して多職種と協働し，多方面からの介入を行います。そして，特に重要なことは，患者や家族が疾患をどのように受け止めているか，治療を正しく理解しているか，治療への意思を確認することです。高齢者が多いのが特徴であり，この治療を受けることで，患者・家族が何を望むか確認することが重要となります。患者・家族の治療に対する理解や思いを確認し，チームで共有したう

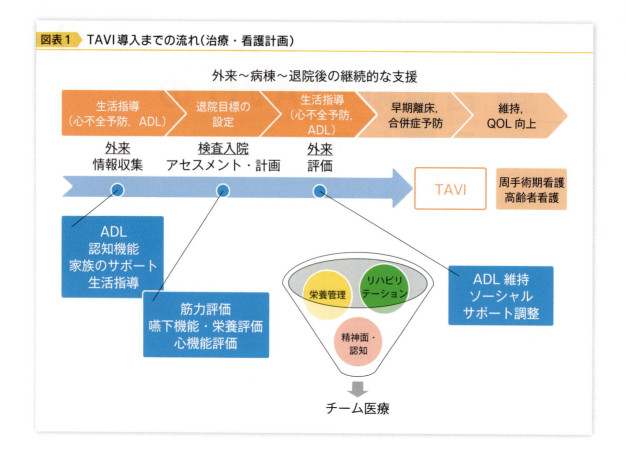

図表1　TAVI導入までの流れ（治療・看護計画）

えで，患者・家族が望む医療を受けられるように支援していきます。

3　多方面から評価し介入を行う

手術前〜術後，退院後を通しての，アセスメントのポイントと介入をさまざまな角度から 図表1 にまとめました。

1）患者・家族の意思確認

術前の外来から，治療に対する意思を確認します。患者とキーパーソンとなる家族の意思を聴取していきます。どのような病態であり，どのような治療方法であると理解しているか，ほかの治療方法を選択することを検討しているか，今までどのように疾病管理をしてきたのか，さらに今後はどのように生活をしていきたいのか等を聴取します。ときに，非常に高い目標をもっていたり，「低侵襲」と聞き，身体に負担がかからない治療と考えていたり，治療に対して誤った認識や理解が不十分である場合があります。そのような場合には，治療前後の経過をイメージし，理解できるように，図や絵を用いながら説明を補足します。必要であると判断すれば，医師に再度説明をするよう依頼をして，疾患や治療の理解を促します。

また，高齢の患者のなかには，「治療のことはよくわからないけれど，家族が受けてほしいというから受けようと思う」といった理由で治療を受ける場合もあります。そのような場合は，患者が自身の思いや考えを表出しやすいように，安心できる環境を整えます。今まで歩んできた人生や，患者や家族等周囲との関係，価値観を十分聴取し，患者の意思を知り，尊重していく必要があります。そして，医療チームでリスクを総合的に評価し，治療を受けることで患者のQOLにどのような影響があるか，患者・家族とともに考えることが重要です。認知機能の低下している患者の意思決定支援についても，意思表出があった際は，

チームで共有し，患者の思いを尊重します。そのうえで，最善の意思決定が行われるよう支援を行います。患者・家族を中心にしたチームで目標を立て，共有しておくことが非常に重要になります。

2）身体面

心不全症状の有無，活動時の息切れや失神の有無を確認します。高齢者は身体面での個別性が多様であることに加え，心不全症状やその他疾患や障害の影響によって生活に制限が出ている場合があり，より細やかに評価をしていく必要があります。特に，昨今では高齢者を身体的，精神的，社会的に評価するために「高齢者の虚弱（フレイル：Frailty）」が注目されています。身体的機能障害のリスク因子や転倒リスク因子となる筋力の減少，活動性の低下など評価することで，転倒予防や介護予防への介入にも重要であるといわれています。フレイルを評価するスケールとして，臨床フレイル・スケール（Clinical Frailty Scale）を使い，評価を行います。さらに，食事やトイレ動作，入浴や階段昇降，排泄に関しての基本的な日常生活の動作がどの程度自立して行えているか情報収集します。生活動作を具体的に情報収集していくことで，生活動作にどの程度介助が必要か把握することができます。術前から理学療法士による運動機能評価を行い，虚弱や虚弱となる恐れのある患者には，自宅でも実践可能な運動療法の指導を行います。TAVIを受けるまでに，ADLを低下させず体力をつけてTAVIへ臨めるよう援助していきます。身体面の評価をもとに，リハビリテーションの目標を設定していきます。術後，目標に向かって多職種でアプローチし早期のADL回復に努めていきます。

3）栄養

特に，高齢者は低栄養状態である場合が多いです。低栄養は感染や合併症のリスクを高めるだけではなく，身体活動量自体を下げてしまいADLやQOLにも大きくかかわってきます。そのために，術前から栄養状態を維持・向上するよう介入し，手術に耐えうる状態を目指すことが重要です。特に心不全患者は塩分制限を強いられますが，それによって食事摂取量が低下する可能性があるので，正しく栄養状態を評価し，早期から介入することがポイントとなってきます。

外来では採血結果や体形，自宅で摂取している食事内容等を聴取し，栄養状態の評価を行い，低栄養状態や低栄養のおそれのある患者には，管理栄養士に依頼し，食事指導を行います。必要であれば，栄養補助食品の案内を行いTAVIまでに栄養状態を向上するよう支援していきます。入院時には，外来で指導された内容が，自宅で実践できているか確認し，継続的に指導内容が実践できるよう介入していきます。

4）嚥下機能

高齢者は加齢とともに嚥下機能が低下している場合があります。嚥下障害を起こしていると，術後誤嚥性肺炎を引き起こし，回復の遅れをとるだけでなく生命の危機に陥る可能性もあります。外来で，嚥下障害のスクリーニングを行います。外来でのスクリーニング結果を記録に残すことで，病棟看護師に引き継ぐことができます。特に，栄養障害の可能性が高いと判断された場合は，適宜，言語聴覚士等に依頼し，嚥下造影などを行い評価するとともに，食事摂取の方法や体位など指導し，誤嚥性肺炎の予防を行っていきます。

術後，食事をはじめても問題がないかアセスメントを行い，初回は看護師が見守り食事を開始していきます。誤嚥の徴候がないかを観察し，誤嚥を起こさないよう援助を行っていきます。

5）認知機能

患者・家族から日常生活での認知面での状況，内服や食事の管理について情報収集します。外来の限られた時間のなかでは，表立った認知の問題を把握しきれない場合がありますが，コミュニケーションのなかで気がかりな面があった場合，病棟看護師に引き継ぎます。また，睡眠薬を使用している場合，せん妄を誘発しやすい薬を内服している際は，外来で変更などを検討する場合があります。

検査入院では，認知機能評価を行い，入院中の様子を観察し，術後せん妄発症予防対策について話し合います。急性混乱のリスクについてアセ

スメントスコアシートを使用し、せん妄発症のリスクを評価します。場合によっては、精神科に依頼し予防対策をとります。また、発症した際には対応や対処を早期に行えるように調整します。また、家族にも協力を得る場合があることを説明し、入院中患者が安心し、安全に過ごせるように援助していきます。

6）療養環境の調整

早期から、患者がどのような療養環境で過ごしているのか情報収集します。内服管理や食事管理、体調のセルフモニタリングの状況、家族や周囲のサポート状況、家屋の状況や外出の頻度等です。身体面に加え、認知機能が低下している、あるいはその恐れのある患者については、退院後の生活を見据えた療養環境の調整が必要か検討を行っていきます。患者の状態や患者・家族から収集した情報をもとに、多職種でのカンファレンスを行い、連携して退院調整を行っていきます。必要時には、医療ソーシャルワーカーや地域と連携をとり、退院後も、症状が悪化せず患者の望むQOLを保って生活が送れるように継続的に支援していきます。入院前から退院後の生活状況を確認し、個々に合わせた療養環境の調整を行い、患者が治療後すみやかに地域の生活に戻り、QOLを向上し生活していけるよう支援していきます。

低侵襲手術の選択をサポートするためには、患者・家族の意思を確認したうえで、早期から多方面から多職種による評価を行い、患者・家族を含めたチームが一丸となり、継続的かつ包括的に介入していくことが重要となります。

■ 文献

1）中野直美他：カテーテル治療（TAVI）の最前線とケア．重症集中ケア．15（3）：69-80, 2016．
2）山田陽介他：フレイルティ＆サルコペニアと介護予防．京都府医科大学雑誌．121（10）：535-547, 2012．

索引

欧文

Ⅰ度房室ブロック 75
Ⅱ度房室ブロック 75, 76
Ⅲ度房室ブロック 76
ACP 49
ADLの低下 87
Af 70, 71
Aライン 109
BMI 66
CDC 59
COPD 244
CPM 159
EBP 37
ERAS 190
GCS 99
HOT 244
HPN 247
JCS 99
JNAラダー 31
MSW 178
NST 87, 231
NSVT 72
ODA 155
PAC 70
PaO₂ 104
PCA 130, 190
PLR 186
PPE 62
PS 252
PVC 72
qSOFA 53
R on T PVC 72
SGA 155
SIRS 59
SOFA 53
SpO₂ 104
SSI 59, 187
SSS 77
TAVI 263
VAP 68
Vf 74
VT 73

あ

アイスマッサージ 222
アセスメントスコアシート 206
アドバンス・ケア・プランニング 49
息こらえ嚥下 225
意識レベル 99, 184
意思決定 47
意思決定支援 48
医療ソーシャルワーカー 178
医療提供体制 10
医療法 22, 44
咽頭期 220
インフォームド・コンセント 44
ウェンケバッハ型 75
運動療法 157
栄養管理 154
栄養サポートチーム 87, 231
嚥下 220
嚥下機能改善手術 227
嚥下訓練 222
嚥下障害 220
炎症 59
音楽療法 161

か

介護保険 256
咳嗽訓練 146, 222
外来化学療法加算 253
化学療法 252
下肢自動運動 163
仮性球麻痺 221
間欠的空気圧迫法 162
観血的方法 109
看護師等の人材確保の促進に関する法律 23
看護師のクリニカルラダー 31
看護者の倫理綱領 23, 28
看護判断 20
感染 59

感染予防対策 187
浣腸 140
器械運動 159
気管挿管 237
気管内吸引 149
器質的嚥下障害 220
気道狭窄 185
機能的嚥下障害 221
気分安定薬 91
キャリア 37
吸引 149
急性心不全 186
吸入療法 139
球麻痺 221
胸部圧迫法 148
起立性低血圧 88
筋性防御 82
筋肉注射 118
グラスゴー・コーマ・スケール 99
グリセリン浣腸 140
クローズドシステム 125
経カテーテル大動脈弁留置術 263
経管栄養法 156
経口摂取方法 223
経口糖尿病治療薬 91
軽叩法 149
経口薬 117
携帯型ディスポーザブル注入ポンプ 132
経腸栄養剤 248
頸部回旋法 225
血圧 108, 171
血栓予防 162
言語障害 238
高圧酸素ボンベ 244
降圧薬 90
更衣 200
抗凝固薬 90
抗菌薬 91
口腔期 220
口腔ケア 199
高血圧 171

抗血小板薬　90
交互嚥下　225
恒常性　52
喉頭気管分離術　226
喉頭挙上術　227
喉頭挙上練習　222
喉頭全摘出術　226, 240
口鼻腔内吸引　151
抗不整脈薬　93
高流量システム　136
誤嚥性肺炎予防法　226
誤嚥防止手術　226
呼吸音　103
呼吸管理　184
呼吸器系合併症　192
呼吸機能回復訓練器　146
呼吸訓練　143
呼吸コントロール訓練　222
呼吸法　160
呼吸補助筋　185
呼吸理学療法　147
個人情報の保護に関する法律　23
個人防護具　62
古典的反応　53
根拠に基づく実践　37

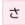

在宅悪性腫瘍等患者指導管理料　252
在宅経管栄養法　247
在宅酸素療法　244
在宅酸素療法材料加算　245
在宅酸素療法指導管理料　245
在宅成分栄養経管栄養法　249
在宅中心静脈栄養法　247
在宅中心静脈栄養法指導管理料　249
在宅療養　243
在宅療養指導料　245, 249, 253
サイトカイン　53
サイトカイン誘発反応　53
差し込み便器　202
サプリメント　91
酸素治療フローメータ　136
酸素ボンベ　136
酸素濃縮装置　244
酸素療法　135

三方活栓　125
子宮頸がん　260
止血薬　93
自己調節鎮痛法　130, 190
自己導尿　235
持続的他動運動療法機　159
失語症　238
自動運動　158
社会保障制度　255
ジャパン・コーマ・スケール　99
シャワー浴　200
手指衛生　61
手術オリエンテーション　48, 170
手術侵襲　52
手術療法　18
術後イレウス　80
術後出血　77
術後せん妄　84, 193
術後排尿障害　233
術前アセスメント　175
守秘義務　22
循環管理　186
循環器系合併症　193
準備因子　208
準備期　220
障害者総合支援法　257
障害者手帳　257
障害年金　255
消化器系薬　93
消化吸収障害　228
傷病手当金　256
静脈内注射　122
ショートラン　72
褥瘡　164
褥瘡予防　164, 194
食道期　220
食道発声　240
女性ホルモン薬　91
徐脈　107
自立支援給付　257
シリンジポンプ　130
神経内分泌反応　53
人工呼吸器関連肺炎　68
深呼吸訓練　145, 222
心室細動　74

心室性期外収縮　72
心室頻拍　73
心室不整脈　72
振動法　149
心肺圧受容体反射　88
深部静脈血栓症　83, 186
心房細動　70
心房性期外収縮　70
心房粗動　71
心房不整脈　70
診療の補助　20, 26
水分出納バランス　184
睡眠導入薬　91
スクイージング　148
スタンダードプリコーション　60
生活保護制度　256
清潔　198
整容　200
セルフケア　198, 214
セルフケア能力　214
セルフケアの支援　198, 214
先行期　220
全身性炎症反応症候群　59
全身清拭　198
洗面　198
せん妄　84
せん妄の危険因子　208
せん妄予防ケア　209
早期ダンピング症状　229
早期離床　174, 202
創傷治癒　56
創傷被覆材　56
促進因子　208
側管注・ピギーバック法　125

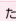

体位変換　203
退院支援　242
退院指導　243
退院調整　243
体温　111
多源性PVC　72
タッチング　162
他動運動　158
多様式鎮痛法　190

弾性ストッキング　163
弾性包帯　163
ダンピング症状　229
地域生活支援事業　257
地域包括ケアシステム　10, 12
注射　118
中心静脈栄養輸液製剤　248
腸管処置　140
直接因子　208
鎮痛薬　93
低換気　185
低血圧　186
低酸素　185
剃毛　62
低流量システム　136
電気喉頭　240
点滴管理　127
転倒　205
転落　205
同意書　45
疼痛管理　189
洞不全症候群　77
動脈圧波形　109
特定行為に係る看護師の研修制
　　度　31
ドレーン管理　187
ドレッシング材　56
ドレナージ法　153

な

尿器　202

は

肺炎　68
肺機能検査　143
排泄　201
バイタルサイン　99, 112, 214
ハイドロコロイド　56
発声訓練　222
ハッフィング　146
晩期ダンピング症状　229
皮下注射　118
非観血的方法　108
非持続性心室頻拍　72
標準予防策　60
頻脈　106
腹式呼吸　161
複数回嚥下　225
腹膜刺激症状　82
不顕性誤嚥　226
不整脈　70
ブルンベルグ徴候　82
ブレーデン・スケール　165
ヘパリンリバウンド現象　80
包括的な看護提供システム　12
縫合不全　85
ポータブルトイレ　202
保健師助産師看護師法　20
ポリウレタンフィルム　56

ま

麻痺性構音障害　238

慢性閉塞性肺疾患　244
脈拍数　106
無気肺　65
メンデルゾーン手技　222
モービッツⅠ型　75
モービッツⅡ型　76

や

輸液管理　95
輸液反応テスト　186
輸液ポンプ　130
輸血　132
輸血用血液製剤　132
与薬　116

ら

リザーバーカニューレ　245
リザーバーペンダント　245
離床　195, 203
利尿薬　91, 93
良肢位　157
療養上の世話　20, 26
リラクセーション　160
輪状咽頭筋切断術　227
リンパ節郭清術　233
リンパ浮腫　232
リンパ浮腫指導管理科　233
冷圧刺激法　222
レーザー円錐切除術　260

● 監 集

　加藤　恵里子　慶應義塾大学病院看護部長

● 編 集

　宗廣　妙子　慶應義塾大学病院看護部次長
　片岡　美樹　慶應義塾大学病院医療連携推進部課長
　杉浦　なおみ　慶應義塾大学病院看護師長

● 執 筆（五十音順）

　飯田　雅美　慶應義塾大学病院看護副主任，集中ケア認定看護師
　岩間　裕司　元慶應義塾大学病院看護師
　大井　真里絵　慶應義塾大学病院看護副主任，摂食・嚥下障害看護認定看護師
　片岡　美樹　慶應義塾大学病院医療連携推進部課長
　加藤　恵里子　慶應義塾大学病院看護部長
　上村　次郎　元慶應義塾大学病院看護師
　北村　智恵子　慶應義塾大学病院看護主任
　小谷　望美　慶應義塾大学病院看護師
　篠原　由利香　慶應義塾大学病院看護副主任
　庄田　理恵　慶應義塾大学病院がん看護専門看護師
　杉浦　なおみ　慶應義塾大学病院看護師長
　仁井　佑美　慶應義塾大学病院看護師
　馬場　香織　慶應義塾大学病院看護師
　東　正晴　元慶應義塾大学病院看護師
　晝間　優里　慶應義塾大学病院看護師
　藤田　幸子　慶應義塾大学病院がん性疼痛看護認定看護師
　宗廣　妙子　慶應義塾大学病院看護部次長
　村田　奈々子　慶應義塾大学病院看護師
　渡邊　千絵　慶應義塾大学病院看護師

新 周手術期看護ガイドブック
退院後の生活につなげる術前・術後ケア

2019年4月15日　発行

監修　加藤恵里子
編集　宗廣妙子・片岡美樹・杉浦なおみ
執筆　慶應義塾大学病院看護部
発行者　荘村明彦
発行所　中央法規出版株式会社
〒110-0016　東京都台東区台東3-29-1　中央法規ビル
営　業　TEL 03-3834-5817　FAX 03-3837-8037
書店窓口　TEL 03-3834-5815　FAX 03-3837-8035
編　集　TEL 03-3834-5812　FAX 03-3837-8032
https://www.chuohoki.co.jp/

印刷・製本　広研印刷株式会社
装丁・本文デザイン　クリエイティブセンター広研
ISBN978-4-8058-5864-6

定価はカバーに表示してあります。
本書のコピー，スキャン，デジタル化等の無断複製は，
著作権法上での例外を除き禁じられています。
また，本書を代行業者等の第三者に依頼してコピー，スキャン，デジタル化することは，
たとえ個人や家庭内での利用であっても著作権法違反です。

落丁本・乱丁本はお取替えいたします。